一针二灸三中药

——何天有学术思想与临床经验集

主 编 何天有

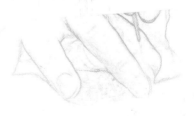

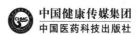

中国健康传媒集团

中国医药科技出版社

内 容 提 要

　　本书首先从整体上介绍了何天有教授针、灸、药三个角度的经验特征，然后，从内科、骨伤、妇科、儿科、男科、五官科等专科疾病的角度详细介绍何教授针、灸、药综合治疗经验。本书具有较强的实用性和可读性，使学习者在较短时间内掌握常见病证的综合疗法，以便更好地进行临床治疗。适用于中医学、中西医临床医学、针灸推拿学专业的学生，临床从业者，以及中医、针灸爱好者等参阅。

图书在版编目（CIP）数据

　　一针二灸三中药：何天有学术思想与临床经验集 / 何天有主编 . —北京：中国医药科技出版社，2020.4
　　ISBN 978-7-5214-1609-1
　　Ⅰ . ①—… Ⅱ . ①何… Ⅲ . ①针灸疗法—中医临床—经验—中国—现代 Ⅳ . ① R246

　　中国版本图书馆 CIP 数据核字（2019）第 233102 号

美术编辑　陈君杞
版式设计　也　在

出版　**中国健康传媒集团** | 中国医药科技出版社
地址　北京市海淀区文慧园北路甲 22 号
邮编　100082
电话　发行：010-62227427　　邮购：010-62236938
网址　www.cmstp.com
规格　880×1230mm $\frac{1}{32}$
印张　12$\frac{3}{8}$
字数　320 千字
版次　2020 年 4 月第 1 版
印次　2023 年 2 月第 2 次印刷
印刷　三河市航远印刷有限公司
经销　全国各地新华书店
书号　ISBN 978-7-5214-1609-1
定价　**48.00 元**

获取新书信息、投稿、为图书纠错，请扫码联系我们。

编委会

主　编　何天有

副主编　王银平　文　新　孙志华

编　委　（以姓氏笔画为序）

丁海霞　王银平　文　新

冯喜莲　刘乃嘉　孙志华

何子东　何天有　何彦东

高向晶　银东山

前　言

　　中医药学是我国传统文化的瑰宝，是世界文化遗产的重要组成部分，更是打开人类医学宝库的钥匙。中医药学经过几千年的沉淀与发展，集历代名家的思维智慧与实践经验为一体，形成了独特的中医药文化特色。

　　在漫长的中医药发展进程中，针、灸、中药为治疗疾病的三大主流疗法，相辅相成，不可偏废。明代高武《针灸聚英》云："扁鹊有言，疾在腠理，熨焫之所及；在血脉，针石之所及；其在肠胃，酒醪之所及。是针灸药三者得兼，而后可言医。"针、灸、中药三法治则相同，都是在中医理论的指导下作用于人体的脏腑、经络、腧穴，但由于其作用方式不同，人体的反应与效果也就不尽相同。

　　杨继洲《针灸大成》曰："人之一身，犹之天地……故其致病也，既有不同，而其治之，亦不容一律，故药与针灸不可缺一者也。"就针法而言，其长于激发经气，通络止痛以祛病于无形；灸法有针所不为、药所难能之功，其贵在渗透；中药之优势在于扶正祛邪，调和气血，平衡阴阳。针法和灸法治疗之后，机体经络得以疏通、气血运行通畅；而后再用中药，更有利于药物吸收，促进机体正气的恢复。三法并用不仅可以提高临床疗效，还能减少单种治法的差异性。而现如今，由于多种因素的影响，往往有用药而贬针者，有施针而忘灸者……造成这种情况的原因值得深思。故作为当代中医人，掌握针、灸、药这三项技能便显得尤为重要了。

　　笔者从事教学、临床与科研工作40余年，一直以来提倡古人针、灸、药并用之法，善用"一针二灸三药"的综合疗法。笔者经常思考的一个问题就是如何提高针、灸、方药的疗效，通过研究针灸手法和方药配伍提高治疗效果，并对传统刺法灸法及方药进行继承与创新。首先在中医学辨证论治基础上，结合针灸学经络腧穴理论，创新应用靶向针刺法、无痛飞针手法……以提高针刺临床疗效；第二，确定了常用灸穴，应用腧穴的配伍组成穴区，由单穴灸到多穴灸，增强了腧穴的协同治疗作用；第三，善用古方，但又不拘泥于古，创新化裁，组成新方，临床应用常取得良效。经过40余年的不懈努力，记录了30余万字的宝贵资料，现将其系统整理，编纂了本书，并得到了中国医药科技出版社的支持，终于可以付梓了，虽然经历了不少艰辛，付出了很多心血，但我异常欣慰，总算为中医药的研究与发展尽了微薄之力。

全书共分四章。第一章详细介绍了作者的从医之路；第二章从整体上介绍了针、灸、药三个方面的经验特征；第三章从内科、骨伤科、妇科、儿科、男科、五官科、其他病证的角度详细介绍了用针、灸、药综合治疗的经验；第四章从传承创新的角度讨论了如何做好中医临床。为方便阅读，全书统一使用第三人称描述从医经历、临床经验等。

本书突出临床实践，适用于中医学、中西医临床医学、针灸推拿学专业的学生，临床医生及从业者，以及中医、针灸爱好者等参阅，对中医临床工作者有重要的参考价值。

本书立足于临床实际，广泛征求了众多中医药专家的意见，在编著过程中，作者得到王银平、文新、孙志华、冯喜莲、丁海霞、银东山、刘乃嘉、高向晶、何子东、何彦东等同道的大力协助，其中王银平协助对本书的文献整理、统稿、编撰与校对，在此一并表示感谢。

本书编写参阅大量文献资料、编辑工作艰巨、内容丰富且突出创新，许多内容有待进一步翔实，可能存在诸多不足，恳请广大读者与同道提出宝贵的意见与建议，为中医药事业的发展添砖加瓦。

何天有

2019 年 10 月

目录

第一章　医家小传

何天有，主任医师、教授、博士生导师，北京中医药大学、中国中医科学院兼职博导，已从事中医针灸临床、教学、科研工作近 40 余年。1974 年毕业于北京中医学院，曾任甘肃中医学院附属医院副院长，甘肃中医学院针灸推拿系主任，现任全国针灸临床中心甘肃分中心主任，甘肃岐黄中医药研究院院长，中国针灸学会常务理事，甘肃省针灸学会常务副会长，甘肃中医学院皇甫谧针灸研究所所长。为全国第四、第五、第六批老中医药专家学术思想经验继承指导老师，国家重点针灸专科带头人，国家中医药管理局针灸重点学科带头人，国家级名中医，甘肃省名中医，甘肃省领军人才。2002 年在援外医疗期间获马达加斯加共和国总统骑士勋章，2007 年被评为"甘肃省名中医"。主编出版《华佗夹脊治百病》《中医通法与临证》《何氏验方验案集》《脑卒中偏瘫的康复训练与针灸治疗》《何氏铺灸治百病》《何氏美容祛斑灸法》《何氏养生保健灸法》《何氏药物铺灸疗法》《实用中医蜡疗学》《最想要的养生书》等著作十余部，主编新世纪全国中医药高等院校创新教材《针灸甲乙经》。发表学术论文 50 余篇。获国家专利 2 项。其主持完成科研项目 11 项，曾获得中华中医药学会科学技术二等奖 1 项、甘肃省科技进步二等奖 1 项、厅局级奖励 6 项，获国家自然基金地区基金项目 1 项、甘肃省重大中医药科研项目 1 项，主持研制的前列腺多功能治疗仪获得国家发明专利。

何教授学验俱丰，是深受广大患者信赖的中医药专家，也是深受学生爱戴和尊敬的老师。他成为名医和名师的历程，激励着后学者学习。

一、志从高远，脚踏实地

何天有在年轻时患有慢性腹泻，后经一王姓中医师采取针灸和捏脊的方法治好了顽固性腹泻，因此他对中医产生了深深的敬畏和强烈的好奇感，萌生了学习中医、探索中医的决心。1970 年，北京中医学院在甘肃招生，何教授凭着聪慧和对医学不断钻研的精神，顺利通过了考试，以优异的成绩被录取，实现了他多年来的愿望。大学期间，他付出异于常人的努力，研读《黄帝内经》《伤寒论》《金匮要略》《难经》《针灸大成》《本草纲目》《温病条辨》《医宗金鉴》等书籍，古代名医的格言警句都成为他激励自己奋发学习的动力和精神食粮。闲暇时间，他跟随王永炎、栾志仁、杨甲三等中医名家抄方、临证，为后来的临床中注重经方和古典针刺手法的应用奠定了深厚的基础。毕业后他回到位于戈壁深处的酒泉金塔基层医院。当时基层医疗条件差，没有先进的医疗设备，医务人员不足，药品短缺，患者的需求无法满足。但正是这种艰难的环境，锻炼了何教授最基本的医疗技能，在不借助先进设备的条件下，利用所学基础知识解决患者的问题。他除了利用大学之所学进行临床实践外，还虚心向当地老中医请教，搜集民间验方和典型医案，在短时间内为自己积累了不少临床经验。

何教授告诫后学，选择医学专业，容不得半点马虎，医学生以守护广大人民群众的生命健康为职责，稍有不慎将会造成不可挽回的损失。因此学医者必须树立正确的学习态度、职责观念，且医学知识浩瀚广博，学生在学校需认真学习基础知识，广泛涉猎各类医学书籍，有助于拓展临床思路以及用针、用灸、用药的各种方法；临床实践时，更要慎之又慎，理论与实践相结合，不断学习，灵活应用。

二、读名著、跟名师、看名病

中医是一门社会科学，如果说中医是中华传统文化的体现，那么经典医著便是其积淀的精华。与经典相伴，反复熟读，勤加思考，何教授不断从典籍中汲取精华，丰富和充实着自己的知识。在他看来，这些名著是中医学殿堂里的瑰宝，只有反复研读《黄帝内经》《伤寒论》《金匮要略》《难经》《针灸大成》《本草纲目》《温病条辨》《医宗金鉴》《药性诀》《濒湖脉学》等，才会有自己独到的见解；他还积极争取各种学习机会，多次参加甘肃省、北京市中医人员经典著作学习班，结合自己的临床实践与老师和同学进行了深入广泛的交流，加深对经典理论的认识；对于那些经典著作熟记于心，所以在给学生进行经典著作专题讲座时，方能将大段的经典原文信手拈来，进行详细讲解。何教授对经典的热衷不仅仅体现在充实自我和教学方面，医疗实践中亦很重视经方和古典针法，临床运用自如，技术手法功底深厚。

如果说成为一名名中医的第一步是钻研经典，接下来一步便是跟名师。跟名师即是要师从中医大家学习，不能仅局限于针刺、灸法方面，宜扩大学习范围，以免针灸医师只会针灸，或者重针轻灸，必须针、灸、药相结合。而何教授在多年学习期间，跟随杨甲三学习针灸，栾志仁、王永炎抄方。俗语说"熟能生巧"，在名师的指导之下，何教授不断提高自己对知识的临床应用能力，逐渐对"名病"有了自己的见解。

看名病就要敢于面对复杂和难治性疾病，在解决复杂问题的过程中提高和发展自己。所谓"实践是检验真理的唯一标准"，因此何教授鼓励医学生一定要重视临床实践。尽管医学生在学校学到了许多知识，但基本都是纯理论，缺乏实践，不会灵活应用，得不到升华，所学知识也只能是空中楼阁，一旦毕业进入临床工作，必定会遇到许多瓶颈，所以多临床实践是必不可少的。在临床实践中，还需要继续阅读更多医学著作，不断充实自己，这是一项艰巨而且需要持之以恒的任务。所以何教授建议为形成系统的医学理论知识，医学生要以阅读经典为主，此外也要阅读科普、百科类读物。而经典医学著作苦涩、难懂，需要长期、反复地阅读并加以思考，然后逐步在临床中检验、总结，最后提炼、升华。同时，何教授建议学生选择更有师资者，因为这些老师通过长期的临床实践形成了独特的学术体系，诊疗更全面、系统。

三、尚德谨行，德艺相彰

在基层工作多年间，何教授在患者身上倾注了大量心血，对患者给予无微不至的关怀。他对所有患者一视同仁，尽心尽力地治疗。常言"凡大医治病，必当安神定志，无欲无求，先发大慈恻隐之心，誓愿普救含灵之苦"；古语亦云"心不如佛者，不可为医；术不如仙者，不可为医"。一名医生，如果仅有高超的医疗技术，但是却缺乏为患者服务、解除病痛的慈悲之心，是难以成为大医的。故在提升技艺之外，对待患者要悉心救治，一句不经意的问候，一个真诚的微笑，就可以温暖患者的心房，给他们以战胜疾病的信心。只有这样，患者才可以敞开心扉，医生才可以了解到更多信息，有助于对疾病做出全面、准确的诊断。为医者首先是做人，然后是做事，须具备优秀的品德和高尚的情操，以解决患者的病痛为己任，才可以热爱本职工作，激励自己不断钻研。医学工作者，任重而道远。

何教授教导医学生，不论是在校学习，还是临床工作，要心怀仁爱之心。目前医患关系复杂，许多医疗纠纷可能就是医患之间不良沟通引起，心怀仁爱，急患者之所急，关心患者，设身处地的从患者角度思考问题，医者才可能获得更多更详细的诊疗资料，使医者处理问题得心应手，也可尽快促进患者康复。

四、教学、临床、科研相结合

何天有教授在教学、临床和科研方面取得了很大成就。他认为只有将临床实践、医学理论相结合，反复验证，才可以促进医术水平提高，产生新的思想。多年的临床实践，何教授主要致力于针药结合从肝论治难治性疾病、传统灸法的创新研究和皇甫谧针灸学术思想与临床运用研究，取得了丰硕成果。多次在重要国际学术会议上发表关于"敦煌针灸文献研究"和"皇甫谧针灸学术思想研究"主题演讲，受到国际学术同行的高度评价。此外，他积极参与科研，带领学生完成多项国家自然基金项目，学生也受益匪浅。在主编多本书籍过程中，与学生深入交流，使得学生进一步理解老师的思想。主编《中医通法与临证》，重视气机与气化理论；《华佗夹脊治百病》，拓展了"颈夹脊"概念，发展了"华佗夹脊"在脏腑病、肢体病、头面病方面的治疗意义；《何氏药物铺灸疗法》在传统长蛇灸的基础上实现了灸药结合，首创"留灸"理论，丰富和发展了灸法理论。主张从肝论治难治性疾病，结合经络学说首创"三阴穴"新穴，在治疗慢性前列腺炎、功能性阳痿、慢性妇科炎症、下肢根性神经系统疾病方面取得了全新突破。

何教授鼓励医学生读名著、跟名师，同时也鼓励医学生积极参与科研，从校级、省级类科研项目开始，逐步积累经验，到最后申请国家自然基金项目。参与科研的过程，也是个人学术成长的过程。参与科研项目，可以培养专业的科研态度、科研精神，促进每位学生学习的积极性，不断思考新问题，这对个人成长有巨大的促进作用。"问渠哪得清如许，为有源头活水来"，何教授之于学生，就如"源头活水"。而科研项目不在于级别高低，重要的是学习的过程，不能一蹴而就。同时也建议医学生，对科研的参与，要持之以恒，失败了及时分析原因，一个问题解决后再进行下一个问题，不鼓励学生跟风、经常更换科研课题，最后任何问题都未解决。

五、德才兼备，继承创新

何教授在多年的临床、教学、科研的道路上，培养了许多优秀人才，是我们学习的榜样。他对新医疗技术的创新，为后学者提供了学习与实践的平台。后学者不仅要学习何教授的针、灸、药经验，同时也要博采众长，海纳百川。医德与医术缺一不可，纵使有高超的医术，不齿于医德，也难以使患者信服，必须培养高尚的医德情操。何教授不排斥现代先进的医学技术，虽然他毕业于中医院校，学习传统医学，但在临床实践中，也会学习先进的西医技术，如影像学、解剖学等，提出医疗工作者需要双足前进，例如何教授新穴"三阴穴""额起穴""目合穴"的发现，就是中医经络与西医解剖学相结合的产物。

何教授常言，今天我们有更丰富的医学资料，更先进多样的医学手段，但缺乏学习的积极性和毅力。尤其作为中医学生，不可只学习中医类，而偏废了西医学知识。例如中医有解剖学知识，但是现今的解剖学更详尽，值得每位学生钻研。作为针灸学生，不懂解剖，难免会出现医疗事故，例如气胸、针刺损伤脊髓等；而影像学，为我们的诊疗提供依据，同时还可以避免医疗风险，例如针灸治疗中风类疾病，头颅 CT/MRI 的检查必不可少，为患者的分诊去向做一指导。总而言之，医学生理论知识要全面、系统。

　　纵观何教授的成长之路，给后学者树立了榜样。我们需把理想和现实结合，付诸于实际行动，脚踏实地，不好高骛远，才可以实现心中的宏愿。

第二章　学术思想

第一节　用针经验

何教授长期从事中医经典的研究和临床工作，长于将中医经典理论应用于临床，并在此基础上结合临床实践进行创新，逐渐形成独具特色的"何氏针法"，用于治疗面瘫、不寐、耳鸣耳聋、慢性前列腺炎、脑卒中后遗症等病症。现将其用针经验总结如下。

一、注重辨证论治

何教授一直提倡必须在中医基础理论指导之下开展针灸工作，强调针灸要辨证论治，辨证论治是针灸临床治疗重要的指导方针，只有准确辨证才能指导理法方药。

根据辨证确定针灸治则及处方，如对于产后风的治疗，认为本病与风邪关系最为密切，治法以祛风为先，风邪不去，寒湿难除，选用风府、风池、风市、风门、秉风、翳风等穴，同时血在风证的发生、发展和转归的整个病程中都起着至关重要的作用，"治风先治血，血行风自灭"，配膈俞、肝俞、三阴交、血海等穴，以和营养血；再确定相应的针刺方法，或补、或泻、或平补平泻，该病的发生因虚致实，因此重用补法以补血益气，对于风寒较甚者，应用烧山火手法；最后确定相应的治疗方法，或刺络放血、或艾灸、或穴位埋线等，本病与风寒湿之邪密切相关，病情复杂，治疗须针灸结合或灸药结合，取其协同作用，提高临床治疗效果。通过辨证论治使理、法、方、穴、药一线贯通。在准确辨证把握患者的功能状态的基础上，确定治法；明确归经，结合腧穴功效和特性精当选配穴；明确病机，重视针刺治神和针法，技法精准，补泻有度，才能真正提高临床疗效。

何教授在针灸临床过程中既重视辨证论治，同时善于将辨证方法与针法精妙结合起来，创新应用具有针灸学特点的辨证论治方法。在治疗肢体经络病时以经络辨证为主要辨证方法，同时兼顾脏腑辨证，随症选穴与辨证选穴相结合；在治疗寒热病证时结合八纲辨证，分清阳证与阴证，做到"刺诸热者如以手探汤，刺诸寒者如人不欲行"；在病位深浅刺法操作时将卫气营血辨证与营卫补泻相结合，当补之时从卫取气，当泻之时从营置气，刺卫无伤营，刺营无伤卫；善于将脏腑辨证和脏腑的经脉联系结合起来，以脏腑辨证为基础精当选配穴。

二、认识经络为前提

何教授认为要提高针灸疗效必须以经络理论为指导，作为一名中医人必须认识到学习经络的重要性，《医学入门》云："不识十二经络，开口动手便错。"《灵枢·经脉》强调："经脉者，所以决死生，处百病，调虚实，不可不通。"高度总结了经络对于人身的重要性。在生理上，经络是联络全身、运行气血的通路。简单地说，经络就是一个道路。这个道路能够联络全身、运行气血。在病理上，经络为传递病邪、传递病变的通道。针刺的作用就是通调经络，"欲以微针通其经脉，调其血气，营其逆顺出入之会"。取穴治疗应重视经络，以经络为主线，循经取穴。

在临床治疗病症时要善用经络辨证取穴。例如对于腰痛的治疗，分清腰痛所属经络，为选穴确立依据，腰痛伴有下肢后侧放射性疼痛，选取足太阳膀胱经天柱、委中、承山、昆仑等穴；若伴有下肢外侧放射性疼痛，选取足少阳胆经环跳、风市、阳陵泉、绝骨、丘墟等穴；若伴有下肢前侧放射性疼痛，选取足阳明胃经伏兔、梁丘、足三里、条口、解溪等穴；若伴有下肢内侧疼痛，则按疼痛部位，分别取足三阴经穴治疗。但临床上，病情复杂多变，可能为一条经脉病变，也可能多条经脉同时受损，致腰痛症状交错不一。因此，以腰痛症状特点为依据并结合经脉循行所过，则更能准确判断病位所属之经脉，从而提高临床疗效。

三、重视针灸处方与腧穴配伍

何教授深谙《黄帝内经》取穴思想，"方从法出，法随证立"，在中医辨证论治的基础上，选取具有协同作用的腧穴相配，构成集理、法、方、穴、术于一体的针灸处方。

针灸处方中穴位的选择以患者病情为依据，根据主症选主穴，根据辨证、兼症选配穴；通过主穴、配穴组成针灸的有效处方。例如对于耳鸣耳聋的针灸治疗，根据患者听力下降的主症特点，选取耳部周围耳门、听宫、听会、率谷、瘛脉、颅息、翳风等局部配伍为主穴；根据辨证外邪侵袭配风门，肝胆火盛配行间、肝俞、胆俞，痰火郁结配丰隆、大椎、曲池，肾精亏损配肾俞、太溪，脾胃虚弱配中脘、足三里；根据兼症，头痛配合谷，失眠配神门。同时结合病症的寒热虚实，选择适宜的治疗方法。

腧穴配伍是构成针灸处方的基本要素，具体配穴方法主要是围绕《内经》"按经配穴"和"按脏腑配穴"来进行。"按经配穴"，如《素问·刺腰痛》云"足太阳脉令人腰痛，……刺其郄中"；按"脏腑配穴"，如《灵枢·本脏》载"胃不坚，……胃下"，胃下垂的机制是"下管约不利"，使胃收缩无力。治疗胃下垂，必须提高肝胃韧带及腹肌的收缩力，然后调补中气。相应处方为梁门、中脘、气海、百会。特别是在辨证取穴中，病机取穴亦不可忽视。《素问·至真要大论》曰："谨守病机，各司其属。"如《素问·奇病论》曰："有病口苦，取阳陵泉，口苦者病名为何？何以得之？岐伯曰：病名曰胆瘅。夫肝者，中之将也，取决于胆，咽为之使。……治之以胆募、俞。"同时，也配合运用表里经配穴、同名经配穴、上下配穴、原络配穴法等，例如创立"引阳入阴"针法，即表里经配穴、上下配穴、俞募配穴法相结合治疗顽固性失眠，取百会、外关、内关、胃俞、中脘、太溪配伍使用，临床疗效确切。

四、精准取穴，注重揣穴

金元时期窦汉卿在《标幽赋》中说"取穴之法，必明分寸"，何教授认为取穴是否准确，是影响针灸疗效的关键因素。在熟悉体表解剖标志、骨度分寸、手指同身寸以及各种简便取穴方法的同时，还可利用手指进行触按、扣循，寻求各种阳性反应点，如压痛点、结节或条索状物、过敏点等，正如《针经指南·下针八法》中所说："凡下针，用手指端摸穴处，以指甲切掐其处，针方有准。"

精准取穴的关键之处在于发挥左手揣穴的作用，利用手指触按，用心体会指下皮肉硬度、皮温变化及患者在医者用手触按过程中所出现的疼痛、舒适等特殊感觉，作为定位取穴的参考。《千金方》指出，腧穴多在"肌肉纹理，当解缝会宛陷之中，及以手按之，病者快然"。例如针刺内关穴，应用左手拇指将两侧肌腱和血管分拨，然后缓慢触按寻找患者酸胀感最明显之处，下针即得气；针刺阴陵泉时，左手顺着胫骨内侧缘向上扣循，直至胫骨内侧髁下方推按不动即可定穴。通过揣穴，一是能使取穴准确，二是能有效地缓解患者因精神紧张所引起的肌肉痉挛，增强针刺疗效。因此，从另外一层含义来说，左手就是定穴的一把量尺，就是医者的一双"眼睛"，这是老一辈针灸人非常重视的环节，作为新时期的针灸医师就应从初学时开始重视左手揣穴的重要作用。

五、注重"治三神"

治"三神"是影响针灸疗效不可忽视的因素之一。何教授认为针刺效果的好坏，治神起着关键和决定性的作用，正如《素问·宝命全形论》说"凡刺之真，必先治神"，不仅治医者之神、患者之神，更要治针后之神，统称"三神"。治医者之神，遵循《大医精诚》所讲"凡大医治病，必先安神定志"，即医者要集中精气神，专注于治疗过程，使"必一其神，令志在针"；因疾病患者多伴有情绪焦躁、失眠等症，针前一定要与患者及时沟通，即治患者之神，疏导其心理压力，帮助树立治疗本病信心，从而安定心神，积极配合治疗；治疗后患者面临工作压力，易于劳累，耗气伤血，要求患者静养为主，配合饮食调理，起居有常，慎防再次受邪，有利于延续针刺效能，巩固治疗效果，即治针后之神。可见，治"三神"贯穿于整个针灸治疗过程中，是针刺疗效的关键因素。

六、注重针刺的角度与深度

何教授在针灸治疗过程中注重针刺的角度和深度，认为在临床上针刺同一个腧穴，如果角度、方向和深度不同，那么刺达的组织结构、产生的针刺感应和治疗的效果，都会有一定的差异。对于临床医师来说，针刺操作的熟练程度，是与其能否恰当地掌握好针刺的角度、方向和深度密切相关的，针刺操作过程中，掌握正确的针刺角度、方向和深度，是获得针感、施行补泻、发挥针刺效应、提高针灸治疗疗效的保证，还能防止针刺意外发生。例如风池穴，对针刺角度有严格要求；华佗夹脊穴，进针75°角，刺向神经根部位。有些部位超过一定深度，可能造成脏器损伤或医疗风险。达不到一定深度，亦取不得很好的临床疗效，例如环跳穴、秩边透水道治疗前列腺炎。

七、善用双手行针法

行针手法是毫针针刺方法的重要组成部分，是实现针刺效应不可缺少的环节。双手行针法在传统单手行针的基础上，双手同施补泻手法，可增强针刺感应，加强整体的调节作用，从而增强了临床治疗效果。何教授善于运用双手行针法治疗多种病症，例如表里经腧穴施双手行针法可"从阴引阳，从阳引阴"，达到调和阴阳的目的。如不寐可补照海，泻申脉，双手同时行针，调节阴阳跷脉以安神助眠；内关、外关同时行针可沟通表里，舒经通络治疗上肢痹证；尿频、尿急可取太溪配昆仑，沟通足少阴肾经与足太阳膀胱经，固摄肾气。

八、中西理论合参，提升疗效

何教授认为把中医经络学说和西医神经学说相结合是提高针灸疗效的另一途径。尤其对于神经系统疾患，根据西医神经学说，帮助针灸辨经选穴，有的经脉循行线与一根或几根神经的主干及主要分支的走向近乎一致，如手太阴肺经与臂外侧、前臂外侧皮神经、肌皮神经、桡神经的走行基本相同；手少阴心经与前臂内侧皮神经、尺神经的走行几乎相伴随。临床上对于颈椎压迫神经引起上肢内侧麻木的病症，根据麻木所在位置，进行选穴，如压迫桡神经导致的麻木，选手太阴肺经穴位；治疗坐骨神经痛，可沿坐骨神经走向取穴；上肢疾病在颈椎及上胸椎两旁针刺；下肢疾病在腰椎两旁针刺；治疗沿躯体神经分布的腧穴以调节内脏功能等。可见，中西并存，互相参用，是提高临床疗效、拓宽治疗思路的一条可行途径。

九、创立新穴

（一）创立治疗面瘫"额起"穴和"目合"穴

何教授认为顽固性面瘫患者主要有三大"顽固症状"，即蹙额皱眉受限、眼目闭合不全、面颊松弛、口角下垂及鼻唇沟变浅或消失，这些症状的顽固性与面神经的分布有着密切关系，因为面神经干分支后，各支间又有较多吻合支，而唯有颧支和下颌缘支吻合支较少或缺失，成为面神经分布的薄弱部位。对此，何教授总结创立了经验效穴"额起"穴和"目合"穴，其中，"额起"穴位于阳白与本神连线之中点，"目合"穴位于目外眦上下各0.5寸处。两穴分别位于颧支所支配的额肌和眼轮匝肌处，配合何教授独特的治疗手法，可针对性地加大薄弱点的刺激量，提高神经肌肉的兴奋性，促进麻痹面神经苏醒。

（二）创立治疗慢性前列腺炎"三阴穴"

三阴穴为何教授根据中医经络腧穴理论，并结合对神经、解剖的认识，经反复推敲总结而成，已在治疗前列腺疾病方面申请了国家自然科学基金课题，并获得相关奖励。三穴分别为：夹阴1（在腹部平耻骨联合上缘左侧腹股沟当中）、夹阴2（在腹部平耻骨联合上缘右侧腹股沟当中）、重阴（在会阴部，男性当阴囊根部与会阴穴连线的中点，女性当大阴唇后联合与会阴穴连线的中点）。

　　中医理论认为，三阴穴中三个腧穴均分布在病变局部，为腧穴所在、主治所在的具体运用。其中，重阴穴位于会阴穴前方，不仅具有类似于会阴穴治疗阳痿、遗精的特点，而且部位更接近于宗筋之处，可使针感直达病所；夹阴穴位于脾经与肝经之间，应用类似于苍龟探穴的针刺手法强刺激，可达一穴通二经目的。三穴配合构成一个以宗筋为中心的倒置三角形，针尖共同朝向阴茎根深部，再于阴茎根旁两侧选取阴根穴，使五穴围刺于病变局部而发挥协同的治疗作用。另外，针刺三阴穴可调节腹股沟及阴部动、静脉以及会阴神经，从而有效地改善盆腔静脉的血液循环，促进炎性反应的吸收，因此可广泛应用于妇科疾患。

（三）创立治疗性功能障碍的阴根穴

　　何教授在治疗男性性功能障碍病症中创立阴根穴，此穴平阴茎两侧边缘，当阴囊根部与腹股沟交界处，左右各1个。两侧阴根穴深部有腹壁浅动、静脉分支，髂总动脉、静脉，股神经及髂腹股沟神经分布。阴茎的勃起有赖于下丘脑中枢调控和勃起的外周调控，使海绵体内一氧化氮释放，平滑肌松弛，血液流入而引起勃起。针刺"三阴穴"及阴根穴可使病变局部的股神经、髂腹股沟神经因刺激而得以激发，调整中枢的兴奋与抑制，重建大脑皮层神经中枢与生殖器内环境的协调性，从而达到治疗目的。

（四）创立治疗妇科病"卵巢穴"

　　何教授总结临床经验，创立治疗妇科病卵巢穴，该穴平耻骨联合旁开5寸，穴下分布有髂腹下神经的分支、腹壁下动静脉的分支和属支，针刺可刺激局部神经、血管，改善局部循环，从而调节内分泌，针刺或艾灸本穴对妇科病具有显著疗效。

（五）创立治疗心脏病"稳心穴"

　　"稳心穴"，该穴位于乳根下2寸，主要用于治疗心律失常等心脏疾患，针尖朝外平刺1~1.5寸，本穴恰位于"胃之大络"分布区，"胃之大络，名曰虚里，贯膈络肺，出于左乳下，其动应衣，脉宗气也"。

宗气具有贯心脉而行气血的功能，因此，针刺本穴可推动气血，助心行血。平时也可作为保健穴进行按摩预防。

十、针刺手法及针法的创新与应用

（一）拔河对刺、补泻兼施法治疗顽固性面瘫

本法常应用于虚实夹杂之证，尤其对于顽固性面瘫具有明显疗效。对刺法早在《针灸逢源》中已有详细描述"颊车针向地仓，地仓针向颊车"，何教授在此基础上，结合面神经多分布于肌肉浅表部位的特点，创立了"拔河对刺补泻兼施"法，操作时可选邻近的两个腧穴互相对刺，抑或是从某一单穴的相对两侧进针至两针尖到达穴位中心的肌肉层，双手持针柄施提插手法数度，然后一手施捻转泻法，一手施捻转补法，双手同时反复操作数次后留针，因该手法在实施过程中似拔河状，故何教授将其命名为"拔河对刺补泻兼施"。

（二）扶正通络排针刺法

本针法主要用于治疗腰椎间盘突出、腰椎椎管狭窄、腰椎骨质增生等腰部疾患。先取督脉的脊中、悬枢、命门、腰阳关、腰俞穴针刺，针用补法；再取两侧的腰骶夹脊穴针刺，针用泻法；最后取膀胱经第一侧线三焦俞、肾俞、大肠俞、关元俞、气海俞等，针用补法。这种针法，形成督脉、两侧夹脊、膀胱经三排针刺矩阵，有很好的扶正通络作用，故称扶正通络排针刺法。督脉为"阳脉之海"，主六阳经，分布在整个脊柱正中，可以说是人体的中轴线，内有脊髓、神经通往全身，对人体脏腑、经络系统有重要的调节作用；督脉中命门、腰俞穴是重要的抗衰老穴，夹脊穴位于脊椎棘突两侧，穴下的脊神经根，与脊髓、督脉相连，与人体的各脏腑经络系统密切相关，对人体各系统有着重要的调节作用。针用补法，有补益扶正作用；针用泻法，有祛邪通络作用。三排腧穴同用，相辅相成，功效显著，可广泛用于养生保健和防病治病中。

（三）苍龟探穴针法治疗慢性萎缩性胃炎

苍龟探穴针法，是徐疾补泻法与针向行气法组合而成的复合手

法，始见于《金针赋》，被列为"飞经走气四法"之一。《金针赋》言："苍龟探穴，如入土之象，一退三进，钻剔四方。"本法可行气理气，使感应由浅入深并扩散至四周，既有"三进一退"徐疾补虚作用，又有疏通经络、推行经气的泻浊之功。何教授古法新用，在临床中用于慢性萎缩性胃炎的治疗。主要以中脘为主穴，行苍龟探穴之针法，分别刺向上脘、下脘、左右之梁门，此穴组均在胃部，覆盖整个胃体，通过三进一退徐疾补虚作用可健脾和胃以治本，刺向四方而行气理气降逆，通络消瘀以治标。全方位地调节脾胃之功能，改变胃之气血运行与营养，以促进炎症吸收与胃黏膜的修复再生。再者，苍龟探穴针刺直达胃腑，反复透刺，使针感持续，故能取得良效。

（四）创新金钩钓鱼法分补泻

"金钩钓鱼"针法是甘肃郑氏针法学术流派创始人郑毓琳先生在经筋理论的基础上，结合"提插"和"如鱼吞钩饵之浮沉"创立的针刺手法，由于操作时拇食二指持针，用针尖带着穴位处肌肤微微提抖，有似鱼吞钩饵浮沉的形象故名。该法能使针感加强，效力集中，气速至病所，临床多用于散结、消瘀，何教授在临床实践基础上对此手法进行创新，认为"钓"乃上升之意，通过不同手法"钓"可达到补益正气或引邪外出的效果，分补钓与泻钓，补钓用于子宫脱垂、胃下垂等中气下陷类疾病，即重插得气后，拇指向前，食指向后，针体有滞针感时向上提拉，达到升阳举陷的治疗作用；泻钓用于实证，即轻插得气后，拇指向后，食指向前，针体有滞针感时向上提拉，从而达到泻除邪气的治疗作用。

（五）四面埋伏针法

四面埋伏针法从围刺法创新而来，围刺法是多针向病变中心刺入，一般用4支以上毫针，分别由患部周围边缘处斜向或沿皮刺入，针尖均指向病变中心，并在病变中心处再直刺一针。而四面埋伏针法是用四针以上、下、左、右四个方向平刺，针尖均刺向病变中心，并配合双手行针法，先上、下组穴同时施向前向后捻转动作，使针在腧穴内反复来回旋转，再左右组穴施行，以病灶处产生强烈针感为佳，对于痛症、麻木、结节、疮疡等病症效果良好。本法是何教授在长期临床实践中总结而出，其含义凸显出中国传统文化的韵味，《礼记·乡饮酒义》："四面之坐，象四时也。"《说苑·辨物》曰："发于一，周于四。"上古之人以四为模式数字，认为含有无限循环之意，也有周全之意，因此四面埋伏针法结合围刺与双手行针法，体现了何教授继承古法，又善于创新的思想。

（六）翘针法

进针得气后，右手拇指紧压针柄靠在食指桡侧，随手腕向外旋转卧倒针身，同时针尖向上翘起，称之为翘针法。"翘"本义是鸟尾巴或鸟尾的长羽毛，引申为物体因倾斜而一端高起，因此而得名为翘针法。本针法是在何教授长期临床实践中总结而出，主要适应于下垂类疾患，尤其对于局部肌肉塌陷具有很好的疗效。症状较重者，可翘针5~7次，症状较轻者，一般为1~3次。

（七）靶向针刺法

何教授认为"靶向针刺"是针灸治疗大法，主要原则是结合病变部位，从脏腑、经络、气血等不同层面认识疾病，思考问题，并进行选穴、配穴及技术操作。即先瞄准靶心，相当于病变部位，其次确定靶线，选取与病变部位相关的经络或神经为主线，最后确立靶点，即相关穴位，应用手法进行靶向性治疗，使针感到达病变部位或病变相关的脏腑经脉。这一疗法广泛应用于神经性耳鸣耳聋、慢性咽炎、中风后吞咽障碍、慢性前列腺炎、盆腔淤血综合征等病证的治疗并取得了良好的效果。例如对于神经性耳鸣耳聋的靶向针刺治疗，确定耳部为靶心，以少阳经为主线，选取率谷、角孙，针身与头皮呈15°夹角，沿帽状腱膜下层向下刺至耳甲腔处，并以左手中指抵于耳甲腔处，用于感知针尖所至深度，耳门、听会穴均相对透刺至听宫穴，瘛脉、颅息针尖均朝向耳部，风池穴左手按压，导气上行，引导针感至耳内；远端选取外关、中渚、阳陵泉、太溪、太冲等穴，通过调整相应脏腑经脉，标本兼治，最终达到治疗病变的目的。

（八）相对穴透刺法

透刺理论最早源于《灵枢·官针》"五刺"中的"合谷刺者，左右鸡足，针于分肉之间"等记载，至今为止，透刺法在前人的基础上发展日趋丰富、完善。同经腧穴透刺可加强通经接气之作用，表里经腧穴透刺可协调阴阳两经经气以平衡阴阳，异经腧穴透刺可沟通多条经脉间经气的联系以调整经络气血，并可扩大治疗范围。何教授善于选用相对穴应用透刺法，如内关－外关、阴陵泉－阳陵泉、极泉－肩髃、太溪－申脉、上关－下关、阳白－鱼腰、攒竹－睛明、丝竹空－太阳等，尤其在顽固性面瘫的治疗中善用透刺，认为头面部经络分布丰富，应用透刺法可一针贯多经、通多穴，以加强针感传导，而充分发挥多经、多穴的综合治疗效果，临床治疗中常用阳白透鱼腰、攒竹透睛明、丝竹空透太阳，以增加经脉间经气感传，从而起到调和阴阳、疏通经脉、扶正散邪的治疗作用。同时，若口角下垂严重，配水沟透刺患侧口禾髎、承浆透刺患侧地仓，两针进针得气后，双手施以提插平补平泻法，以加强对局部病变的刺激，从而大大激发局部神经、肌肉功能恢复的潜能。

（九）无痛飞针手法

针刺疼痛是大部分患者惧怕接受针灸治疗的一大因素，同时也是妨碍针灸发展的重要因素。何教授结合多年临床经验，创立无痛飞针手法，即利用拇食指快速捻转形成的巨大搓力，推动针尖快速刺入皮下，从而达到无痛进针。

1. 具体操作

（1）手持针柄，距离穴位 1 寸，利用手腕下插力，快速或飞速刺入穴位。

（2）利用拇食指巨大搓力，使针体产生快速旋转，产生巨大动力，拇食指放开，如凤凰展翅一般，准确刺入腧穴。

2. 应用及注意事项

（1）毫针刺法：①持针对准腧穴离皮肤 2 厘米左右，利用下插力，飞速刺入腧穴，然后进行补泻手法；②对准腧穴，利用食指、拇指的搓力快速捻转，使针飞入腧穴，然后进行补泻手法。本法适宜于短针操作。

（2）超过2寸的毫针，因针身较长则需要手持针身离针尖1.5寸的部位，依据上法进行操作。

（3）应用本法时对眼部等要害部位要慎重，以防刺入要害部位，手法不熟练时不可应用。

（4）应用一定要取穴准，做到准确无误。

（5）本法的操作一定要多练，做到熟能生巧，巧而制胜。

（6）应用本法时医者一定要治神（治医者之神、患者之神、针后之神），凝神静气，做到一针在手、令志在神。

（7）操作轻柔，指实腕虚，手如握虎。

（8）在临床应用时，要辨证施针，根据不同的病证，灵活多变。

（9）应用本法时，要掌握腧穴的局部解剖与周围组织的关系，以免损伤。

（10）本法为无痛或微痛针刺手法，不要和武侠小说中的飞针等同。

3. 十大要素

（1）消：即消除恐惧心理，放松心情。

（2）干：消毒棉签干湿适中，待干后进针。

（3）选：选准穴位、选好体位、选择针具。

（4）准：准确取穴、手法准确。

（5）散：用一定方法分散病人注意力，注重押手作用，巧妙配合，如在穴位周围皮肤重按，转移病人注意力，从而减轻疼痛。

（6）避：避开血管、神经、肌腱、瘢痕、毛孔、韧带。

（7）浅：相对而言，一次进针到肌肉层。

（8）轻：手法轻巧、灵活，如行云流水般一气呵成。

（9）问：准确询问病情，解除思想负担，消除患者顾虑。

（10）快：快速刺入，是最为重要的一个因素。

（十）"三位一体"针法治疗脑卒中后遗症

"三位一体"针法是何教授在多年临床经验的基础上，整合头针、夹脊穴、十四经穴的治疗作用于一体，运用于临床治疗神经系统疾病的一种方法。"三位"指将头针的整体治疗作用、夹脊穴的横向治疗作用、十四经穴的纵向治疗作用结合起来，通过多角度治疗，最大限度地协调整体与局部治疗作用，从而取得更好的疗效，故称"三位"。"一体"指人体，强调人体是一个统一的整体。本法突破了针灸治疗中风病，固守某经某穴的传统治法，重视整体，突出局部，发挥了整体与局部的治疗作用。

（十一）"引阳入阴"针法治疗顽固性失眠症

何教授认为顽固性失眠症病理变化总属阳盛阴衰，阳不入阴。针对此病机，创立"引阳入阴"针法。选穴百会、外关、内关、胃俞、中脘、太溪，先刺百会、外关、胃俞，再刺内关、中脘、太溪。张介宾《类经·卷十二·第八》曰："善用针者，必察阴阳。阴阳之义，不止一端，如表里也，气血也，经络也，脏腑也，上下左右有分也，时日衰旺有辨也。"人的阴阳气血是相互贯通的，选用手厥阴心包经、手少阳三焦经之络穴内关、外关，二者内外阴阳表里相对，应用外关透内关"引阳入阴"，使阳入于阴，阴阳交合，调节心神。

脾胃中枢，既是升清降浊之枢纽，又是升降阴阳之通道，若中枢不利，阳不入阴，阳动则不寐。清末著名医家张聿青强调"欲媾阴阳，当通胃府"，胃俞、中脘为俞募配穴法，本法是腹背阴阳配穴法的一种，可使脏腑气血调和，阴阳相交，先针胃俞，再刺中脘，以"引阳入阴"，开通中焦，从而"决渎壅塞，经络大通，阴阳和得者也"。

本病阴虚不能制阳，阳浮游于上，上扰清空，故选督脉之要穴百会，以泻其浮阳，太溪居于下，为足少阴肾经原穴，补其真阴，引阳气下潜，阴升阳降，循环灌注，协调阴阳平衡，脑府元神得以充养。

针刺手法也是影响疗效的关键因素，根据"盛者泻之，虚者补之"的补泻原则，阳经穴位施以捻转泻法，阴经穴位施以捻转补法，以补阴泻阳，调节一身阴阳平衡。实施手法时，医者要做到密意守气，感受针下经气变化。泻法操作时拇指向后用力为主，以导气，如外关穴处酸胀感向内关传导，胃俞穴处出现强烈针感，并传至胃脘部效果最佳，一部分患者会自觉胃肠咕咕作响；补法操作时拇指向前用力为主，以催气，针下逐渐沉紧，内关穴处酸胀针感与外关相呼应，中脘、太溪穴处病人自觉有微微热流产生效果最佳，甚至有病人反映口中津液分泌增多。同时注重针刺时间，"平旦阳气生"，上午为阳中之阳，阳气最为旺盛，从生物钟角度看，人体早上的新陈代谢比下午强，下午比晚上和夜间强，最高峰在上午8~12点，最低峰在凌晨2~5点，基于阴阳一体、阴阳互根的原理，选择上午针灸，以阳中求阴，"善补阴者，必于阳中求阴，则阴得阳升，而泉源不竭"，育阴以涵阳，从而"引阳入阴"。

十一、创立从肝论治学说

何教授重视气机和气化理论，对情志致病和精气互根互化在疾病中的治疗具有独到见解，因此在临床实践中他善于从肝、从情志论治多种疑难病症，将其作为重要的病机辨证思路和临床治疗思路，在从肝论治脾胃病症、心理精神疾病、内分泌免疫疾病方面具有独到的学术见解。

疏肝兴阳法正是何教授以气机和气化理论为基础，结合目前自然、社会与人的关系变化特点，针对前列腺炎的病变部位经脉联系，抓住性功能障碍在心理情志方面的病机关键，既重视阴阳互根，又强调疏肝以振奋阳气，健脾利湿以防湿阻气机。发挥肝主疏泄、调畅情志的脏腑生理功能，肝经"循股阴入毛际，环阴器，抵少腹"。肝主筋，而阴器为宗筋之所聚。阴器之功能的发挥其根在肾、其坚在脾、其制在肝，基于此理论开辟了从肝论治男科疾病的治疗思路，创立了疏肝兴阳方，创新提出了"三阴穴"新穴，临床应用取得满意疗效。

十二、提倡灸法，针灸并重

在古代的中医文献中，大多是以灸为主，以针为辅。之后则是针灸并重，灸和针各有所长。而在一些方面，灸效远远超出针效，能补针刺之不足。近些年来因为人们对灸法的不同认识，如操作过程中有特殊气味、容易烫伤、收费便宜等等，出现灸法逐步退居针法之下的重针轻灸局面。为此何教授大力提倡灸法，针、灸并重。《灵枢·官能》曰："针所不为，灸之所宜。"针和灸有相同治疗原则以及相同的生理反应与物理效应。气至病所的感传作用，是针和灸的疗效标志，也是针灸治疗作用机制所在。在临床上根据病情需要，或针，或灸，或针灸并用，再辅以中药，选用得当，才能获得显效。

十三、灸药结合，创立何氏药物铺灸疗法

何教授于1984年赴杭州针灸医院学习了罗诗荣主任医师应用铺灸疗法治疗类风湿性关节炎的经验，将此法用治本病，每每获效。又将本法的治疗范围扩大，以脊柱病为主，如强直性脊柱炎、颈椎病、腰椎骨质增生、腰椎间盘突出症，治疗收效显著。并对施灸方法与药物进行进一步的改进，突出辨证用药、分型施灸的原则，治疗范围从一般的常见病、多发病扩大到疑难病症，治疗病种到近百个，形成一整套系统的药物铺灸疗法。药物铺灸疗法在继承传统灸法的基础上，本着"继承而不泥古，创新而不离宗"的原则，对灸料、取穴、配穴、灸法、灸药与灸方、辨证施灸、临床应用进行了系统的研究总结，又经过反复的临床实践，进行不断的改进与创新，在治疗疾病中有着明显的优势。

十四、编纂针灸教材，培养适用性针灸人才

何教授现为全国第四、五、六批老中医药专家，一直致力于针灸人才的培养工作，已培养学术经验继承人4名，期间出版学术经验著作《何天有验方验案集》《脑卒中偏瘫的康复训练与针灸治疗》两部；每年招收理论基础扎实并有一定针灸临床功底的医生为弟子10~15人，集中培训针灸技能，经过严格的跟师考核，方能出师，并可申请开设何氏针灸门诊。现已指导培养针灸人才4000余名，包括从全国各地慕名而来的民间弟子。其中有许多人已成为本领域的著名专家和学科带头人。其学术思想亦通过培养的学生传播至海外，他的何氏药物铺灸更是被作为针灸适宜技术在全国各地得到推广应用，反响

巨大。

为了让更多的人学习针灸技术，何教授组织团队先后编写了《实用针灸临床手册》《针灸甲乙经选读》《华佗夹脊治百病》《何氏铺灸治百病》《何氏养生保健灸法》等著作，其中《针灸甲乙经选读》一书作为新世纪全国高等中医药院校创新教材，开辟了针灸学科新门类，使针灸学术体系从《黄帝内经》整体混同的学术时代过渡到了分科别门的时代，为针灸学科的独立和发展奠定了基础。皇甫谧在《针灸甲乙经·序》中明言："若必精要，后其闲暇，当撰核以为教经云尔。"在国家高度重视中医传统经典继承学习的时代背景下，精要选编《新世纪全国高等中医药院校创新教材·针灸甲乙经选读》教材显得尤为重要。现已在甘肃中医药大学成功开设了针灸甲乙经选读课程，为培养针灸专业人才方面做出了积极的贡献。

《华佗夹脊治百病》这部著作是何教授根据多年临床经验编写的，它挖掘华佗夹脊治百病的经验，填补了华佗夹脊治病的空白，拓展了"颈夹脊"概念，结合中医学五脏核心整体观发展了"华佗夹脊"在脏腑病、肢体病、头面病方面的治疗意义，并使此技术重新大放异彩，造福于百姓。他主编的《何氏药物铺灸疗法》，在传统长蛇灸的基础上实现了灸药结合，首创"留灸"理论，丰富和发展了灸法理论。

第二节　用药经验

何教授不仅针刺方面有独到经验，在用药方面亦是达到"得心应手"的境界，主要治疗内、外、妇、儿多科疾患。

一、理、法、方、药一线贯通

治法和方剂，是中医学理、法、方、药体系的重要组成部分。理指中医理论，法指诊治方法，方指方剂，药指药物。即明确病因病机，确定预防措施或治则治法，组方用药。明确病机，准确辨证，在把握患者的生理功能状态的基础上，确定治法；明确药物性味归经，结合经验准确选方组药。辨证论治是一个由分析问题到解决问题的连续过程，只有辨证正确，治法的针对性才能明确和具体，根据治法遣方用药才可以获得预期的疗效。要灵活应运理、法、方、药，就需要对中医理论有精辟的认识。

例如患者以颈前喉结旁出现结块肿大为主诉，症见肿块质软不痛，胸胁胀闷、善太息、口苦，舌红苔薄白，脉弦。西医属于单纯性甲状腺肿大，中医辨病为瘿病，结合症状、舌苔、脉象辨证为肝郁气滞。肝主疏泄、调畅气机，肝郁则气滞，气滞则津停，津停则水液运行不畅，瘀而为痰浊，痰浊郁聚于颈前则为瘿；部分患者还出现热象，多因痰郁而化火，火炼液成痰伤津，导致恶性循环。故治疗以疏肝解郁、消痰散结为主，主方以逍遥散为主，再加以化瘿散结药物，具体药物为柴胡、郁金、白芍、枳壳、半夏、厚朴、茯苓、海藻、昆布、瓜蒌等。患者服用以上方药一定疗程后，要依据患者症状变化再加以调整，不可墨守成规。以上的诊疗，体现了何教授中医诊疗思路。何教授常言诊疗患者，需要遵循原则，必须以中医理论为指导，以八纲辨证为原则，同时要知药性、明方理、灵活应用。

二、善用对药

对药在何教授用药中非常常见。对药可以增强疗效，起到相辅相成、相互制约的作用。例如在治疗不育方面，以活精续嗣汤为基础方，本方由五子衍宗丸、二仙汤、二至丸组成，其中淫羊藿、肉苁蓉与旱莲草、女贞子相配伍，为阴阳配伍的应用，是精子活动的功能基础与物质基础，旱莲草、女贞子以滋肾阴，使阴精化源充足；淫羊藿、肉苁蓉温补肾阳。在疏肝解郁方面，以柴胡、郁金、白芍为药对，以疏肝柔肝，对虚劳、郁证、妇科疾患、慢性病毒性肝炎等都有较佳的疗效；在治疗慢性胃炎方面，以丹参、蒲公英为对药，现代药理研究丹参可以保护胃黏膜，蒲公英可以增强机体的免疫力；在治疗耳鸣耳聋方面，善用蝉蜕、磁石、石决明、石菖蒲、路路通，蝉蜕质轻上浮，磁石则补益肝肾，石决明平抑肝阳，石菖蒲化湿、开窍，路路通则疏通经络；川楝子、丝瓜络主要用于治疗肝气郁结之胸背胁肋痛；莪术、黄芪，一则破血逐瘀，一则扶助正气，以免破血损伤正气；鳖甲、牡蛎消散癥结，对妇科乳腺增生、子宫肌瘤等有良好的疗效。

三、善用藤类、花类药物

藤类药物因其外形，多绕木攀缘，屈曲而生，枝条柔和畅达，具有通经活络、舒筋止痛的功效，其对痹证等有较好的疗效，《本草便读》云："凡藤蔓之属，皆可通经入络。"由鸡血藤、雷公藤、络石藤、海风藤、青风藤组成五藤饮，该方剂的加减变化在颈肩腰腿痛中有广泛的应用，同时还用于面瘫的治疗中。在治疗颈椎病中，以桂枝加葛根汤为主，再加以鸡血藤、伸筋草；在治疗腰痛病中，依据辨证，加用鸡血藤、伸筋草、路路通、络石藤、牛膝、千年健等；在治疗面瘫中，基本以牵正散为基础方，再加以鸡血藤、伸筋草等；以上藤类药物的剂量都较大，多以 20~30g 为主。

花类药物一般质轻性宣散，具有解表散邪、悦脾开胃、开窍醒神等功效。玫瑰花常用于解肝郁，例如临床上对于因肝气犯胃引起胃脘痛者，可以选择疏肝解郁的柴胡、郁金、白芍，以及左金丸加减变化，同时常会加入玫瑰花，剂量一般较小且需要后下，《本草正义》言："玫瑰花，香气最浓，清而不浊，和而不猛，柔肝醒胃，流气活血，宣通窒滞而绝无辛温刚燥之弊，断推气分药之中，最有捷效而最为驯良者，芳香诸品，殆无其匹。"三七花具有清热解毒、止血的疗效，现代药理研究三七花对中枢神经系统具有抑制作用，还可以抑制动脉粥样硬化的形成，有镇静、安神、防治高血脂及粥样硬化等心血管疾病的功效。在心脑血管疾病中，许多医者会开具三七粉，而何教授常以三七花代替。厚朴花擅于理气宽中，芳香化湿，功似厚朴而力缓，主要用于治疗脾胃湿阻气滞之胸腹胀满疼痛等。金银花可疏散风热，款冬花止咳化痰，主要用于肺系疾患。

四、以方测证，动态观察

疾病的发展变化可用于治疗方法疗效的检验。以方测证，从方药、性味、功效出发，针对症状，观察应用某一方药后产生的药效反应，推断病变本质，以更准确地进行中医辨证论治。对于病因病机复杂的病证，开具中药处方，医师首先要明白患者在服用该方剂后将会产生怎样的疗效，在患者复诊时，仔细询问患者用药后的变化，以判断该方是否对证，若患者有好转变化，则应思考是否与该治疗方法相关；若无效则应分析是方不对证还是疗程不够。给予相应治疗方法后，需要动态观察，通过复诊来检验初诊治疗方法是否正确。

例如在门诊遇到一位易出汗的老年女性患者，该患者易出汗，常有恶心、嗜睡、乏力、口干症状，舌红少苔，中间有裂纹，舌体胖大，脉数。何教授针对该患者开具了以下药方：西洋参、麦冬、五味子、黄芪、白术、防风、浮小麦、金樱子、姜半夏、竹茹、芦根、黄连、甘草；根据四诊，诊断该患者属于气阴两虚，选用西洋参、麦冬、五味子为生脉饮的变方，该方不用人参，因人参过于温补，西洋参更偏重于滋阴；黄芪、白术、防风为玉屏风散，以益气固表，增强机体免疫力，再配以浮小麦、金樱子以加强固表止汗之功；姜半夏侧重于止呕，竹茹、芦根亦清热止呕；黄连清心火，甘草调和诸药。当患者服用 7 剂后，再次复诊症状明显好转，可推知本病辨证准确，用药得当。依据患者症状再在原方基础上做相应变化。

五、古方化裁，传承发展

何教授组方的另一个特点是擅长用古方，在古方的基础上结合患者的实际情况与临床经验以加减变化组成新方。例如补阳还五汤，《医林改错》认为"此方治半身不遂，口眼㖞斜，语言謇涩，口角流涎，下肢痿废，小便频数，遗尿不禁"，具有祛风、化痰、通络的功效，对中风之气虚血瘀证有较好的疗效。何教授认为，从人体之整体方面来说，该方可以用于治疗中风后半身不遂，若将人体无限划分，头面部为一整体，该方还可以治疗周围性面瘫；半身为一整体，上肢或下肢为一整体的一部分，同样可用于痹证如肩周炎等。如治疗气虚证之面瘫，除牵正散外，还会加入补阳还五汤、补益类药物以及藤类药物，具体药物有：制白附子、全蝎、僵蚕、赤芍、当归、黄芪、党参、麸炒白术、伸筋草、鸡血藤、炙甘草等，其中黄芪的剂量最大。

再如以疏肝解郁为治则，常以小柴胡汤为基础方，通常还会加入疏肝解郁的药对，即白芍、郁金等。

六、中西合参，西医辨病，中医辨证

何教授虽然中医出身，却不排斥西医——其对病毒性肝炎、前列腺炎、不育方面的治疗凸显其特点。例如患者出现恶心、呕吐、纳差等，一定要明确是何种疾病导致患者出现该症状，是否为肝炎、肿瘤、肝硬化、营养不良等，以免耽误疾病的治疗。故诊疗一定要熟知西医学知识。例如何教授诊疗一位以右侧胁肋部不适2年的男性患者，该患者临床表现为疲乏、右侧胁肋部不适、纳差，口苦，舌红苔白，脉弦。患者既往有肝纤维化病史，为防止疾病的进一步发展故来寻求中医治疗。中医辨病为胁痛，辨证为肝郁气滞，何教授依据其病证，处方以逍遥散为主，再加以扶助正气药物；因肝纤维化，予以丹参、牡蛎、鳖甲药物，以上药物化瘀、消散癥结。再例如何教授对慢性病毒性肝炎的治疗中，首先需要西医理论，急性期采用西医抗病毒、保肝等规范治疗，而在慢性期，可结合中医治疗，重在辨证，一般有肝气郁结、肝脾不调、湿热留恋等证型，何教授认为临床上以肝气郁结常见，选方以小柴胡汤为主，同时须配伍补益脾胃的药物，即"见肝之病，知肝传脾，当先实脾"。该病为慢性病，需要长期辨证服用。

何教授常言作为针灸者，必须针、灸、药综合应用。中药在临床的应用受到许多因素的影响，其中之一是许多医者可能将其药效熟记于心，但对其性、味、归经略知一二，甚至忽视，这将是舍本逐末；其二就是现在的医者并不识药，这造成不能准确把握药味的剂量以及入药部分的误差；其三即是不懂常用药味的种植与采摘、炮制，这降低了汤剂的疗效，如固护脾胃，一般选用麸炒白术。何教授建议要用中药，必须识药、知药性、明药理，同时还必须精通中医理论。

第三节　用灸经验

一、灸法思想

（一）提倡灸法

现代针灸临床重针轻灸，而何教授认为灸法有针所不及、药所难能的疗效，不论阴阳、表里、寒热、虚实诸证均适宜，故在临床大力提倡灸法。

在古代，灸法早于砭石，继汤液发明之后，针刺、灸法、汤液成三足鼎立。在现代临床灸法之所以不被重视，一是由于灸法有直接灼烧皮肤之痛楚，或引发灸疮，患者不易接受，医者只能以药代之或以针代之；二是由于艾烟的环境污染等原因，医生不愿开展灸法，久而久之，形成了重药、重针而轻灸的趋势。

何教授认为灸法对西医学所说的功能性、器质性疾病都可治疗，对内、外、妇、儿诸科疾病均有独特的疗效，对某些疾病有特殊的治疗作用。只要操作得当并采用相应的防护措施，就可以做到微痛或无痛施灸，也不会发生烫伤或灸疮。对一些像呼吸系统等免疫功能低下的疾病，其强调只要征得患者同意，施灸时要特意引发灸疮以提高机体的免疫功能，这是其多年经验的总结。所以，只要对传统的灸法进行继承、发扬、创新，对施灸材料与方法进行改进和提高，必将使灸法发扬光大，造福人类。

（二）针灸并重

古代治病的方法有很多，但以针刺、灸法、汤药三法鼎力，就针和灸而言，同等重要。《灵枢·官能》篇云："针所不为，灸之所宜。"何教授认为针刺与灸法各自具有不同的作用特点，同等重要，在临床可以相互补充，不能互相代替，应针、灸并用，且不可以门户之见而偏废之。

何教授多次强调提倡灸法，并非重灸轻针，应该针灸并重、针灸并用，才能对疑难病症取得良效。在古代许多著名医家均是针、灸、药并用，并非当今才有，仲景虽长于方药，但却认为有的病症应该针、灸、药并用。孙思邈也倡导针、灸、药并施，并强调"若针而不灸，灸而不针，皆非良医也"，宋代高保衡曰"苟知药而不知灸未足以尽治疗之本，知灸而不知针未足以极表里之变。如能兼是圣贤之蕴者，其名医之良乎"。王执中提出灸法、火针，务须并重。元代罗天益、明代杨继洲等医家均倡导针、灸并用，同时兼而用之。正如《穴有奇正策》中说："时可以针而针，时可以灸而灸……，或针灸可并举，则并举之。"临床如何正确应用针与灸或针灸并用，何教授认为应以病症的需要为准则，但对疑难病证常常针、灸联合并用，可以起到双重作用。

（三）热证可灸

热证能否施灸自古以来有着不同的见解与争论，直至目前认识尚不统一。热证忌灸由来已久，从《内经》至张仲景《伤寒论》、金元时代张从正《儒门事亲》、明代汪机《医学原理》、清代陆以湉《冷庐医话》直至高等教育教材《针灸学》中明确指出热证禁用灸法，认为灸法可助阳化火，火可伤津。

实践是检验真理的唯一标准，医学亦是如此。何教授认为，从其30年的临床实践来看，热证可灸。表热证用灸法，可疏表清热，透达表热之邪，其在临床实践中应用灸法治疗风热感冒，屡获良效。里热证用灸法，以热行热，引郁热之气外发。如《理瀹骈文》曰："若夫热证可用发热者，一则得热则行也，一则以热行热，使热外出也……"其仿田从豁之雀啄灸法灸大椎穴治疗壮热灼津之里实热证数例，灸后身热渐凉，诸证渐愈。湿热证用灸法，可化湿泄热。如《外台秘要》曰："疗热结小便不通利方……取盐填满脐中，作大艾炷，令灸热为良度。"认为灸法可以泄热化湿，治疗小便不利之湿热淋证。其在临床中用灸法治疗湿热淋证、男性之前列腺炎、妇科之附件炎，每每奏效。虚热证用灸法，可补虚退热，是因火补而行津，滋阴而清热。如《丹溪心法》又云："治肺痨咯血，发热肌瘦，灸肺俞五次而廖."说明灸法治疗阴虚发热疗效是可靠的。在临床对阴虚发热型呼吸系统疾病多针刺加灸法，疗效显著。

（四）灸药结合

灸药结合，是指将中药与灸法融为一体的治疗方法，是在施灸部位的皮肤上撒上一层中药粉末，然后在药物之上置垫姜、蒜、葱等物品而施以艾灸的一种方法。何教授灸药结合思想来源于东晋葛洪的《肘后备急方》中隔物灸启发，后来其又于1984年赴杭州针灸医院学习了罗诗荣主任医师应用铺灸疗法治疗类风湿关节炎的经验，并对施灸方法与药物进行了进一步的改进，突出辨证用药、分型施灸的原则，治疗范围从一般的常见病、多发病扩大到疑难病症，治疗病种近百个，形成一整套系统的药物铺灸疗法。何教授认为药物铺灸疗法既可发挥药物的作用，又可发挥灸法的温热作用，因此临床疗效优于单纯艾灸。灸药结合之灸法，极大地丰富了灸疗的内容，扩大了临床应用范围，更显示了灸与药结合治疗的功效与优势，为灸疗学的发展做出了不可估量的作用。

（五）留灸学说

留灸是指完成所灸的壮数后，不立即去除铺灸的药物与隔灸物，保留温热感5~10分钟，待没有温感时去除药物与隔灸物。或灸毕后立即去掉艾炷与灰烬，保留药物与隔灸物，用胶布或绷带固定，留灸的时间可为30分钟至3小时不等。一般头面部与实热证不留灸，慢性病与虚寒证留灸，留灸的时间可根据病情与体质，酌情而定。留灸结束后，去取隔灸物，用干净湿巾擦净施灸部位即可。

（六）提倡循经灸

循经灸是指在辨病辨证的基础上，明辨病变经络，顺经或逆经对病变经络或者主要经络进行灸治的一种疗法。该疗法对中风类疾病有较好的疗效。例如中风或中风后遗症，目前的灸法主要选择手足阳明经数个腧穴进行灸治，这样可能疗效慢，疗程长；倘若对手足阳明经整条经络进行往返艾灸，不仅对腧穴起到了刺激，而且在更大程度上调节了整条经络。由于经络相互连接，在调动某一经络时也调整了其他经络。

（七）创立美容祛斑灸法

美容祛斑灸法是将中医理论与中医传统美学相结合，从中医的整体观及辨证论治入手，通过调理脏腑、调节气血，疏通经络，达到扶正祛邪、改善面部气血，从而起到改善面色、延缓面部衰老、抗皱防皱、美容祛斑的作用。何教授在该理论的指导下，研制了一系列中医美容祛斑产品，首先使用洗面奶洁面，对面部腧穴、面容衰老部位或面部色斑部位，使用美容祛斑艾灸条依次进行雀啄灸、回旋灸、循经灸，以调动颜面部经络（主要为手足阳明经经气）；颜面部灸疗结束后，还可以依据辨证对整条经络、肢体部位经络进行灸疗；在灸疗结束后，在面部涂敷治疗霜，配合面部推拿、艾灸仪，使治疗霜渗透吸收，操作结束后用温水清洗干净即可。同时还可使用神阙贴，敷贴于神阙协助治疗。

（八）创立养生保健灸法

养生保健灸法以中医基础理论为指导，运用循经灸法、循回灸法以及药物铺灸疗法，将人体的阴阳、脏腑、气血与经络作为重点，创立了阴阳、脏腑、气血与经络的养生保健灸法，是灸、药、穴互相结合的具体应用。何教授依据中医治未病的理论，制定了养生防病、冬病夏治、延年益寿、美容养颜、减脂减肥等灸法，针对不同重点部位施灸，总结出了益智健脑、固齿乌发、聪耳明目及颈、肩、腰等养生保健灸法，同时尚有不同部位的灸法以及不同年龄、性别的灸法。

二、临床特点

（一）善用铺灸治百病

何教授在临床用的灸疗方法多种多样，有瘢痕灸、无瘢痕灸、隔姜灸、隔蒜灸、隔盐灸、附子灸、温和灸、回旋灸、雀啄灸、天灸、温针灸以及药物铺灸疗法等。他认为各种灸法作用不同，主治各异，临证时应根据疾病之不同，病位之深浅、证型之差异、病情之轻重不同而选用不同的灸法。如雀啄灸，刺激量较大，适用于急性病证，他常用雀啄灸治疗外感发热，让患者暴露大椎穴部，将艾条对准大椎穴如鸟雀啄食一样上下移动施灸 10 分钟，可疏散风寒，使郁热之邪从皮毛而出，达到调和营卫之效，热证自退；又如用自制的天灸药方治疗支气管炎和支气管哮喘。但是何教授最善用药物铺灸疗法治疗诸如类风湿关节炎、强直性脊柱炎、支气管哮喘等一些病程长、病情复杂的疑难杂病，对临床常见病常规疗法疗效不佳时也采用铺灸疗法。

药物铺灸疗法有系统完整的理论，有自成一体的穴区（腧穴）和铺灸药方。灸法可治疗多种病证，再通过辨证选穴和加用药物而铺灸之，使临床适应证更加广泛。从辨证论治方面，阴阳、表里、寒热、虚实都是适应证；从临床分科上，内、外、妇、儿等急、慢性疾病均可应用；在保健防病方面，有广阔的应用前景。在临床应用于近百种疾病，有内科疾病：感冒、咳嗽、哮喘、中风、面瘫、眩晕、不寐、癫痫、腹痛、泄泻、痢疾、水肿、淋证、癃闭、遗尿、阳痿、遗精、腰痛、痿证、痹证、虚劳等；妇科疾病：月经不调、痛经、闭经、崩漏、带下、不孕、阴挺等；儿科疾病：惊风、痿证、泄泻、遗尿等；外科疾病：痈肿、漏肩风、脱肛、痔疮、多种皮肤病等。

（二）辨病辨证施灸法

辨证论治是中医理论体系和治疗方法的最大特点，何教授认为辨证论治是灸疗的基础，只有辨证施灸才能提高灸疗的效果。通过望、闻、问、切和西医学的各种检查，将获得的资料进行综合分析，以辨清疾病的病因、性质、部位，及邪正之间的关系，确诊疾病，确定证型，然后根据辨病辨证结果，选取相应的穴区、铺灸药物、间隔物，施以相应的灸法灸量。其辨病辨证主要体现在以下方面。

1. 辨病辨证选穴区

药物铺灸疗法有的选用的是经穴，但主要是何教授自创的由数个腧穴组成的施灸穴区。穴区以经络腧穴理论为基础，根据经脉循行及穴位的归经、定位、特点、穴性、主治规律，结合辨证论治及配穴的相关经验，选取多个邻近腧穴配伍组成，以加强协同治疗作用，提高疗效。这些穴区均有相应的功能和主治，根据辨病辨证的结论，因病因证选取适宜的腧穴或穴区施灸治疗。扩大了穴位的辐射面积，增强了治疗效应。例如慢性支气管炎，如属于热证、寒证，则选用胸脊上穴区（由胸1~6督脉线为中心大椎、陶道、身柱、神道、灵台穴，胸1~6夹脊穴组成）、背俞上穴区（由大杼、风门、肺俞、厥阴俞、心俞、督俞穴组成）、膻中穴区（由中庭、膻中、玉堂、紫宫穴组成）；如属于阴阳俱虚证则选取背俞上穴区、背俞下穴区（由三焦俞、肾俞、气海俞、大肠俞、关元俞、小肠俞、膀胱俞穴组成）、关元穴区（出气海、石门、关元、中极、曲骨穴组成）、膻中穴区。

何教授一直强调只有通过辨证，才能因病因证施灸，如阴病可在阳部、阳经取穴，灸阳经为主；病在阳经，可在阴部与阴经取穴，灸阴经为主。亦可因病证的属性不同，阳病在阳经取穴，阴病在阴经取穴，根据"正反逆从""阴阳相引"的原则，以确定取穴与灸法。如病在表者，应先治其外，取合谷、大椎、列缺、外关，以发散为主；病在里者，应直取其内，先治其内后治其外。如热病取具泄热作用的腧穴，如合谷、曲池、大椎、井穴，施以泄法；如寒证，取具偏温阳散寒作用的腧穴，如关元、命门等，施以补法。

2. 辨病辨证遣药方

药物铺灸疗法的特点是应用灸疗时，配合中药作为铺灸药而施灸。组方是在辨证的基础上，因证立法，以法统方，因方选药，组成有效的铺灸药方，或运用经方或经验方，体现了理、法、方、药的体系。如治疗泄泻的止泻散，根据脾虚湿盛的特点，选苍术、白术、茯苓、山药、车前子等健脾祛湿。又根据不同证型而辨证用药，如湿热泄加黄连、秦皮；伤食泄加莱菔子、山楂；肝郁泄泻加柴胡、防风；肾虚泄泻加补骨脂、吴茱萸等。因此辨证用药组成的铺灸药方是药物铺灸疗法的重要部分。

何教授根据多年的临床经验创制了许多铺灸药方，本着治病求本、扶正祛邪、调整阴阳、治求贵变等原则，应用不同的方法，选择不同的药物，酌定必要的分量，按一定的组方原则，药物通过组方配伍后，组成铺灸药方，充分发挥药物的治疗作用，力求做到"简、便、廉、验"。铺灸药方配方灵活,针对性强,便于加减。对某些性质较偏或有毒性的药物,外用比内服更安全可靠。从而更好地适应复杂的病症。

3. 辨证选择间隔物

药物铺灸疗法在选择隔灸材料时,根据材料的性味、功能、主治与疾病的证型而定。如生姜长于温胃散寒,脾胃虚寒时更为适宜;感冒时选葱白,因葱白长于发散外邪;胸痹时选鲜薤白,因薤白开胸理气止痛;热病痈肿时选蒲公英、紫花地丁,有清热解毒作用。间隔物可避免灸伤皮肤而致化脓等问题,还可借间隔物之药力和艾的特性发挥协同作用,取得更大的治疗效果,同时隔灸材料本身就有治疗作用,同时将铺灸药物置于下,使药物不易向外挥发而向内渗透。

(三)火足力宏起沉疴

普通灸法之于一般疾病即可治愈,但是难起沉疴。《医宗金鉴·刺法心法要诀》曰:"凡灸诸病,火足气到,始能求愈。"因此,何教授认为普通灸法对于疑难病症难以起效是因为火微力弱,所以他施灸时火足力宏是其特点。一般一壮艾炷足有250g,做成大约长25cm、高5cm的下宽上窄的梯形,置于施灸区,点燃后疾吹其火。由于铺灸面广,艾炷大,火力足,温通力强,可温通经络、补养脏腑,非一般灸法所能及,因此屡获佳效。以其独特的选穴、选药和灸法灸量为治疗重症痼疾开辟了新的途径,常常用于慢性支气管炎、支气管哮喘、颈椎病、腰椎间盘突出症、强直性脊柱炎、类风湿关节炎等病。

"针所不为,灸之所宜",灸法尤其对慢性病、虚寒性疾病收效极佳,目前已经从理论、临床上验证了对热证亦适用。古人云:"治病之要求,无过艾灸。"虽有过誉之嫌,但正如孙思邈晚年说的"火灸,大有奇功"。所以灸法的应用与推广,是每位临床医生的职责。

第三章 专病论治

第一节 内科病证

感 冒

一、概述

感冒是指凡感受风邪或时行疫毒，导致肺卫失和，以鼻塞、流涕、喷嚏、头痛、恶风、发热、全身不适等为主要临床表现的外感疾病，俗称"伤风"。可发生于任何季节，多见于秋冬季和春寒时期。

二、辨证分型

（一）风寒型

主症：恶寒重，发热轻，无汗，头痛，肢节酸痛，鼻塞严重，时流白清涕，喉痒，咳嗽，咯痰稀或白，口不渴或渴喜热饮。舌苔薄白，脉浮紧。

（二）风热型

主症：身热较重，微恶风，汗出不畅，头胀痛，咳嗽痰黏或黄，咽燥或咽喉红肿热痛，鼻塞，流黄浊涕，口渴欲饮。舌苔薄黄，脉浮数。

（三）暑湿型

主症：暑天发病，身热，微恶风，汗少，肢体酸重或疼痛，头昏重胀痛，咳痰黏腻，鼻流浊涕，心烦，口渴，或口中黏腻，渴不多饮，胸闷，呕恶，小便短赤，舌苔薄黄而腻，脉濡数。

（四）气虚型

主症：恶寒较重，发热，无汗，头身困痛，咳痰发白，无力，少气懒言，神疲乏力，食少纳呆，反复易感，舌淡苔白，脉浮而无力。

（五）阴虚型

主症：身热，微恶风寒，少汗，头晕，心烦，口干，干咳少痰，舌红少苔，脉细数。

三、诊治思路

（一）辨清邪气性质，对症治疗

何教授认为，感冒为风邪所致，风为百病之长，每夹寒、热、暑、湿邪侵袭皮表，最常见为风寒、风热之邪。足太阳膀胱经主一身之表，循行从头至脚，纵贯全身，如果外邪侵袭，本经受邪，患者就出现恶寒、发热、鼻塞、鼻出血等类似于感冒的症状。在治疗时要首辨感受外邪性质，才能对症治疗取得疗效。

风寒感冒是风寒邪气从皮毛而入，侵袭足太阳膀胱经，表阳被郁，而见恶寒重、发热轻、肢体关节酸痛、头痛、苔薄白、脉浮紧等表寒证。可以分为伤风和伤寒两类，风邪引起者曰伤风，寒邪引起者名伤寒。临床上，风与寒邪，每相兼为患，伤风、伤寒只是程度轻重差别，受邪各有所偏而已。都是皮毛受邪，一定用辛温解表药，以开腠理、解风寒，用汗法，并在药后要喝稀粥以助发汗之力。通过发汗以解除外袭之风邪、寒邪，从皮表祛逐体外。宋·陈言《三因极一病证方论·叙伤风论》中，指出伤风、伤寒的区别在于：寒涩血，风散气；伤寒无汗恶寒，伤风有汗恶风。扼要指明了伤风与伤寒病机、症状的区别。《景岳全书·伤风》"伤风之病，本由外感，但邪甚而深者，遍传经络，即为伤寒；邪轻而浅者，止犯皮毛，即为伤风"，提示人们根据感邪轻重和传变与否来区别伤风、伤寒。

风热感冒是风热邪气从口鼻而入，首犯手太阴肺经，导致肺失宣降，卫外失司，症见发热、微恶风寒、咳嗽、涕黄、目赤、咽红或痛或肿、口渴、舌边尖红、脉浮数等肺卫证候。治疗以辛凉解表，肃肺清热为主。选用桑叶、菊花、薄荷等药，若风热感冒比较严重，宜选用清热养阴的药物，不能随意用苦寒清热等物，以免损伤脾胃、化燥耗阴，反而造成里热炽盛，加重病情。肺和大肠相表里，风热感冒又常伴有大便秘结，何教授常配用牛蒡子和蝉蜕作为对药，以散风泄热通便。

湿为阴邪，其性重浊黏滞，易郁遏阳气，阻滞气机，故湿邪感冒常见清阳被蒙，气机阻滞之象。由于湿性黏腻，最难解除，不同于寒邪可通过发汗而解，热邪可清热而除，故其病程常较风寒、风热感冒时间略长，当用辛香宣透之品，芳化湿浊，宣通腠理，使气机畅达，微微汗出，则湿可尽去。一般加入藿香、佩兰、香薷、淡豆豉等药。因湿阻气滞，而肺主一身之气，通调水道，故常配用苏叶、桔梗、杏仁等宣降肺气之药，使气化则湿化。又湿易困脾，故常配用苍术、砂仁等健脾燥湿之药。若内湿较重，还可加入茯苓、泽泻、薏仁等淡渗之品，分利湿邪，使湿从小便而去。

（二）正虚为内因，外邪为致病条件

"正气存内，邪不可干；邪之所凑，其气必虚"，风寒之所以能侵入机体，必先因于正气虚弱，肺卫失调。人体以正气为本，只有正气充足，方可抵抗外感六淫邪气，若正气不足，则人体抵抗力低下，无力抵抗六淫邪气。当人体正气虚弱（或暂时局部之虚）不足以抗御外邪时，病邪才能乘虚而入，侵害人体而发病，禀赋素虚或起居劳作失度，冷暖不调，致使毛窍开张，腠理不固，卫气泄越，极易招致外邪侵袭。《灵枢·百病始生》言："风雨寒热不得虚，邪不能独伤人。猝然逢疾风暴雨而不病者，盖无虚，故邪不能独伤人。此必因虚邪之风，与其身形，两虚相得，乃客其形。"

外因主要是在季节交替，冷暖失常之时，感受风寒。《素问·骨空论》说："风者，百病之始也。"风邪为六淫之首，在不同的季节中，每兼时气而侵入人体。冬令严寒，阴气盛极，初春乍暖，阴寒未退，人若调摄不慎，多感受风寒之邪，故病。

（三）祛风为先，随证变化

感冒为外感疾病，且以风邪为主导，故在治疗时首先需要祛风。针刺治疗时，可选取上部祛风腧穴，如风池、风府、风门；肺主皮毛，皮毛与肺相合，故可取列缺、肺俞。内服中药，依据患者辨证选择祛风解表的药物；药物铺灸方面，主要与铺灸穴区、铺灸药方的选择相关，铺灸穴区如背俞上穴区为主，铺灸药方药物选择主要由羌活、白芷、苏叶、桔梗等为主，并依据辨证加减变化；铺灸材料亦与其他疾病不同，风寒、风热选择辛散之大葱，暑湿、虚证则选择温补之生姜。以上理论，皆以祛风为主。

四、针法

主穴：风池、风府、太阳、大椎、合谷、外关。

操作：嘱患者先取俯卧位或者俯伏位，局部常规消毒后，风池进针得气，依据辨证采用热补法或者凉泻法。余腧穴常规针刺。

配穴：风寒证加风门、列缺；风热证加曲池、商阳（点刺出血）；暑湿证加足三里、丰隆、阴陵泉；气虚证配膻中、足三里、脾俞、气海；阴虚证加太溪、三阴交、复溜。

五、灸法

铺灸部位：合谷穴区、额前穴区、背俞上穴区。

加减：暑湿证加背俞中穴区；气虚证加胃肠穴区、背俞中穴区；阴虚证加背俞下穴区、三阴交穴区；阳虚证加关元穴区、背俞下穴区。

铺灸药方：感冒散（羌活、白芷各100g，苏叶、桔根各60g，黄芩90g，板蓝根150g）。

铺灸药方加减：风寒证加麻黄、荆芥各100g；风热证加银花、连翘各100g；暑湿证加香薷、藿香各100g；气虚证加党参、白术各100g；阴虚证加石斛、玉竹各100g。

铺灸方法：常规消毒后，蘸姜汁擦拭穴区施灸部位，并均匀撒铺灸药粉覆盖在姜汁擦拭过的皮肤上。再将姜泥拍成饼置于药粉之上，厚约 0.5cm，长度和宽度与药粉同。然后将艾绒制成高、宽各约 5cm，上窄下宽的艾炷，置于姜饼之上，分多点位点燃，令其自然燃烧，待患者有灼热感或不能忍受时，去掉燃烧的艾炷，更换新艾炷。最后去净艾炷，保留药粉与姜饼，以纱布及胶布固定。待患者没有温热感时，去掉所有铺灸材料，灸疗完成。每位患者行仰卧位或俯卧位铺灸。前后穴区交替使用，每日 1 次，每次 3 壮，留灸 1 小时，治疗 10 天为一个疗程，疗程间休息 2 天。

六、中药

处方：感冒方。

组成：荆芥 10g，防风 10g，羌活 10g，白芷 10g，苏叶 6g，细辛 10g，桔梗 10g，板蓝根 20g，黄芩 10g。

加减：风寒证加炙麻黄 10g；风热证加金银花 20g、连翘 10g；暑湿证加香薷 10g；气虚证加党参、白术各 10g；阴虚证加玉竹、石斛各 10g。

方义：方中荆芥、防风解表祛风散寒，羌活、白芷、苏叶发散外邪，均为轻清之品，味辛而上行，发散皮毛之邪，辅以桔梗清肺利咽、祛痰止咳；又以板蓝根、黄芩清热解毒、凉血利咽。诸药合用，疏散外邪。

七、典型案例

孙某，男，31 岁，工人。初诊日期：2017 年 1 月 5 日。

主诉：头痛、流涕、四肢发冷 1 年，加重 1 周。

现病史：患者于 1 年前洗澡受凉后，出现全身发热、肢体酸困无力、鼻塞流清涕，服用感冒药后，症状缓解明显，每有受风寒，尤其天气骤凉、季节交替变化温差大时，总是流清鼻涕、头痛，感冒频发。近 1 周患者头痛、恶风寒，全身不适，四肢不温，加被微热，服用各类感冒药及输液治疗效果不佳，遂来门诊求治。

症见：头痛、流涕、鼻塞，四肢不温，纳少乏力、面色苍白、舌淡苔白，脉沉细。

中医诊断：感冒。证型：气虚型。

西医诊断：感冒。

治则：扶正祛邪，疏散风寒。

取穴：风池、肺俞、脾俞、合谷、足三里、太阳、印堂、迎香。按照针刺方法操作，留针 30 分钟，每日 1 次，5 次为一个疗程。

铺灸：针刺之后行铺灸治疗。铺灸药方以培补元气兼驱邪，用感冒散加羌活、白芷、附子、细辛各 50g；铺灸部位：额前穴区、关元穴区、背俞上穴区、背俞下穴区；铺灸方法：先取仰卧位灸额前穴区、关元穴区，后取俯卧位灸背俞上穴区、背俞下穴区。按操作方法进行，每日 1 次，每次 3~5 壮，用补法，留灸 1 小时，5 次为一个疗程。

治疗 1 天患者鼻塞、流清涕基本缓解，3 天后四肢逐渐温热，无鼻塞，进食尚可，可尝及食物香味，继续当前治疗，嘱患者勿受风寒，保暖。

1 个疗程后患者症状基本消失，精神气色佳。嘱患者继续做药物铺灸治疗 1 个疗程，巩固疗效，针刺治疗停止。

半年后回访，患者精神佳、气色好，未出现遇天气变化即感冒的现象。

【按语】感冒是临床中常见疾病，四时均有发作，中医学认为本病主要与风邪侵袭人体有关，并且是人体内外因素共同作用的结果。外因主要是风邪为主，并兼夹寒、暑、湿、燥等六淫邪气。内因则是人体卫外之气不足，所谓"邪之所凑，其气必虚"。《证治汇补·伤风》云："有平昔元气虚弱，表疏腠松，略有不慎，即显风症者，此表里两因之虚证也。"本病病位主要在肺卫，多表现为恶寒、发热、头痛、肢体酸痛等卫表症状，或喉痒咳嗽、鼻塞、喷嚏、流清涕等肺系症状。

冠心病

一、概述

冠心病是指冠状动脉粥样硬化引起管腔狭窄或阻塞，或因冠状动脉功能性改变（痉挛）导致心肌缺血缺氧或坏死而引起的心脏病。是严重威胁人们健康并造成大量死亡的一种疾病，半个世纪以前其发病率逐渐增加。冠心病根据其发病的特点可以归属于中医学"胸痹""心痛"范畴，而急性冠脉综合征与中医学"厥心痛、真心痛、猝心痛"的发病特征相似。

二、辨证分型

（一）心血瘀阻型

主症：心胸部刺痛，固定不移，入夜更甚，时或心悸不宁。舌质紫暗，脉象沉涩。

（二）痰湿闭阻型

主症：胸闷心痛如窒，或痛引肩背，气短喘促，肢体沉重，形体肥胖，痰多。苔浊腻，脉滑。

（三）寒邪凝滞型

主症：胸痛彻背，感寒痛甚，胸闷气短，心悸，重则喘息，不能平卧，面色苍白，四肢厥冷。舌苔白，脉沉细。

（四）心肾阴虚型

主症：胸闷且痛，心悸盗汗，心烦不寐，腰酸膝软，耳鸣，头晕。舌红苔薄，脉细数或见细涩。

（五）气阴两虚型

主症：胸闷隐痛，时作时止，心悸气短，倦怠懒言，面色少华，头晕目眩，遇劳则甚。舌偏红或有齿痕，脉细弱无力或结代。

（六）阳气虚衰型

主症：胸闷气短，甚则胸痛彻背，心悸，汗出，畏寒，肢冷，腰酸，乏力，面色苍白，唇甲淡白或青紫。舌淡白或紫暗，脉沉细或沉微欲绝。

三、诊治思路

（一）心脉痹阻是发病的主要病机

《素问·痹论》曰"脉者，血之府也，涩则心痛"，指出脉中血液阻滞不通是导致胸痹心痛的主要病机。何教授研读经典，联系临床，指出冠心病虽然属于老年常见病，但现今有年轻化趋势。相关资料亦表明，因突发性心肌梗死而死亡的冠心病患者中，40岁以下已达到13%。因大多数人常伏案于工作桌前，久坐少动，血液循环减慢，人体对心脏工作量的需求随之减少，日久则导致心脏功能衰退。王清任在《医林改错》中论述到"元气既虚，必不能达于血管，血管无气，必停留而瘀"，指出气虚则推动无力，血液运行迟缓、涩滞，进而痹阻脉管而成胸痹。

针对此病机，何教授以活血止痛为主要治疗原则，用药方面擅长于应用柴胡、郁金、川芎、丹参、红花以调整全身血液循环功能，同时一直强调冠心病治疗不能仅围绕"痛"予以活血治疗，更要注重心神调理。因心主神志，心脉痹阻不通，导致心神失却濡养，本病会出现神志不安、心悸、烦躁、失眠等一系列伴随症状。又"心为五脏六腑之大主"，心是人体生命活动的主宰，当心神安定稳固，才能有序地支配血脉的正常生理功能，所以方中常加入酸枣仁、红枣等药以安心神。

针刺治疗方面，何教授根据多年临床经验创立"稳心穴"，该穴位于乳根下2寸，主要用于治疗心脏疾患，针刺时针尖朝外平刺1~1.5寸，平时也可作为保健穴进行按摩预防；膻中穴行"苍龟探穴法"，以开通心胸之气；再配合内关透外关、外关透内关，双手行针，补泻兼施，交通阴阳；神庭平刺以安神定志。本方取穴少，注重手法操作，在临床上取得良好的治疗效果。

（二）痰湿互结，损伤心络

何教授认为痰湿互结，损伤心络是导致冠心病发生的重要因素之一，而痰湿的产生主要因为过食肥甘，影响了脾胃的"纳运"功能，气血津液生化障碍，导致"清从浊化""饮停浊留"而形成痰湿。现代随着生活条件的改善，人们多喜食膏粱厚味，《素问·奇病论》云"食甘美而多肥也"，易致脾胃受损，运化失常，痰湿内生，《临证指南医案》中记载"但湿从内生者，必其人膏粱酒醴过度"，且足阳明胃经经别"上通于心"、足太阴脾经"注心中"，均与心密切相连，病久痰湿循经伤及心络，痹阻心脉，使得心血运行不畅，不通则痛，故而胸痹心痛。

"脾为生痰之源"，是气机升降的枢纽，因此，在治疗冠心病时，调养好脾胃功能，往往能收到事半功倍的效果。脾气旺盛，鼓动有权，则血液流畅。脾气健运，水液代谢正常，气血生化有源，则气盛血足，痰饮自清。脾阳充足，不断充养肾阳，则元阳旺盛，血脉得以温通，故冠心病可愈。在治疗本病时，以三子养亲汤和香砂六君子汤为基础方加减。三子养亲汤由炒紫苏子、炒莱菔子、炒白芥子三味药物所组成，有理气消食化痰之功；香砂六君子汤由党参、白术、茯苓、半夏、陈皮、木香、砂仁、炙甘草等组成，具有益气健脾、行气化痰之功。在此方基础上，何教授加入经验用药石菖蒲、路路通以化痰除湿，开通心窍，治疗各种疾病而有痰湿内盛之证者。

同时应用药物铺灸疗法效果显著，灸疗可温通血脉，活血化瘀，扩张血管，改善心肌缺血，通络止痛之效显著，适应心绞痛的治疗，《灵枢·刺节真邪》曰"火气已通，血脉乃行"。选用背俞上穴区、背俞中穴区、膻中穴区、内关穴区、丰隆穴区、三阴交穴区。铺灸药方冠心通脉散中，丹参、川芎、刘寄奴、当归、没药活血化瘀，通心脉，可改善冠状动脉的供血；黄芪补益气血，改善心脏的营养与供血，以治虚证；瓜蒌、郁金开胸顺气，化郁通痹；降香、麝香行气化浊，使气行则血行，又芳香渗透，直达病所。根据辨证，心血瘀阻者，加桃仁、红花，以加强活血化瘀之效，痰浊壅塞者，加薤白、瓜蒌，化痰开胸，温通开壅；阴寒凝滞者，加附子、薤白，温阳散寒，温通凝滞；心肾阴虚者，加麦冬、旱莲草，滋阴补肾。西医学研究表明，老年冠心病患者，血清过氧化脂质（LPO）含量升高，超氧化物歧化酶（SOD）活性降低，SOD/LPO 比值下降。艾灸可使血清 LPO 明显降低，SOD 活性显著升高，SOD/LPO 比值大幅度提高，提示灸疗后体内氧化和抗氧化平衡紊乱状态有所改善。

（三）从肝胆论治

何教授认为随着现代社会文明的进步，各种竞争日益激烈，社会和心理因素对疾病的影响越来越大，情志所伤已成为包括冠心病在内的许多疾病的重要发病因素，是诊治冠心病时不可忽视的重要因素。因此，冠心病的发生与肝胆的关系更为密切，肝主疏泄，调畅情志，正常的情志活动，主要依赖于气血的正常运行。心藏神，肝藏魂，心主神明，肝主谋虑，血液是神魂的物质基础。若长期忧思恼怒，肝气郁滞，气滞则血瘀，影响心主行血的功能，则临床可出现胸闷胸痛、心悸失眠等症。从经脉络属上，肝胆经与心密切联系，足少阳胆经经别"散之上肝贯心"，《医学入门·脏腑总论》亦云"心与胆通"，明代李中梓在《医宗必读》中曰："肝者，将军之官，位居膈下，其系上络心肺。"

由此可见，心血得以流通无碍，须赖肝胆之气疏泄得宜。若肝胆之气疏泄失调，则气行郁滞，气机不畅，气滞而津液停留，遂生瘀血、痰浊之物阻于心脉，痹而不通，以成本病。现代解剖学揭示，胆道传入神经纤维与心脏传入神经纤维在第 5~8 胸椎处重叠，在其调节自主神经功能时易发生错位。故胆囊、胆道疾患时，胆囊壁或胆道壁因受到物理或化学刺激引起自主神经反射而导致心脏自主神经失衡，心电不稳定及冠状动脉收缩，终致心脏供血不足而发生冠心病，此即"胆心综合征"，为中医"胆心相连""胆心同病"等理论提供了有力证据。

四、针法

主穴：神庭、膻中、稳心、内关、外关。

操作：嘱患者仰卧位，取直径 0.30mm、长 25~50mm 毫针，局部常规消毒后，膻中行"苍龟探穴法"。先将针进至地部，得气后复将针提至天部，变换针尖方向，依先上后下、自左而右的顺序，向上、向下刺，向左、右刺，边捻边进，逐渐深入，然后一次退至浅层，改换方向，依法再针。本针法向四方反复钻剔透刺，使针感连续出现，可让时间适当延长；内关透外关、外关透内关，双手行针，补泻兼施；稳心穴针尖朝外平刺 1~1.5 寸；神庭平刺 0.5~1 寸，留针 30 分钟，期间行针一次。

配穴：心血瘀阻者加太冲、膈俞；寒邪凝滞者加阴陵泉、关元；痰湿闭阻者加中脘、丰隆；心肾阴虚者加神门、太溪；气阴两虚者加脾俞、足三里；阳气虚衰加肾俞、命门。

五、灸法

铺灸部位：膻中穴、背俞上穴区。

加减：心血瘀阻加内关穴区、血海穴区；寒邪凝滞加关元穴区、三阴交穴区；痰湿闭阻加背俞中穴区、丰隆穴区、内关穴区；心肾阴虚加背俞下穴区、内关穴区；气阴两虚同心肾阴虚；阳气虚衰加背俞下穴区、关元穴区。

铺灸药方：冠心通脉散（丹参、川芎、刘寄奴、没药、当归、黄芪、郁金、瓜蒌各 100g，降香 30g，麝香 1g）。

铺灸药方加减：心血瘀阻加桃仁、红花各 100g；寒邪凝滞加附子、桂枝各 100g；痰湿闭阻加半夏、陈皮各 100g；心肾阴虚加麦冬、旱莲草各 100g；气阴两虚加人参、沙参、麦冬各 100g；阳气虚衰加肉桂、熟地、附子、人参各 100g。

铺灸方法：常规消毒后，蘸对应的药汁擦拭穴区施灸部位，并均匀撒铺灸药粉覆盖在药汁擦拭过的皮肤上。再将药泥拍成饼置于药粉之上，厚约 0.5cm，长度和宽度与药粉同。然后将艾绒制成高、宽各约 5cm，上窄下宽的艾炷，置于药饼之上，分多点位点燃，令其自然燃烧，待患者有灼热感或不能忍受时，去掉燃烧的艾炷，更换新艾炷。最后去净艾炷，保留药粉与药饼，以纱布及胶布固定。待没有温热感时，去掉所有铺灸材料，灸疗完成。每位患者行仰卧位或俯卧位铺灸。前后穴区交替使用，每日 1 次，每次 3 壮，留灸 1 小时，治疗 10 天为一个疗程，疗程间休息 2 天。

六、中药

处方：冠心通脉汤。

组成：黄芪 30g，柴胡 10g，郁金 10g，瓜蒌 10g，薤白 10g，丹参 30g，川芎 10g，当归 10g，降香 10g，延胡索 10g，川楝子 10g，炙甘草 6g。

加减：心血瘀阻加桃仁、红花；寒邪凝滞加附子、桂枝；痰湿闭阻加半夏、陈皮；心肾阴虚加麦冬、旱莲草；气阴两虚加人参、沙参、麦冬；阳气虚衰加肉桂、熟地、附子、人参。

方义：冠心通脉散中，黄芪补益气血，改善心脏的营养与供血，以治虚证；丹参、川芎、当归，活血化瘀，通心脉，可改善冠状动脉的供血；瓜蒌、郁金，开胸顺气，化郁通痹；降香、行气化浊，使气行则血行，又芳香渗透，直达病所。

七、典型案例

黄某，男，65 岁，司机。初诊日期：2013 年 5 月 10 日。

主诉：间断性胸闷气短 2 月伴加重 3 日。

现病史：患者于 2 月前因劳累过度突发胸闷，气短，心口窝疼痛，伴出汗、惊恐、恶心，就近就医于某医院。查心电图：大致正常，窦性心律 86 次/分，服硝酸甘油后疼痛缓解，经 B 超、冠状动脉造影检查，被确诊为冠心病。患者当时忙于生计未系统治疗，近日来上述症状休息不佳后出现多次，特来我院就诊。

症见：患者胸部突发性疼痛，遇劳更甚，时心悸不宁，面色少华，头晕目眩，舌偏红伴有齿痕，二便可，脉细弱无力。

中医诊断：胸痹。证型：气阴两虚。

西医诊断：冠心病。

治则：活血理气，益气养阴。

方药：黄芪30g，郁金10g，瓜蒌10g，丹参20g，川芎10g，刘寄奴10g，当归10g，没药10g，降香10g，麝香3g，黄精10g，沙参10g，麦冬10g。10剂，水煎服。取汁300ml，一日1剂，一日2次。

针刺：以益气安神、稳心通络为治则，取神庭、膻中、稳心、内关、外关、脾俞、足三里，按照针刺方法操作，每日1次，10天为一个疗程。

治疗2个疗程后，患者胸闷、气短、心慌心悸等症状明显减轻，发作次数也明显减少。经5个疗程治疗后，临床症状完全消失，心电图检查大致正常，随访1年再无复发。

【按语】本病多见于中老年患者，易在情绪激动、饱餐之后、劳累过度、寒冷刺激等因素作用下而诱发，患者平时宜随身携带硝酸甘油或速效救心丸等急救药品，心痛持续不缓解者，应及时采取其他抢救措施，以免延误病情。临证应明确辨证，综合各种治疗方法及时治疗，标本兼顾，去除诱因，方可稳定病情，控制疾病的发展。

心律失常

一、概述

心律失常是指心脏冲动的频率、节律、起源部位、传导速度或激动次序的异常。按照其发生的原理，可分为冲动形成异常和冲动传导异常两大类；按照心律失常发生时心率的快慢，可分为快速型和缓慢型心律失常。本文主要论述窦性心律不齐、窦性心动过缓、窦性心动过速。

本病于中医中主要见于心悸范畴，其病情较轻者为惊悸，病情较重者为怔忡。惊悸多因为外界因素触动所发，但病情较轻，一般全身情况良好；怔忡则无外因触动，多因心脏或他脏疾病所引发，发作常较频繁或持续，病情较重，全身情况较差，甚者伴有浮肿、腹水等。

二、辨证分型

（一）心虚胆怯型

主症：心悸因惊恐而发，悸动不安，气短自汗，神疲乏力，少寐多梦。舌淡苔薄白，脉细数或细弦。

（二）心脾两虚型

主症：心悸不安，失眠健忘，面色㿠白，头晕乏力，气短易汗，纳少胸闷。舌淡红，苔薄白，脉弱。

（三）阴虚火旺型

主症：心悸不宁，思虑劳心尤甚，心中烦热，少寐多梦，头晕目眩，耳鸣，口干，面颊烘热。舌质红，苔薄黄，脉细弦数。

（四）心阳虚弱型

主症：心悸动则为甚，胸闷气短，畏寒肢冷，头晕，面色苍白。舌淡胖，苔白，脉沉细迟或结代。

（五）心血瘀阻型

主症：心悸怔忡，胸闷心痛阵发，或面唇紫暗。舌质紫或有瘀斑，脉细涩或结代。

（六）水气凌心型

主症：心悸怔忡不已，胸闷气喘，咳吐大量泡沫涎痰，面浮足肿，不能平卧，目眩，尿少。苔白腻或白滑，脉弦滑数疾。

三、诊治思路

（一）内虚为本，虚实间杂

何教授指出心悸的病因为体质虚弱、饮食劳倦、情志失调、感受外邪、药食不当，以至于气血阴阳亏虚，心神失养；或者痰浊、水饮、瘀血阻滞心脉，扰乱心神。病机虽然有虚实两端，但主要是以虚为主。"正气存内，邪不可干；邪之所凑，其气必虚"，致病因素虽有实邪，但必定以内虚为基础，病初机体不能完全驱邪外出而遗留体内，成为宿邪，日久进一步耗损正气，内虚外邪两相相合而发病。故本病有虚实两端，以虚为本，以实为标。本病病位在心，但与肝、脾、肺、肾密切相关。肝主疏泄，调畅气机，促进气血津液运行；脾主运化，与心共司血液化生与运行；肺主行水，通调水道，肺朝百脉，全身百脉统归于肺，经肺的宣降作用运行于全身；肾为人之阴阳之根本，心肾水火既济，则阴阳调和。

（二）以补为主，兼顾祛邪

本病本虚标实，虚实间杂，故首要分清虚与实，偏于虚者，以补益为主，辨证以益气、补血、滋阴、温阳；偏于实者，病理因素以痰浊、水饮、瘀血为主，治以泻法为主，以化痰、利水、祛瘀，但要注意扶助正气。通过针刺、药物铺灸、中药汤剂不同的方法，以期达到阴平阳秘，气血调和。

（三）取穴以特定腧穴为主

心悸病位在心，与五脏六腑均息息相关。心藏神主血，主精神思维意识，为君主之官；心包为心之外卫，具有代心受邪之功效。故针刺、艾灸治疗必取心经、心包经腧穴。内关穴为心包经腧穴，为络穴、八脉交会穴；膻中为任脉腧穴，以及心包之募穴；巨阙穴为心之募穴；心俞、厥阴俞为背俞穴。以上四穴俞募相配、交会穴相配，共同调理心神。足三里为足阳明胃经腧穴，为本经合穴、下合穴；三阴交为足太阴脾经腧穴，为肝、脾、肾三经交会穴；此两穴扶助正气，补益脾胃肾。并依据辨证情况的不同，配伍相应腧穴，宜补宜泻，视具体情况而操作。同时配合何教授治疗心律失常经验效穴"稳心穴"，该穴位于乳根下 2 寸，主要用于治疗心律失常等心脏疾患，针尖朝外平刺 1~1.5 寸，平时也可作为保健穴进行按摩预防。

（四）重视手法，整体调理

苍龟探穴针法，是徐疾补泻法与针向行气法组合而成的复合手法，始见于《金针赋》，为"飞经走气四法"之一。《金针赋》言："苍龟探穴，如入土之象，一退三进，钻剔四方。"苍龟探穴法治疗心律失常，主穴选择膻中。针刺时先将针进至地部，得气后再将针退至天部，改变针尖方向，依先上后下、自左向右的顺序，向上刺向玉堂，向下刺向中庭，向左右分别刺向天池穴，每一个方向都分天、人、地三部，边捻针边进，逐渐深入，然后一次退至浅层，改换方向依法再针。本针法如苍龟入土探穴，向四方反复钻剔透刺，使针感连续出现时间延长。内关采用泻法，心俞、厥阴俞、足三里、三阴交针用补法。

（五）灸法显效

药物铺灸疗法是通过配穴组成穴区，然后进行灸法来完成，穴区是依据腧穴的特性与主治作用而组成。灸疗处方中的腧穴选取，是以脏腑经络学说为指导，以循经取穴为重点。膻中穴区由中庭、膻中、玉堂、紫宫组成，有调整心脏功能、理气活血、宽胸利膈之效。内关穴区由内关、大陵、间使、郄门组成，可有宁心安神、宽胸理气、活血化瘀、通络止痛之功效。背俞上穴区由大杼、风门、肺俞、厥阴俞、心俞、督俞组成，以养心安神、宁心和营。胃肠穴区由足三里、上巨虚、下巨虚、条口、丰隆组成，三阴交穴区由三阴交及其附近区域组成，二者共同扶正祛邪。

（六）内服汤药

何教授善于将古方化裁应用，如以中药汤剂治疗心律失常，主方选择炙甘草汤。炙甘草汤源于《伤寒论》，言"伤寒脉结代，心动悸，炙甘草汤主之"。本方为气血阴阳并补之剂，常用于功能性心律失常、早搏、冠心病、风湿性心脏病、病毒性心肌炎、甲状腺功能亢进等。兼有实邪者可在本方基础上加减变化。

（七）综合治疗——针药结合

本病病因复杂，单纯采用一种治疗方法较难取效，依据患者具体情况，针、药、灸相互结合可获得较好的临床疗效。针刺方面，膻中穴采用苍龟探穴针法；内服汤剂根据辨证情况，可采用炙甘草汤、归脾汤等加减；灸法方面，采用何教授的"药物铺灸疗法"，辨证配伍相关穴区。

四、针法

主穴：膻中、稳心穴、神门、内关、心俞、厥阴俞、足三里、三阴交。

操作：嘱患者先取仰卧位，取直径 0.30mm，长 25mm、40mm 毫针，局部常规消毒后，膻中穴采用苍龟探穴法；稳心穴向外斜刺，行平补平泻手法；内关采用捻转泻法；神门平补平泻法；心俞、厥阴俞、足三里、三阴交针用捻转提插补法。

配穴：心虚胆怯型加用胆俞、灵道、通里；心脾两虚型加用脾俞、胃俞、中脘、天枢、关元；阴虚火旺型加用太溪、太冲、肾俞；心阳虚弱型加用脾俞、中脘、关元、气海、至阳、肾俞、命门、腰阳关；心血瘀阻型加用膈俞、血海、丰隆；水气凌心型加用水道、大巨、水分、建里、阴陵泉。

五、灸法

铺灸部位：膻中穴区、内关穴区、背俞上穴区、胃肠穴区、三阴交穴区。

加减：心虚胆怯型加背俞中穴区；心脾两虚型加用背俞中穴区、中脘穴区；阴虚火旺型背俞下穴区；心阳虚弱型加用背俞下穴区、关元穴区；心血瘀阻型加血海穴区；水气凌心型加关元穴区。

铺灸药方：炙甘草散（生地黄 100g、炙甘草 100g、党参 100g、阿胶 10g、麦冬 100g、麻子仁 50g、桂枝 50g、生姜 50g）。

铺灸药方加减：心胆气虚型加酸枣仁、龙齿各 50g；心脾两虚型加酸枣仁、益智仁、白术、黄芪各 50g；阴虚火旺型加知母、黄柏、石膏各 50g；心阳虚弱型加龙骨、牡蛎各 50g；心血瘀阻型加丹参 50g；水气凌心型加茯苓、白术各 50g。

铺灸方法：常规消毒后，蘸姜汁擦拭穴区施灸部位，并均匀撒铺灸药粉覆盖在姜汁擦拭过的皮肤上。再将姜泥拍成饼置于药粉之上，厚约 0.5cm，长度和宽度与药粉同。然后将艾绒制成高、宽各约 5cm，上窄下宽的艾炷，置于姜饼之上，分多点位点燃，令其自然燃烧，待患者有灼热感或不能忍受时，去掉燃烧的艾炷，更换新艾炷。最后去净艾炷，保留药粉与姜饼，以纱布及胶布固定。待没有温热感时，去掉所有铺灸材料，灸疗完成。每位患者行仰卧位或俯卧位铺灸。前后穴区交替使用，每日 1 次，每穴区 2 壮，留灸 1 小时，治疗 10 天为一个疗程，疗程间休息 2 天。

六、中药

处方：炙甘草汤加减。

组成：生地黄 30g，炙甘草 12g，人参 12g，酸枣仁 10g，五味子 10g，大枣 10 枚，阿胶 12g，麦冬 12g，麻子仁 10g，桂枝 9g，生姜 9g。

加减：心胆气虚型加远志、菖蒲、牡蛎；心脾两虚型加白术、茯苓、黄芪、当归、远志；阴虚火旺型，易人参为南沙参，去桂枝、生姜、大枣，加知母、黄柏、川楝子；心阳虚弱型加制附子、黄芪、煅龙骨、牡蛎；心血瘀阻型加红花、桃仁、当归、赤芍、牛膝、柴胡、川芎；水气凌心型加茯苓、白术、厚朴；窦性心动过速加龙齿、磁石；窦性心动过缓证加党参、细辛、制附子、麻黄等。

方义：生地黄为君，以滋阴养血；炙甘草、人参、大枣益心气、补脾气，以滋气血生化之源；阿胶、麦冬、酸枣仁、五味子、麻子仁滋心阴、养心血、充血脉，共为臣药；桂枝、生姜辛行温通，以温心阳、通血脉为佐药。

七、典型案例

患者，女，68 岁，初诊日期：2015 年 7 月 24 日。

主诉：心慌、胸闷气短 1 年余伴加重半月。

现病史：患者于 1 年前发现心慌、气短，偶有汗出，曾行心脏彩超示：房间隔缺损，三尖瓣反流，主动脉硬化伴反流。患者遂行房间隔缺损封堵术，手术顺利，但术后患者仍有心慌、胸闷气短。近半月来，动则出汗，畏寒，双膝酸软。遂来门诊就诊。

症见： 心慌、胸闷气短，活动后加剧，自汗，畏寒，双膝酸软，小便可，大便干，2日一行，舌红苔白腻，脉滑。

中医诊断： 心悸。证型：心脾两虚。

西医诊断： 心律失常。

治则： 益气补血，养心安神。

方药： 归脾汤合炙甘草汤加减。生地黄30g，炙甘草12g，麦冬10g，白术10g，茯苓10g，黄芪30g，当归10g，远志10g，党参12g，酸枣仁10g，大枣10枚，阿胶12g，制白附子10g，煅龙骨30g，煅牡蛎30g。每日1剂，水煎，分2次口服。

针刺： 取百会、稳心穴、膻中、内关、心俞、厥阴俞、脾俞、胃俞、中脘、天枢、关元、气海、足三里、三阴交。操作：嘱患者先取仰卧位，局部常规消毒后，膻中穴采用苍龟探穴法，内关采用捻转泻法，天枢、中脘、关元、气海、心俞、厥阴俞、足三里、三阴交针用捻转提插补法。每日1次，每次30分钟，期间行针1次，连续治疗6次为一个疗程，休息1天后继续下一疗程。

药物铺灸： 部位选择膻中穴区、关元穴区、内关穴区、背俞上穴区、胃肠穴区、三阴交穴区。铺灸药方以炙甘草散为主：生地黄100g，炙甘草100g，党参100g，阿胶10g，麦冬100g，麻子仁50g，桂枝50g，生姜50g。以上穴区前后交替应用。每日1次，连续治疗6次为一个疗程，休息1天后继续下一个疗程。

经1个疗程治疗，患者心慌有所改善，畏寒明显好转，于中药汤剂中去制白附子。继续上述方法治疗2个疗程后，患者心悸不明显，偶发作，程度减轻。

【按语】 本病用针刺治疗，配合艾灸与中药治疗，具有较好的效果。针药治疗的同时应注意调和情志，回避忧思恼怒、惊恐不安等情志刺激，注意休息，使身心保持愉悦，可有效地防止惊悸之证的发生。饮食上应避免嗜食膏粱，过食肥甘厚味，宜多吃富含蛋白质的食物、蔬菜、水果等。伴有水肿者，应适当限制钠盐的摄入。少量饮酒，严禁抽烟。临床上应配合必要的诊断，以排除心脏的其他疾病及其他脏腑的病变，必要时，在针灸、中药治疗的基础上，可配合西药治疗。

慢性肺源性心脏病

一、概述

慢性肺源性心脏病又称肺心病，是由肺组织、肺动脉血管或胸廓的慢性病变引起肺组织结构和功能异常，致肺血管阻力增加，肺动脉压力增高，使右心扩张、肥大，伴或不伴有右心衰竭的心脏病。我国绝大多数肺心病患者是在慢性支气管炎或肺气肿基础上发生的。中医学中未有慢性肺源性心脏病这一病名的记载，但根据其咳嗽、咳痰、气喘、胸闷、心悸、水肿等临床表现，可将其归属于"咳嗽""喘证""肺胀""心悸""痰饮""水肿"等范畴。

二、辨证分型

（一）脾虚痰湿型

主症：咳嗽，气短，活动后加重，痰白稀量多，少食，乏力。苔白腻，脉滑或细而无力。

（二）肺肾气虚型

主症：呼吸浅短难续，咳声低怯，胸满短气，甚则张口抬肩，喘息不能平卧，咳嗽，痰如白沫，咯吐不利，心慌，形寒汗出，面色晦暗。舌淡或暗紫，苔白润，脉沉细无力。

（三）阴虚型

主症：咳嗽，气短，活动后加重，口干，心烦，手足心热。舌质红，脉细数。

（四）心气虚型

主症：咳嗽，气短，活动后加重，心悸明显，脉沉细或有结代。

（五）肺肾气虚外感型

主症：偏寒型：咳喘，气短，咳白痰，或恶寒，周身不适，苔白，脉浮紧。偏热型：咳嗽，喘促或不能平卧，痰黄黏稠，或发热，苔黄，脉滑数。

（六）阳虚水泛证

主症：浮肿，心悸，气短不能平卧，尿少，口唇紫绀。舌质紫绛，苔白腻，脉沉虚数或结代。

三、诊治思路

（一）审证求因，辨别虚实

何教授认为，此病为慢性迁延性疾病，多发于老年人，且加之老年人基础疾病较多，正虚为本，是以心肺气血阴阳不足。加之北方天气寒冷，人体易受寒邪侵袭，此病每次发作便是以寒冷季节为主。

本病的病位，主要在肺和肾，与肝、脾、心有关。因肺为气之主，司呼吸，外合皮毛，若外邪袭肺，或它脏病气上犯，皆可使肺气壅塞呼吸不利；肾为气之根，与肺同司气之出纳，若肾气不固，摄纳失常，亦可使肺而为喘；若脾虚水谷不能化生为精微，反生为痰湿，痰随气升，气随痰阻，或肝气逆乘亦能致喘，则为肝脾之病影响于肺。心气喘满，则发生于喘脱之时。

本病的病理性质有虚实两类。实证在肺，为外邪、痰浊、肝郁气逆，肺壅邪气而宣降不利；虚证当责之肺、肾两脏，因精气不足，气阴亏耗而致肺不主气，肾不纳气。但在病情发展的不同阶段，虚实之间有所侧重，或互相转化。若肺病及脾，则脾气亦虚，脾虚失运，聚湿生痰，可形成痰浊血瘀，此时病机以邪实为主，或邪实正虚互见。若迁延不愈，累及于肾，其病机则呈现肾失摄纳，痰瘀伏肺之肾虚肺实之候。若阳气虚衰，水无所主，水邪泛溢，又可上凌心肺，病机则为因虚致实，虚实互见。

（二）发作期以祛邪为主，缓解期以扶正为主

肺心病急性发作期一般多由感受外邪而使痰湿化热，痰热壅肺所致，治以祛邪利气，宜多用金银花、鱼腥草、七叶一枝花清热解毒。药理研究清热解毒药在体内有杀菌、抑菌及减毒作用。但若一味投以宣肺化痰、通阳利水之剂，有时常不能达到预期的效果，即使症状暂时消除，但药力过后，诸症复发，疗效往往不易巩固。特别是年老体虚者，尤见如此。因此，在祛邪为主的同时要加上扶正之品。

本病缓解期以虚为主，主要在气虚，兼及阴血，多选用太子参、白茯苓益气健脾，并用麦冬滋养肺阴，随着邪热清除，则须加大扶正力度。补气养阴药可提高细胞免疫功能。如气阴两虚者，可加黄芪、沙参、黄精、女贞子、石斛、玉竹、山药等。恶心呕吐者加竹茹、旋覆花、代赭石。

（三）治疗以扶阳为先，重用灸法

肺心病的治疗，虽然病在肺，其根本却是在肾，在于肾精肾阳亏损，最重要应去补助肾阳，因肺为气之主，肾为气之根，只有肾中阳气下纳，咳痰喘才能得以治愈。临床发现大部分肺心病患者属于阳虚体质，所谓阳虚的病人咳泡沫状痰，机体抵抗力差，外部邪气容易通过皮毛侵犯到肺部。通过中医系统治疗，可以控制病情，提高病人生活质量，研究发现，人体免疫功能、抗病能力的低下，机体内环境的紊乱，是肺心病发生的根本原因。且肺心病缓解期，这种紊乱状态依然存在。

灸法有很好的调节人体免疫功能、增强人体抗病能力、调整机体内环境的功能，因而在肺心病缓解期施灸，可减少发作次数、减轻发作程度。为了提高灸治的效果，多采用冬病夏治疗法，中医按照自然界变化对人体的影响，根据《黄帝内经》中"春夏养阳"的原则，由于夏季阳气旺盛，人体阳气也达到四季高峰，尤其是三伏天，肌肤腠理开泄，选取穴位灸疗，火热与药物最容易由皮肤渗入穴位经络，能通过经络气血直达病处，所以在夏季治疗冬病，往往可以达到最佳扶助阳气的效果。如果在缓解期采用药物铺灸治疗，能够鼓舞正气，增

强抗病能力，因本法铺灸面广、艾炷大、火气足、温通力强、非一般灸法所能及，具有温补督阳，强壮真元调和阴阳，温通气血，调理肺、脾、肾三脏之功能，进而起到补肺健脾、益肾的作用。故治疗肺心病能取得稳定的疗效，尤其是远期疗效较好，有预防复发的作用。

（四）创立肺心康胶囊，获国家发明专利

本病多属积渐而成，病程缠绵，经常反复发作，难以根治，尤其老年患者，发病后若不积极控制病情，极易发生其他症状。《金匮要略·肺痿肺痈咳嗽上气病脉证治》说："上气，面浮肿，肩息，其脉浮大，不治，又加利，尤甚。"何教授集多年经验，自制肺心康胶囊（中成药）以便老年人长期服用。肺心康胶囊有补益心肺、强心利水、化瘀通络、止咳平喘化痰之效，临床上多应用于慢性肺源性心脏病引起的咳嗽、胸闷、气短、痰多、心悸、水肿等症状。肺心康胶囊由黄芪、党参、麻黄、细辛、半夏、北五加皮、地龙、泽兰等组成，方中党参、黄芪等补益心肺，以扶正为本，治疗心肺虚证，改善脏腑功能，属治本范畴；北五加皮、地龙、泽兰等强心利水，化瘀通络，以纠正循环和水液代谢引起的诸症；麻黄、细辛、半夏等止咳平喘化痰，清除咳喘痰饮等症，属治标范畴。诸药合用，标本同治，用于治疗慢性肺心病有较好的临床疗效。

四、针法

主穴：肺俞、心俞、内关、肾俞、足三里、三阴交、膻中。

操作：膻中穴宜平刺，背部腧穴浅刺、斜刺避免伤及内脏；足三里、三阴交可采用灸法或温针灸，其余腧穴常规操作，配穴按虚补实泻的原则。

配穴：脾虚痰湿型加丰隆、阴陵泉；肺肾气虚型加太溪、命门；阴虚型加三阴交、照海；肺气虚型加太渊、尺泽；肺肾气虚外感：偏热型加曲池、合谷，偏寒型加关元、气海；阳虚水泛证加命门、关元。

五、灸法

铺灸部位：背俞上穴区、膻中穴区。

加减：肺肾气虚型加背俞下穴区、关元穴区；脾虚痰湿型加背俞中穴区、胃肠穴区、丰隆穴区；阴虚型、心气虚型加背俞下穴区、内关穴区、三阴交穴区；肺肾气血外感型加背俞下穴区；阳虚水泛型加背俞下穴区、关元穴区、阴陵泉穴区。

铺灸药方：肺心散（黄芪、党参、制附子、麻黄、紫菀、款冬花、丹参、紫苏子各100g，细辛、北五加皮、甘草各60g）。

铺灸药方加减：肺肾气虚型加肉桂、五味子各100g；脾虚痰湿型加白术、半夏各100g；阴虚型、心气虚型加沙参、麦冬、知母各100g；肺肾气虚外感型偏寒型加干姜、肉桂各100g，偏热型加生石膏、黄芩各100g；阳虚水泛型加肉桂、熟附子各100g。

铺灸方法：患者选择适宜体位，先俯卧位，穴区常规消毒后，蘸姜汁擦拭穴区施灸部位，并均匀撒铺灸药粉覆盖在姜汁擦拭过的皮肤上；将姜泥制作为适宜的姜饼置于药粉之上，将艾绒制成上窄下宽的艾炷，置于姜饼之上，分多点位点燃，令其自然燃烧，待患者有灼热感时，去掉燃烧的艾炷，更换新的艾炷。最后弃艾炷，保留药粉与姜饼，以纱布及胶布固定。待没有温热感时，去掉所有铺灸材料，灸疗完成。灸完背部穴区后再进行身体前部穴区。每日1次，每穴区2壮，留灸1小时，治疗6天为一个疗程，疗程间休息1天。

六、中药

处方：肺心康方。

组成：黄芪30g，党参20g，麻黄10g，细辛3g，半夏10g，北五加皮10g，地龙10g，泽兰10g。

加减：肺肾气虚型加补骨脂、淫羊藿；脾虚痰湿型加茯苓、泽泻；阴虚型加沙参、麦冬；心气虚型加酸枣仁、五味子；肺肾气血外感：偏热型加石膏、黄芩，偏寒型加桂枝、干姜；阳虚水泛型加附子、肉桂。

方义：方中党参、黄芪等补益心肺，以扶正为本，治疗心肺虚症，改善脏腑功能，属治本范畴；北五加皮、地龙、泽兰等强心利水、化瘀通络，以纠正循环和水液代谢引起的诸症；麻黄、细辛、半夏等止咳平喘化痰，清除咳喘痰饮等症，属治标范畴。诸药合用，标本同治，用于治疗慢性肺心病有较好的临床疗效。

七、典型案例

吴某，男，56 岁，干部。初诊日期：2008 年 11 月 21 日。

主诉：反复咳嗽伴气短 3 年，加重 1 周。

现病史：患者 3 年前因淋雨后感冒，咳嗽、咳痰，恶寒发热，自行服用感冒药后症状有所缓解未予重视，而后断断续续一直出现咳嗽、气喘、咳痰，全身乏力，心悸，每年冬秋季节症状加重，夏季减轻，反复发作，迁延不愈，近 1 周患者因劳累休息不佳、天气转凉症状较前加重，遂来门诊求治。

症见：胸闷憋气，活动后更甚，心悸不寐，常常夜晚咳醒，无法平卧休息，咳痰明显加重，量多，呈泡沫样，双下肢轻度凹陷性水肿，形寒肢冷，唇甲紫绀，舌体胖大，边有齿痕，舌苔白腻水滑，脉滑细，睡眠一般，食欲不振，尿少，大便 2~3 次 / 日。

患者既往有吸烟史 30 余年，15~20 根 / 日。查体：双肺呼吸音粗，两肺可闻及明显干、湿性啰音；心尖搏动正常，各瓣膜听诊区未闻及病理性杂音，颈静脉怒张，双下肢轻度凹陷性浮肿。胸部 X 线示：两肺纹理增粗，右肺中叶上段可见散在的小结节，右肺下动脉扩张，右心室增大。心电图检查：右心室肥大，心电轴右偏。肺功能检查：时间肺活量及最大通气量减少，残气量增加。实验室检查：白细胞及血红蛋白升高。

中医诊断：肺胀。证型：痰浊阻肺兼肺气虚。

西医诊断：慢性肺源性心脏病。

治则：燥湿化痰，降逆平喘，补肺纳肾。

方药：以苏子降气汤合涤痰汤加减：黄芪 30g，党参 15g，紫苏子 10g，葶苈子 20g，半夏 10g，北五加皮 6g，胆南星 10g，石菖蒲

10g，淡竹叶 6g，炒白术 10g，炙甘草 6g。10 剂，水煎服取汁 300ml，温服，每日 1 剂，每日 2 次。

针刺： 取肺俞、心俞、内关、肾俞、足三里、阴陵泉、三阴交、膻中、丰隆，针灸每次留针 30 分钟，期间行针一次，每日 1 次，7 天为一个疗程，嘱患者避风寒、畅情志、戒烟。

西医给予抗感染、扩张支气管痉挛、氧气吸入等治疗。

复诊：患者自诉咳嗽、咳痰明显减轻，量少，质黏，色淡黄，夜晚仍不能平卧，侧卧位睡眠，仍有劳累后胸闷、气短，但较前发作频率降低，双下肢轻度浮肿，小便量增多，大便正常。治疗：继续前针灸治疗，调整中药处方，去胆南星、石菖蒲、淡竹叶，葶苈子减量为 10g，加陈皮 10g、厚朴 10g、茯苓 10g、五味子 10g、车前子 15g，继服 10 剂。

三诊：患者咳嗽基本消失、咳痰量少质稀、色白，劳累后无胸闷、气短发生，双下肢水肿消失。复查胸部 X 线片：双肺纹理增粗、右肺下动脉扩张，右心室增大。肺功能检查明显改善，实验室检查正常。嘱患者服用肺心康颗粒 2 个疗程，以巩固疗效；嘱其避风寒、适量锻炼，戒烟；定期复查胸片、心脏彩超，规律服药。随访 1 年，患者未出现明显身体不适。

【按语】 慢性肺源性心脏病是一种反复发作并渐进性加重的疾病，其缓解期的治疗对于减缓疾病的进展、减少患者的发病次数、提高患者的生活质量、减轻患者家庭和社会的经济负担等方面具有极为重要的意义和价值。尤其是中医的辨证治疗，在本病缓解期发挥着重要作用，较西医治疗有其特殊优势。平时要注意保护肺脏，不吸烟，做有氧运动，生活要有规律，起居有常。饮食宜清淡，以易消化的高蛋白、高热量、高维生素食物为主；积极适量锻炼，可增强体质，锻炼心肺功能，提高自身防御疾病的能力，但避免过度劳累，以免增加心脏负荷。要保持居室整洁安静，无烟尘。冬季应注意居室的温度、湿度，定时开窗通风，保持空气流通新鲜。患者因长期患病，对治疗失去信心，要给予患者心理上的安慰治疗，解除其对疾病的忧虑和恐惧，增强与疾病斗争的信心。

慢性支气管炎

一、概述

慢性支气管炎是指由于各种原因造成的感染或其他因素引起的气管、支气管黏膜及其周围组织的慢性炎性病变，临床以咳嗽、咯痰，或伴喘息及反复发作的慢性过程为特征，严重时可继发阻塞性肺气肿及肺源性心脏病，是呼吸系统的常见、多发疾病，多见于老年人，多因气候、环境的变化而急性、反复发作。属中医学"咳嗽""喘证""痰饮"等范畴。

二、辨证分型

（一）热喘证

主症：咳喘胸闷，喉中喘鸣，咯吐黏浊痰。或兼头痛，身热汗出，口渴，便干尿黄。舌质红，苔黄，脉弦滑数，肺部呼吸音粗糙，有哮鸣音或有干湿啰音。

（二）寒喘证

主症：咳喘胸闷，喉中喘鸣，咯白色泡沫或黏稀痰。或兼头痛，恶寒发热无汗，口不渴。舌苔薄白或白腻，脉弦紧，肺呼吸音粗糙，有哮鸣音，或可闻及干湿啰音。

（三）肺气虚证

主症：发病时常以咳为主，咳声清朗，多为单咳或间歇咳，白天多于夜晚，痰量不多。易汗，恶风，易感冒。舌质正常或稍淡，舌苔薄白，脉弦细或缓细。

（四）脾肾阳虚证

主症：以动则气短、气喘为特征，发病时常咳声嘎涩，多为阵咳，夜多于日。腰酸腿软，咳则遗尿，夜尿多，头昏耳鸣，身寒肢冷，气短语乏。舌质淡胖或有瘀象，舌苔白、滑润，脉多细（沉细、弦细、细数），胸部有较明显的肺气肿征。

（五）肺肾阴虚证

主症：干咳无痰或少痰，痰黏稠不易咯出，常动则气短。口干咽燥，五心烦热，潮热盗汗，头晕目眩，腰酸肢软。舌质红，少苔或苔光剥少津，脉细数。

三、诊治思路

（一）虚实夹杂，辨证施治

慢性支气管炎的发生与发展，与肺、脾、肾三脏密切相关，临床多为虚实夹杂之证。其病标在肺多实，本在脾、肾多虚。若兼肺虚者以咳嗽为主，咳嗽连声有力，痰多涎沫；兼脾虚者以咳痰为主，痰量多易咳出；兼肾虚者以喘促为主，呼长吸短，连声咳嗽无力。咳、痰、喘三者是其主要症状。而在慢性支气管炎中，痰又是三者之主要矛盾。痰阻气道而喘，痰液刺激气道而咳，因此，咯痰是慢性支气管炎的主症，脾、肾为生痰之源，肺为贮痰之器，痰既是因又是果，明代《景岳全书》曰："夫人之多痰，悉由中虚而然，盖痰及水也，其本在肾，其标在脾。在肾者，以水不归原，水泛为痰也；在脾者，以食饮不化，土不制水也。不观之强壮之人，任其多饮多食，则随食随化，未见其为痰也；惟是不能食者，反能生痰。此以脾虚不能化食，而食即为痰也。"

慢性支气管炎急性发作期，多以邪实为主，本虚为辅，治疗以祛邪治标为主，迅速祛除外邪，防止由表入里，在辨证施治的基础上，不论寒热，均可选用清热解毒中药，同时重用祛痰、止咳类药物。急性期、慢性迁延期多以治标为主，重在祛邪利肺；慢性缓解期，多属虚实夹杂，以虚为主，治宜扶正补虚，佐以祛痰止咳。分清邪正虚实，分清轻重缓急。一般说来，外感咳嗽病位尚浅易治，但若兼夹燥、湿二邪，则较缠绵难愈易演变为内伤，治疗应加强润燥、化湿、祛湿之法。内伤咳嗽宜先祛邪为主，待邪祛后再慢慢调治。要注意审证求因，故治疗时不可一味"见咳止咳"，而须审证求因，针对病因病机而治，除以治肺为主外，应注意整体疗法的应用。外感咳嗽用药宜轻扬，不宜过早使用苦寒、滋腻、收涩、镇咳之药，以免留邪。内伤咳嗽忌宣肺散邪，以防宣散伤正，耗伤阴液，伤及肺气，正气愈虚。须注意调护正气。即使虚实夹杂，也当标本兼顾；忌食辛辣香燥、肥腻及过于寒凉之品。

（二）重在预防，既病防变

何教授认为慢性支气管炎患者应早期诊断，早期治疗，预防本病进一步发展。因本病初起，病情多轻浅，肺气未衰，故较易于治疗。反之若失治，病邪就会由表入里，由寒化热，耗伤阴津，出现心肺同病，则为肺心病。疾病进展又可并发阻塞性肺气肿，甚至肺动脉高压、肺源性心脏病，治疗较为棘手，严重影响劳动力和健康。可选择"冬病夏治"疗法，对于慢性支气管炎患者而言，寒冷时节为慢性支气管炎高发、多发季节，缓解期多在夏季。因此，依据"春夏养阳"的中医学理论观点，以及"急则治其标，缓则治其本"治疗原则，从"本"治疗，对患者施药调理，鼓舞正气，以提高其抗病能力，达到扶正固本、防治疾病的目的。

对于久患支气管炎，尤其是喘息性支气管炎者，因长期剧烈咳喘，常耗伤肺气，宗气生成减少，"子盗母气"，常累及脾胃功能，致纳差腹胀，脾虚运化失职，聚湿生痰，又致咳喘加重；风热侵袭，痰热壅盛，肺阴受损，"子病及母"，常致肺肾阴虚。因此在治疗咳喘期间，根据病情加用健脾和胃、养阴补肾等药物，以控制病情传变，常事半功倍。此即清代医学家叶天士之"务必先安未受邪之地"的防治原则。

（三）重用铺灸，综合治疗

慢性支气管炎为临床常见病、多发病，致病因素有外感和内伤两类。外邪侵袭者，多发实证，主要为"痰"与"火"，但痰有寒热之别，火有虚实之分，治疗以宣肺散寒、清热化痰为原则；内伤者，多属邪实与正虚并见，与肺、脾、肝、肾有关，治疗以扶正祛邪为主。临证时只有辨证论治，分型施灸，方可收到理想的疗效。

本病病位主要在肺。所选胸脊上穴区，含有大椎、定喘穴与华佗夹脊穴，疏散外邪，止咳定喘；背俞上穴区，含有肺俞、大杼、风门、厥阴俞等穴，宣肺降气，化痰止咳平喘；膻中穴区，含有膻中、中庭、紫宫、玉堂等穴，调理肺气，宽胸利膈，降气止咳，平喘化痰。根据证型之不同，痰热者，配曲池穴区，清肺泻热，化痰止咳；肺气虚者，配背俞中穴区、三阴交穴区，补益脾肺之气，培土生金；脾肾阳虚者，配背俞中穴区、关元穴区、胃肠穴区、三阴交穴区，温补脾肾之阳。

铺灸药方止咳定喘散中，半夏、陈皮理气燥湿，止咳化痰；桔梗、杏仁宣降肺气，止咳平喘；辅以贝母、苏子、紫菀、白芥子、白前，以加强止咳化痰定喘之功。根据辨证，痰热者，加麻黄、石膏、杏仁，清化痰热；寒痰者，加麻黄、杏仁、细辛，清化寒痰；寒喘者，加麻黄、杏仁、干姜，散寒定喘；热喘者，加麻黄、石膏、鱼腥草，清热定喘；肺气虚者，加黄芪、白术、五味子，补益肺气；脾阳虚者，加党参、白术、干姜，温补脾阳；肾阳虚者，加淫羊藿、肉桂，温肾纳气；肺肾阴虚者，加沙参、麦冬，滋阴清热。所选铺灸材料中，亦可用鲜苦杏仁为灸饼，其性入肺，使宣肺止咳、化痰平喘作用更显。实证用苦杏仁，虚证用甜杏仁。实证用泻法，虚证用补法，扶正祛邪，标本兼治。

四、针法

主穴：膻中、天突、肺俞、孔最、定喘、丰隆。

操作：嘱患者侧卧位，取直径 0.30mm、长 25~50mm 毫针，局部常规消毒。天突直刺 20mm，膻中向下平刺，余穴常规针刺。

配穴：热喘证加大椎、曲池；寒喘证加加风池、风门；肺气虚证加气海、三阴交；脾肾阳虚证加脾俞、肾俞；肺肾阴虚证加关元、太溪。

五、灸法

铺灸部位：胸脊上穴区、背俞上穴区、膻中穴区、丰隆穴区。

加减：热喘证加曲池穴区；寒喘证加背俞中穴区；肺气虚证加关元穴区、三阴交穴区；脾肾阳虚证加俞下穴区、关元穴区；肺肾阴虚证同脾肾阳虚证。

铺灸药方：止咳定喘散（半夏、陈皮、桔梗、杏仁、贝母、苏子、紫菀各100g，白芥子、白前、甘草各60g）。

铺灸药方加减：热喘证加麻黄、石膏、鱼腥草各100g；寒喘证加麻黄、桂枝、干姜各100g；肺气虚证加黄芪、白术、五味子各100g；脾肾阳虚证加淫羊藿、肉桂各100g；肺肾阴虚证加沙参、麦冬各100g。

铺灸方法：患者取仰卧位或俯卧位（采取隔日选一个部位交替施灸），经期可灸。先姜汁擦施灸部位，在施灸部均匀撒中药散末覆盖局部皮肤，厚度为1mm，宽约5cm。然后把姜泥置于药粉末之上，厚约0.5cm。再在姜泥之上放置上窄下宽的艾炷，依所灸部位大小，将其顶端分部点燃，有温热感以病人自觉舒适为度，待其不能忍受灼热感时去艾炷，换新艾炷，三炷为一次治疗。最后取尽艾炷，可保留药末与姜泥，再以胶布固定，保留1~3小时。待没有温热感，去掉剩余铺灸材料。每15次为一个疗程，一个疗程后休息一周，持续治疗6月为最佳疗程。

六、中药

处方：止嗽散加减。

组成：半夏10g，陈皮10g，桔梗10g，杏仁10g，紫菀10g，百部10g，白前10g，甘草6g。

加减：热喘证加黄芩、桑叶；寒喘证加麻黄、紫苏；肺气虚证加冬虫夏草、五味子；脾肾阳虚证加淫羊藿、肉桂；肺肾阴虚证加沙参、麦冬。

方义：方中半夏、陈皮理气燥湿，止咳化痰；桔梗、杏仁宣降肺气，止咳平喘；紫菀、百部、白前清肺化痰止咳；甘草调和诸药，引药入肺。又根据辨证，加麻黄、紫苏宣肺散寒；黄芩、桑叶清肺散热；麦冬、沙参滋阴润肺；冬虫夏草、五味子补肾纳气。诸药合用，扶正祛邪标本兼顾，共奏止咳平喘之效。

七、典型案例

卢某，男，68岁。初诊日期：2001年3月4日。

主诉：咳喘胸闷1年余，加重伴头痛1周。

现病史：患者近1年来，反复出现咳喘胸闷，常有咳嗽夹痰，痰难以咳出，色白质黏，量少，吸烟史50年余，10~20根/日。无心慌、气短，无呕吐、恶心。患者未予重视，未予系统治疗。近1周以来，出现久咳不止，伴头痛，发胀昏蒙，遂前来我院门诊就诊。

症见：咳喘胸闷，常有咳嗽夹痰，痰难以咳出，色白质黏，量少，头痛，发胀昏蒙，口干口渴，大便2日一行，小便色黄，舌质暗红，苔白腻，脉沉滑。

查体：双肺呼吸音粗糙，可闻及明显哮鸣音，尤其左肺底明显。胸部CT：双肺纹理增重，左下肺有少许感染，建议结合临床。

中医诊断：喘证。证型：肺阴亏虚，痰热内扰。

西医诊断：慢性支气管炎。

治则：清肺利咽，化痰平喘。

方药：方用止嗽散加减：法半夏10g，陈皮10g，桔梗10g，川芎10g，杏仁10g，紫菀10g，百部10g，白前10g，焦栀子10g，桑叶10g，板蓝根20g，黄芩6g，甘草6g。7剂，嘱患者水煎服取汁300ml温服，日1剂，日2次。3剂，打粉过筛，每次冲服15g，日3次。

针刺：取太阳、膻中、天突、肺俞、孔最、定喘、丰隆，按照针刺方法操作，每日1次，10天为一个疗程。建议其进行戒烟，逐次减量。

1月后复诊：咳嗽、咳痰，色淡黄，质清稀、量多；无头痛发胀，胸部X线示：双肺纹理增重，老年肺改变。停普通针刺，继续复用3剂中药，打粉过筛，开水冲服，每次冲服15g，日3次。

2月后复诊：患者轻微咳嗽，咳痰量少，色白，无其他不适。调整药方：去川芎、板蓝根、焦栀子、黄芩，按照上述方法继续服用3剂。随访患者病情稳定，无咳嗽咳痰，嘱其避风寒，避免劳累，适当运动，告诫其戒烟。

【按语】慢性支气管炎为临床难治疾病，常反复发作，迁延难愈。中医治疗本病有着极大的优势，可标本兼治，从根本上扶正祛邪，达到治疗本病的目的。同时还要注意加强体格锻炼，包括呼吸体操及耐寒锻炼，逐渐锻炼增强对寒冷的适应能力，增强抵抗力，预防发作。

偏头痛

一、概述

偏头痛多为一侧或两侧颞部反复发作的搏动性头痛，发作前可伴视觉、听觉先兆，发作时常伴呕吐。女性多发，约为男性的3~4倍，多在青春期起病，发病年龄25~34岁，少数发生于儿童期或中年后。

偏头痛首见于殷商时期，甲骨文首载以"疾首"。《内经》则称其为"头痛、脑风、首风、厥逆、厥头痛、真头痛"，《素问·风论》记载有"风气上循到风府上，称之脑风""新沐中风为首风"；《灵枢·厥病》有关于厥头痛、真头痛的记载。"头风"首见于隋代巢元方《诸病源候论》，曰"头面风者，是体虚，诸阳经脉被风所乘"。

二、辨证分型

（一）风寒型

主症：头痛起病较急，其痛如破，痛连项背，恶风畏寒，口不渴。苔薄白，脉多浮紧。

（二）风热型

主症：起病急，头呈胀痛，甚则头痛如裂，发热或恶风，口渴欲饮，面红目赤，便秘溲黄。舌红苔黄，脉浮数。

（三）风湿型

主症：头痛如裹，肢体困重，胸闷纳呆，小便不利，大便或溏。苔白腻，脉濡。

（四）肝阳上亢型

主症：头胀痛而眩，心烦易怒，面赤口苦，或兼耳鸣胁痛，夜眠不宁。舌红苔薄黄，脉弦有力。

（五）痰浊型

主症：头痛昏蒙，胸脘满闷，呕恶痰涎。苔白腻，或舌胖大有齿痕，脉滑或弦滑。

（六）瘀血型

主症：头痛经久不愈，其痛如刺，入夜尤甚，固定不移，或头部有外伤史。舌紫或有瘀斑、瘀点，苔薄白，脉沉细或细涩。

（七）肾虚型

主症：头痛而空，每兼眩晕耳鸣，腰膝酸软，遗精，带下，少寐健忘。舌红少苔，脉沉细无力。

（八）气血虚型

主症：头痛而晕，遇劳加重，面色少华，心悸不宁，自汗，气短，畏风，神疲乏力。舌淡苔薄白，脉沉细而弱。

三、诊治思路

（一）风为主导

风为阳邪，具有向上、向外的特性。所以风邪致病，易于伤人上部，出现头晕头痛、头项强痛等症状。风性善行而数变，风邪致病具有变化无常和发病急骤的特性，表现为发病急，变化快。风邪为百病之长，易兼夹它邪致病，寒、湿、燥、热、痰等邪，依附于风而侵袭人体。偏头痛典型疼痛部位在两侧颞部，手少阳三焦经和足少阳胆经循行于头部两侧，经气不利，可出现疼痛等症状；手太阳小肠经、足太阳膀胱经、足阳明胃经亦循行于头面部，与偏头痛的发生亦有关系。而气郁、气滞、外伤瘀血等亦可引起经气不利而疼痛。外邪侵袭脑络、痰浊、瘀血等使经脉痹阻，不痛则痛；气血两虚致脑络失养，不荣则痛。

（二）祛风为先

本病与风邪关系最为密切，患者恶风，常见感受风邪而引发。故治法当以祛风为先，风邪不去，寒湿难除，它邪易被引动。"经脉所过，主治所及"，风府、风池、翳风等穴，均为临床常用祛风要穴。风府、风池均为阳维脉的交会穴，阳维脉联络诸阳经，主一身之表，又风府是督脉入脑之处，偏于治疗内风，此两穴相伍可祛外风、息内风。

（三）循经祛风以通络

三焦经、胆经循行于头侧，此部位为典型偏头痛发作处，"经脉所过，主治所及"，且此两经具有祛风功效。翳风、瘈脉、颅息、角孙为三焦经循行于耳后腧穴，丝竹空为其循行于颞部前侧腧穴，颔厌、悬颅、悬厘、曲鬓、率谷、天冲、浮白、头窍阴、完骨为足少阳胆经循行于头部耳后、颞部腧穴，此两经可祛风，又治疗腧穴所在部位的不适，亦可采用循经灸法，于胆经、三焦经在头面部循行中往返进行灸法；在中药选择中，可选择胆经引经药柴胡，并依据患者病证加减变化。

（四）祛风、散寒、除湿并行

风为百病之长，易兼他邪而致病。《素问·痹论》："风寒湿三气杂至，合而为痹也。其风气胜者为行痹，寒气胜者为痛痹，湿气胜者为着痹也。"故治疗头痛，宜祛风、散寒、除湿三者并行。风邪胜者，以祛风为主，兼散寒除湿；寒邪为主者，以散寒为主，兼祛风除湿；湿邪明显者，以除湿为主，兼祛风散寒。否则只祛风，或只散寒，或只除湿，兼夹邪气不除，病邪难除，疾病难以恢复。散寒者，至阳、腰阳关、关元；除湿者，曲池、阴陵泉；祛风者，可选取具有以"风"命名的腧穴。

（五）养血、活血祛风

"治风先治血，血行风自灭"出自明·李中梓《医宗必读卷十·痹》（一说最早见于宋·陈自明《妇人良方·卷三贼风偏枯方论》）他在阐述行痹的治法时说："治行痹者，散风为主，御寒利湿仍不可废，大抵参以补血之剂，盖治风先治血，血行风自灭也。"血在风证的发生、发展和转归整个病程中都起着至关重要的作用。无论是血虚、血热、血寒、血瘀、血燥皆可引起风证。补血、活血化瘀等方法，一可使身体上原有的风邪被清除，二可通过治血使气血充足，身强力壮，内风不能生，外风不能侵而风自灭之。故针刺治疗风证，病程久者活血化瘀，选取血海、膈俞，益气活血选取天枢、气海、中脘、足三里、脾俞、胃俞等腧穴。

四、针法

主穴： 百会、风池、头维、率谷透角孙、丝竹空透太阳、顶颞后斜线、风门、合谷、足临泣。

操作： 以上腧穴均常规针刺，均用泻法。

配穴： 风寒型加列缺、风府、风门、大杼；风热型加大椎、曲池；风湿型加大椎、曲池、阴陵泉；肝阳上亢型加太冲、太溪；痰浊型加丰隆、中脘、气海、关元、足三里；瘀血型加血海、膈俞；肾阴虚型加三阴交、肾俞、太溪；气血亏虚型加足三里、中脘、气海、关元、脾俞、胃俞。

五、灸法

部位： 胆经、三焦经循经灸法。

操作： 患者选择适宜体位，可取坐位亦可取侧卧位。可选择胆经亦可选择三焦经施灸，亦可两经均选择。施术者手持艾条，将艾条一端点燃，距皮肤 2~3cm，先灸风池、风府，采用泻法；其次从头部三焦经之翳风–瘛脉–颅息–角孙–耳门–耳和髎–丝竹空进行顺经灸，以患者有温热感而无灼痛时，手持的艾条顺着经络的走行路线，慢慢向前移动，循经灸完整条经络为止，一般先顺经循经施灸一次，再逆经循经施灸一次；胆经从颔厌－悬颅－悬厘－曲鬓－率谷－天冲－浮白－头窍阴－完骨－本神－阳白－头临泣－目窗－正营－承灵－脑空，往返进行。顺经灸可补益，对本经有补益作用；逆经灸可泻实，对本经有祛邪作用。远端腧穴施灸选择外关、合谷、血海、三阴交、太冲，并依据病证取穴施灸。

六、中药

处方：头痛方。

组成：荆芥穗 10g，白芷 10g，细辛 10g，荷叶 10g，炒白芍 10g，川芎 10g，僵蚕 10g，全蝎 10g，磁石 20g，甘草 6g。

方义：荆芥穗祛风，细辛解表散寒、祛风止痛；荷叶化湿、升发清阳；川芎活血行气止痛；白芍平肝潜阳、柔肝缓急止痛；全蝎、僵蚕祛风通络；磁石镇静、平肝潜阳；白芷为头面部引经药；甘草调和诸药。

加减：风寒型加防风、羌活；风热证加石膏、菊花；风湿型加羌活、防风；肝阳上亢型加羚羊角、钩藤、菊花、桑叶；痰浊型加半夏、白术、天麻、茯苓、陈皮；瘀血型加桃仁、红花、当归；肾虚型加党参、山药、熟地、黄芪、当归；气血两虚型加当归、熟地黄、白术、茯苓、党参、陈皮。

七、典型案例

患者，女，35 岁，职员。初诊日期：2014 年 10 月 13 日。

主诉：间断左侧颞部胀痛 3 天。

现病史：患者于 3 天前因情绪激动后出现头痛，以左侧颞部为主，胀痛，自服止痛药有所改善，但仍间断发作。舌红，苔薄黄，脉弦。

中医诊断：头痛。证型：肝阳上亢。

西医诊断：偏头痛。

治则：平肝潜阳。

针刺处方：百会、风池、头维、率谷透角孙、丝竹空透太阳、顶颞后斜线、风门、合谷、足临泣、太冲、三阴交。操作：以上腧穴均常规针刺，三阴交捻转补法，余腧穴采用泻法。每日 1 次，每次 30 分钟，连续治疗 6 次为一个疗程。休息 1 天，继续下一个疗程。

灸法：采用胆经循经灸法。患者侧卧位，施术者手持艾条，将艾条一端点燃，距皮肤 2~3cm，先灸风池、风府，采用泻法；然后胆经从颔厌–悬颅–悬厘–曲鬓–率谷–天冲–浮白–头窍阴–完骨–本神–阳白–头临泣–目窗–正营–承灵–脑空，往返进行。

经连续治疗 2 个疗程后，患者疼痛未再发作。

【按语】偏头痛的治疗目的是减轻或终止头痛发作，缓解伴发症状，预防头痛复发。偏头痛发作期依据头痛的程度选择非特异止痛药和特异性止痛药，如非甾体类药物、阿片类药物、麦角类制剂等；缓解期主要是加强宣教，使患者了解偏头痛的发病机制和治疗措施，帮助患者确立科学、正确的防治观念和目标，保持健康的生活方式，寻找并避免各种偏头痛诱因。诱发因素有精神紧张、心理压力、缺少睡眠、噪音和强烈气味等；乳酪和红酒等食物饮品；药物制剂有钙离子拮抗剂，如氟桂利嗪等。中医针刺、艾灸、药物适合于各个时期，可选择应用。

失 眠

一、概述

失眠，中医称之为"不寐""不得眠""目不瞑"等，以不能获得正常睡眠为特征的一种疾病。轻者有入睡困难，有寐而易醒，有醒后不能再寐，也有时寐时醒；重者整夜不能入眠。本证多见于神经衰弱、神经官能症。

二、辨证分型

（一）心脾两虚型

主症：多梦易醒，心悸健忘，头晕目眩，肢倦神疲，饮食无味，面色少华。舌淡，苔薄，脉细弱。

（二）心肾不交型

主症：心烦不寐，心悸不安，头晕，耳鸣，健忘，腰酸梦遗，五心烦热，口干津少。舌红，脉细数。

（三）心肝火旺型

主症：烦躁不宁，入寐困难，少寐即醒，或彻夜不寐，头胀眩晕，不思饮食，口干口苦。舌红苔黄，脉弦而数。

（四）心胆气虚型

主症：不寐多梦，易于惊醒，胆怯心悸，遇事善惊，气短倦怠，小便清长。舌淡，脉弦细。

（五）痰热内扰型

主症：不寐头重，痰多胸闷，恶食嗳气，吞酸恶心，心烦口苦，目眩。苔腻而黄，脉滑数。

三、诊治思路

（一）阴阳失衡，气机失和

形成失眠的主要病因病机为阴阳失调，阳不入阴。阳主动、阴主静。阳气盛而阴气衰则觉醒，反之阴气盛而阳气衰则睡眠。依卫气、营气运行学说而言，《灵枢·卫气行》曰："昼日行于阳二十五周，夜行于阴二十五周，周于五脏。"说明卫气白天行于体表，夜晚行于内脏，营卫相合，五脏得养，涵养精神，夜寐安宁。张骥在《内经方集释》中指出："人之所以不得卧者，正由卫气独行，阳不入阴，不与营气相和，故气为厥逆。"《素问·逆调论》记载："阴阳逆不得从其道，故不得卧也。"

（二）调畅气机，协调脏腑

何教授认为本病治疗时理当调整阴阳，调和营卫，以顺应阴阳的平和之性。同时，阴阳的平衡与协调又依赖于气血和合与气机调畅，而脾胃是人体气机升降的枢纽，脾胃气机升降相因则全身气机条达，反之则全身气机失和。故在临床治疗中应当注重调和脾胃，斡旋中气，协调五脏六腑以达到治疗失眠的效果。另，《类证治裁·不寐》曰："思虑伤脾，脾血亏损，经年不寐。"说明思虑太过，损伤心脾，耗伤心血，神不守舍也可导致失眠，治当补益调和气血，避免思虑太过，耗气伤神。饮食无节，脾胃受损，胃气失和，阳气浮越，卧寐不安。中焦不和，心肾上下交泰之通路受阻，亦可成为失眠的原因。失眠的发病与心、脾、肝、肾及阴血不足有关，其病理变化总属阳盛阴衰，阴阳失交，临床辨证以虚证为主。手少阴心经"起于心中"，足太阴脾经"注心中"，足少阴肾经"络心注胸中"，而"心者，五脏六腑之大主也，精神之所舍也"，故针刺这些经的脏腑精气输注于背腰部相应的背俞穴，能够养心益肾，安神定志，舒肝健脾，使心肾交通，阴阳调和，气机舒畅。

（三）顽固性失眠证善用"引阳入阴"针法

何教授认为顽固性失眠证病理变化总属阳盛阴衰，阳不入阴。针对此病机，创立"引阳入阴"针法。选穴百会、外关、内关、胃俞、中脘、太溪，先刺百会、外关、胃俞，再刺内关、中脘、太溪。张介宾《类经·卷十二·第八》曰："善用针者，必察阴阳。阴阳之义，不止一端，如表里也，气血也，经络也，脏腑也，上下左右有分也，时日衰旺有辨也。"人的阴阳气血是相互贯通的，选用手厥阴心包经、手少阳三焦经之络穴内关、外关，二者内外阴阳表里相对，应用外关透内关"引阳入阴"，使阳入于阴，阴阳交合，调节心神。

脾胃中枢，既是升清降浊之枢纽，又是升降阴阳之通道，若中枢不利，阳不入阴，阳动则不寐。清末著名医家张聿青强调："欲媾阴阳，当通胃府。"胃俞、中脘为俞募配穴法，本法是腹背阴阳配穴法的一种，可使脏腑气血调和，阴阳相交，先针胃俞，再刺中脘，以"引阳入阴"，开通中焦，从而"决渎壅塞，经络大通，阴阳和得者也"。

本病阴虚不能制阳，阳浮游于上，上扰清空，故选督脉之要穴百会，以泻其浮阳，太溪居于下，为足少阴肾经原穴，补其真阴，引阳气下潜，阴升阳降，循环灌注，协调阴阳平衡，脑府元神得以充养。

针刺手法也是影响疗效的关键因素，根据"盛者泻之，虚者补之"的补泻原则，阳经穴位施以捻转泻法，阴经穴位施以捻转补法，以补阴泻阳，调节一身阴阳平衡，实施手法时，医者要做到密意守气，感受针下经气变化，泻法操作时拇指向后用力为主以导气，外关穴处酸胀感向内关传导，胃俞穴处出现强烈针感，并传至胃脘部效果最佳，一部分患者会自觉胃肠咕咕作响；补法操作时拇指向前用力为主以催气，针下逐渐沉紧，内关穴处酸胀，针感与外关相呼应，中脘、太溪穴处病人自觉有微微热流产生效果最佳，甚至有病人反映口中津液分泌增多。同时注重针刺时间，"平旦阳气生"，上午为阳中之阳，阳气最为旺盛，从生物钟角度看，人体早上的新陈代谢比下午强，下午比晚上和夜间强，最高峰在上午8~12点，最低峰在凌晨2~5点，基于阴阳一体，阴阳互根的原理，选择上午针灸，以阳中求阴，"善补阴者，必于阳中求阴，则阴得阳升，而泉源不竭"，育阴以涵阳，从而"引阳入阴"。

四、针法

主穴：心俞、脾俞、肝俞、肾俞、三阴交、神门、足三里、太溪、太冲。

操作：嘱患者俯卧，精神放松，穴位定位准确后，先用碘酒将穴位周围皮肤消毒，然后用75%酒精脱碘。消毒后操作者用30号40mm长的毫针从背俞穴浅针斜刺，向其相应的夹脊穴方向透刺，中幅度捻转，使局部产生较强的重胀感，三阴交、太溪直刺0.8~1寸施补法，神门直刺0.3~0.5寸施捻转补法，足三里直刺1~1.5寸，施捻转补法，太冲直刺0.8~1寸施泻法。

配穴：心脾两虚加中脘；痰热内扰加丰隆；心肾不交加太溪、安眠；心肝火旺加行间、阳陵泉；心胆气虚加胆俞、大陵。

五、灸法

（一）隔姜灸

取穴：心俞、脾俞、膈俞、神门、足三里、三阴交。每次取 3~5 穴，各灸 3~5 壮，每晚灸 1 次，7 次为一个疗程。

（二）温和灸

取穴同上，每次取 3~5 穴，用艾条各灸 10~15 分钟，每晚灸 1 次，7 次为一个疗程。

（三）温针灸

将针刺入腧穴得气后留针时，每次取 3~5 穴，将艾绒或艾条插在针柄上，点燃施灸，待艾绒或艾条烧完后，除去灰烬，取针。每晚一次，7 次为一个疗程。睡前一小时施灸，疗效更佳。

六、中药

处方：安神助眠方。

组成：太子参 10g，生龙骨 30g，生牡蛎 30g，麦冬 30g，酸枣仁 20g，合欢皮 10g，白术 10g，茯神 10g，栀子 10g，五味子 15g，远志 15g，丹参 20g，甘草 6g。

加减：心脾两虚者加龙眼肉、黄芪；心肝火旺者加牡丹皮、黄连；痰热内扰者加枳实、竹茹；心肾不交加黄连、肉桂；心胆气虚者加白芍、远志、菖蒲。

方义：酸枣仁、远志养心安神、交通心肾；五味子、茯神益心脾，安心神；牡蛎、龙骨镇静安神、潜阳补阴、敛汗固精；麦冬、栀子养阴清热以除烦；丹参、合欢皮解郁、养血、宁心安神；太子参、白术具有健脾益气的作用；甘草和中缓急、调和诸药。

七、典型案例

患者，男，60 岁。初诊日期：2013 年 10 月 11 日。

主诉：夜不能寐 1 月余。

现病史：患者自诉退休后生活环境发生变化，渐入睡困难，早醒，次日精神疲乏，渐觉情绪焦虑，盗汗，心慌，至诊所求诊予以"六味地黄丸"服用后疗效不佳，现为进一步治疗，故来门诊。舌红少苔，脉细。

中医诊断：不寐。证型：肝肾亏虚伴肝气郁结。

西医诊断：失眠。

治则：调和阴阳，补益肝肾。

针刺：百会、神门、内关、安眠、期门、日月、三阴交、太冲、太溪、心俞、肝肾、肾俞。操作：背俞穴以75°针刺朝向脊柱，余腧穴常规针刺。每日1次，每次30分钟，隔15分钟行针1次，连续6次为一个疗程，期间休息1天继续下一疗程。

方药：安神助眠方加减：柴胡10g，郁金10g，酸枣仁20g，合欢皮10g，茯神10g，焦栀子10g，五味子10g，远志10g，太子参10g，麦冬10g，生龙骨10g，生牡蛎10g，甘草6g。共6剂，每日1剂，水煎，分2次口服。

经1个疗程治疗，患者入睡困难稍好转，情绪改善，无焦虑，仍盗汗，针刺可去期门、日月，中药汤剂中去郁金，加入莲子心10g，继续治疗6次后患者失眠明显改善。

【按语】不寐属于心神疾病，治疗不寐应掌握三个要领：注意调整脏腑气血阴阳的平衡，强调在辨证论治基础上施以安神镇静，注意精神治疗的作用。《内经》云"恬淡虚无，真气从之，精神内守，病安从来"，积极进行心理情志的调整，克服过度的紧张、焦虑、抑郁等不良情绪的刺激，保持精神舒畅，尽量以放松的顺其自然的心态对待睡眠，可以较好地入睡。同时还要建立良好的睡眠卫生习惯，建立有规律的作息制度，从事适当的体力活动或体育锻炼，增强体质，促进身心健康。晚餐要清淡，不宜过饱，忌浓茶、咖啡、烟酒。睡前避免从事紧张和兴奋的活动，另外还需要注意睡眠的环境，减少噪音等。

周围性面神经麻痹

一、概述

本病是以口眼歪斜、目不能闭、口角流涎为主要临床表现的一种病证，可发生于任何年龄和任何季节。西医认为本病主要为血管自主神经功能紊乱，使位于茎乳孔部位的小动脉痉挛，引起面神经原发性缺血，毛细血管管壁亦因缺血缺氧而致通透性增加，血清漏出。处于狭窄骨管中的面神经出现水肿，水肿又进一步导致局部静脉及淋巴回流障碍，引起面神经继发性缺血、水肿，如此反复，形成恶性循环，神经内部压力增加，终至神经兴奋性传导阻滞，亦出现变性，故本病亦有缺血性面瘫一说。本病中医又称"口僻""口眼㖞斜""吊线风""歪嘴风"等。

面瘫分为周围性面瘫和中枢性面瘫，本篇介绍的是周围性面瘫。

二、分型

（一）风寒外袭型

主症：突然口眼歪斜，面部拘急，僵滞不舒，或瞬目流泪，畏风无汗，或耳后疼痛，多有受凉吹风经历。舌淡红苔薄白，脉浮紧或浮缓。

（二）风热侵袭型

主症：突然口眼歪斜，面部松弛无力，有耳内疱疹，或耳后乳突疼痛、压痛，或咽喉疼痛，或见耳鸣，舌木无味。舌红苔薄黄，脉浮滑或浮数。

（三）痰瘀阻络型

主症：口角歪斜日久不愈，说话或笑时口歪明显，眼闭不实或迎风流泪，或面部板滞抽动，日久口角歪向患侧。舌红或舌暗红，苔薄白，脉弦细。

（四）气虚血瘀型

主症：口角歪斜3个月以上，闭眼无力及漏白，患侧面肌虚胀无力，患侧口颊仍然少许滞留食物或漏水。舌淡红，苔薄白，脉沉细弱。

三、诊治思路

（一）析证论因，祛风为先

《诸病源候论》载："偏风口㖞是体虚受风，风入于夹口之筋也……而风因乘之，使其经筋急而不调，故令口㖞僻也。"又《医林改错·口眼㖞斜辨》言："若壮盛人，无半身不遂，忽然口眼㖞斜，乃受风邪阻滞经络之症，经络为风阻滞，气必不上达，气不上达头面，亦能病口眼歪斜。"何教授认为，本病发生的根本原因为正气虚损，风邪乘虚而入。若病程迁延不愈，邪气稽留日久，则气血愈虚、气虚血瘀，津液滞留不行而停留为痰，痰瘀互结，闭阻经络，经络失养愈加明显，久之则发展为顽固性面瘫。

故此，本病是以虚为本，以实为标，虚实夹杂，治疗中，必以祛风为先，风为百病之长，易兼夹它邪入侵人体而发病，"精气存内，邪不可干，邪之所凑，其气必虚"，因此补其内在正气，泻其外来邪气，恢复阴平阳秘，当为其原则。

（二）谨守病机，分期施治

《素问·至真要大论篇》曰："谨候气宜，无失病机。"何教授指出，面瘫一病从发生到终结，一直都处在邪正相争的运动变化之中，因而治疗上应掌握其发病及转归的规律，针对不同病程阶段，采取相应的治疗措施。正如《内经》云："病有浮沉，刺有深浅，各致其理，无过其度。"何教授经过多年的临床实践发现，发病部位不同，伴随症状不同，临床治愈需要的时间不同。他总结和提出了"三期"的分型诊断和相应的治疗原则。"三期"即急性期、恢复早期和恢复后期。何教授认为急性期是在发病后7天之内，因为此期内面瘫症状还在逐渐加重，说明疾病尚未发展到达病理损害高峰，一般第7天发展到高峰。此期患者正气不足，邪气较甚，邪盛正虚。据此应以祛邪为主，扶正为辅，使正气不损而邪有所出。《医学入门》载："补则从卫取气，宜轻浅而针，从其卫气随之于后而济其虚也。"面瘫恢复早期，正气渐复，表邪渐解，邪正相持，据此应扶正祛邪兼以通络；面瘫恢复后期，邪气已衰，正气亦虚，乃为正虚邪恋，据此应扶正通络，祛散余邪，标本兼顾。

（三）早期诊断，早期治疗

对于周围性面瘫，早期必须明确诊断，以便采取相应的治疗方法。早期明确诊断，就是要确诊是周围性面瘫还是中枢性面瘫；若是周围性面瘫，属于神经定位诊断的哪一段。如果属于面神经核段，那就不是或者不完全是针灸科治疗的疾病范畴，因为病位位于面神经核段的面瘫，往往是由脑干部位的脑梗死或肿瘤引起。肿瘤引起的面瘫由于起病缓慢，容易与普通周围性面瘫相鉴别。而脑干部位脑梗死引起的面瘫，由于其发病与其他周围性面瘫一样急骤，如果不仔细查体，容易误诊为普通的周围性面瘫。

（四）"三期五段"理论

周围性面瘫由于发病部位的不同，除了面部表情肌瘫痪外，还伴有其他不同的症状。何教授总结和提出了"三期五段"的分型诊断和相应的治疗方法。"三期"即急性期、恢复早期和恢复晚期。"五段"即面神经损伤的五个不同位置阶段，部位由低到高依次为茎乳孔以下段、面神经管鼓索段、面神经管镫骨肌段、膝状神经节段和面神经核段。病位位于茎乳孔以下段，为单纯性面神经炎，症状仅仅表现为一侧面部表情肌瘫痪，无其他伴随症状。面神经管鼓索段即病位位于茎乳突孔与镫骨肌神经之间，病变损害了面神经运动纤维和鼓索神经，所以临床表现为一侧表情肌瘫痪外，还伴有舌前 2/3 味觉障碍及唾液腺分泌障碍。面神经管镫骨肌段即病位位于鼓索神经与膝状神经节之间，病变损害了面神经运动纤维、鼓索神经和镫骨肌神经，临床表现为一侧表情肌瘫痪、舌前 2/3 味觉障碍及唾液腺分泌障碍外，还伴有听觉过敏。面神经管鼓索段和面神经管镫骨肌段就是临床最为常见的"贝尔面瘫"。膝状神经节段即病变位于膝状神经节，病变损害了面神经运动纤维、鼓索神经、镫骨肌神经和颞浅大神经，临床表现为周围性面神经麻痹，同时伴有耳后剧烈疼痛、鼓膜和外耳道疱疹，以及舌前2/3味觉障碍及泪腺、唾液腺分泌障碍，就是通常所称的"亨特综合征"。面神经核段即病变位于脑桥面神经核处，除面神经受损伤，常常累及展神经、对侧锥体束，所以临床症状除表现为一侧表情肌麻木外，还伴有对侧眼球内斜视、外展运动受限或不能，对侧病理征阳性。

（五）中西结合，创立面瘫经验穴和特殊手法

何教授指出，掌握面神经分布及其走向，可为选穴提供解剖学依据，进而可提高临床疗效，同时判断预后。对一些陈旧性面瘫或面瘫后遗症，运用经验穴治疗，起到画龙点睛之效。现代神经解剖学研究发现，面神经主干分支后，各支之间多有吻合，呈丛状分布，而颞支、下颌缘支的吻合较少或缺失，代偿力差，系周围分支中的薄弱环节。因此，面瘫后期常出现三处疗难点：蹙额皱眉受限、眼目闭合不全、面颊松弛、口角下垂。对此，他创立"额起""目合"经验穴及"拔河对刺疗法"予相应治疗。

（六）遵古活用，重视手法，透穴效彰

何教授认为在急性期针刺与否症状都会逐渐加重，这是疾病发展的自然病理过程。急性期以祛风散邪为基本治则，针刺治疗取穴少，轻刺激，补健侧，泻患侧，选穴头维、阳白、太阳、下关、翳风、风池，四肢远端腧穴选取合谷、外关、足三里、三阴交、太冲。在恢复早期，此时神经水肿逐渐消退，是神经功能和肌肉运动功能恢复的最佳时机，疾病恢复较快，大部分患者能够在此期临床治愈。何教授认为，头面经络密布，运用透刺针法，一针贯多经、通多穴，可散导针感，增强针效，充分发挥多经、多穴的综合治疗功效。此期针刺治疗以活血通络为基本治疗原则，针刺治疗取患侧、用透刺，选取阳白透攒竹、阳白透鱼腰、阳白透丝竹空、鱼腰透攒竹、迎香透睛明、地仓透口禾髎、地仓和颊车对刺、地仓和颧髎对刺，针刺用平补平泻法。

四肢远端选取合谷、太冲，针刺用平补平泻法。由于本病虚实夹杂，故在面瘫恢复后期，采用拔河对刺、补泻兼施方法。

（七）创立"拔河对刺、补泻兼施"针刺疗法

拔河对刺，补泻兼施法乃对刺腧穴针尖相向针刺，得气后同时提插、捻转，一手施补法，另一手施泻法，似拔河状，兼顾补泻。额起穴、攒竹与上迎香、地仓与口禾髎、地仓与颊车为对刺腧穴组，针刺得气后均施以拔河对刺，补泻兼施法。拔河对刺法可以一针透达多穴，加强疏通经络气血之功效，调动面部痹阻的筋肉；补泻兼施法针对疾病性质，虚则补，实则泻。二者结合，可扶助正气，祛除邪气，有利于疏通面部经络气血，进而促进面部肌肉运动。额起穴对刺可促进额肌运动，改善额纹消失症状；攒竹与上迎香对刺、目合穴可促进眼轮匝肌运动，改善眼睛闭合不全；地仓与口禾髎对刺，可促进口轮匝肌功能的恢复，治疗人中沟变浅或消失；地仓与颊车对刺调节面颊肌运动，治疗口角歪斜。在应用拔河对刺、补泻兼施手法的同时，并注重辨证配穴，使经络、腧穴、针法为一体，补泻兼施，从而扶助正气，疏经活络，促进面部气血通畅、筋肉功能的恢复。

（八）古方化裁，分期辨证选方

周围性面瘫急性期临床上中辨证可分为风寒证和风热证，以祛风为先，主方以牵正散、五藤饮为基础方并加减变化。牵正散源自宋代杨倓《杨氏家藏方》。方由制白附子、僵蚕、全蝎组成；面瘫为颜面部筋肉功能失调，故需辅以祛风疏经活络的药物，以五藤饮为基础方加减变化。五藤饮由青风藤、海风藤、络石藤、鸡血藤、雷公藤组成，此五药具有祛风散寒、疏经通络之功效；防风具有解表散寒之功效，为风中润药；颜面部足阳明胃经分布最为广泛，白芷为阳明经引经药；川芎为血中气药，可行气活血，促进面部经脉气血运行，以上诸药是治疗面瘫基础用药，再依据患者辨证分型加减变化，风寒证加用散寒通络药物，风热证加用清热解毒药物。面瘫恢复早期已无风寒风热之分，故中药治疗自拟活血通络方，主方为天麻、钩藤、全蝎、地龙、丹参、川芎、伸筋草、鸡血藤、当归、赤芍、甘草。全方活血

药与通络药合用，共奏活血通络功用。恢复后期病机主要是正气虚、瘀血阻络，所以中药治疗运用补阳还五汤加减，方为：黄芪、桃仁、红花、当归、赤芍、川芎、地龙、鸡血藤、伸筋草、甘草。全方合用以补气活血通络。

（九）联用灸法

对面神经炎的治疗，控制炎症发展，改善局部的血液循环，减轻面神经的水肿及变性是关键。药物铺灸疗法可以"攻之不及"，借助较强的渗透力直达病所。灸法、药物的温和作用可以改善面部微循环，增加血供，促进炎症吸收，使面神经的功能尽快恢复。药物铺灸药方选择面瘫散，由白附子、生黄芪、全蝎、川芎、马钱子组成。白附子、全蝎、马钱子祛风通络，以治风中经络而致的口眼㖞斜；川芎为血中气药，活血通络，改善面部的血液循环；黄芪扶正祛邪，促进功能运动的恢复。铺灸穴区选择患侧面颊穴区（地仓、颊车、大迎、下关）、眼鼻穴区（承泣、四白、迎香、巨髎）、眉上穴区（阳白、鱼腰、攒竹、丝竹空）、合谷穴区（合谷、阳溪），共同祛风活络、通经开窍，并可依据患者证型加减变化。因面瘫急性期面神经水肿，药物铺灸疗法一般适用于急性期之后。

四、针刺

（一）急性期

主穴： 风池（双）、翳风（双）、头维（双）、阳白（双）、太阳（双）、下关（双）、地仓（双）、颊车（双）、合谷（患）、外关（患）、足三里（患）、三阴交（患）、太冲（患）。

操作： 患者先取坐位，用1寸毫针，针刺风池穴，采用郑氏温通手法行针守气1分钟后，起针。再取仰卧位，颜面部患侧腧穴采用泻法，健侧补法，肢体腧穴依据穴性而定。急性期患侧颜面部针刺务必轻浅，不可刺激量过大。

配穴： 风寒外袭型加大杼、风门；风热侵袭型加大椎、曲池。

（二）恢复早期

主穴： 阳白－攒竹、阳白－鱼腰、阳白－丝竹空、鱼腰－攒竹、迎香－晴明、地仓－口禾髎、地仓－颊车、地仓－颧髎，合谷、太冲、足三里、三阴交、太冲。

操作： 针刺治疗取患侧腧穴、用透刺针法，颜面部平补平泻，肢体远端依据穴性定补泻。

（三）恢复晚期

主穴： 患侧阳白、额起穴（阳白与本神连线之中点）、目合穴（目外眦上下各 0.5 寸处）、攒竹与上迎香、地仓与口禾髎、地仓与颊车、风池、合谷。

操作： 患者取仰卧位，局部常规消毒，地仓与颊车以及体穴选用 0.30mm×40mm 毫针，其余头面部腧穴选用 0.25mm×25mm 毫针。皱眉穴、攒竹与上迎香、地仓与口禾髎、地仓与颊车为对刺腧穴组，针刺得气后均施以拔河对刺、补泻兼施法。拔河对刺、补泻兼施法，即对刺腧穴针尖相向针刺，即透刺法，得气后同时提插、捻转，一手施补法，另一手施泻法，似拔河状，兼顾补泻。阳白穴针尖向下针向鱼腰，平刺 0.6cm；额起穴、攒竹、上迎香均平刺 0.6cm；目合穴平行于眉毛沿皮平刺进针，平刺 0.2cm；地仓与口禾髎均平刺 1.0cm；地仓与颊车均平刺 2.0cm，余穴均常规针刺。主穴取患侧腧穴，丰隆、血海、足三里取患侧腧穴，膈俞、脾俞、胃俞、天枢穴取双侧腧穴。面部腧穴、风池均施以平补平泻法，合谷、丰隆、血海、膈俞宜采用泻法，脾俞、胃俞、天枢、中脘、气海、关元、足三里宜采用补法。患侧面部加用闪罐，注意闪罐方向应逆着肌肉下垂、松弛的方向操作。针刺每天 1 次，每次留针 30 分钟；闪罐每天 1 次，每次至皮肤潮红为止。6 日为一个疗程，休息 1 日，继续下一个疗程，连续治疗 4 个疗程。

配穴： 痰瘀阻络型加丰隆、血海、膈俞；气虚血瘀型加脾俞、胃俞、天枢、中脘、气海、关元、足三里。

五、灸法

铺灸部位：患侧面颊穴区、眼鼻穴区、眉上穴区、合谷穴区。

加减：风寒型加背俞上穴区；风热型加背俞上穴区；痰瘀阻络型加胃肠穴区；气虚血瘀型加中脘穴区、血海穴区。

铺灸药方：面瘫散：白附子、生黄芪各 100g，全蝎 50g，川芎 80g，马钱子 20g。

铺灸药方加减：风寒型加白芷、细辛各 50g；风热型加黄芩、板蓝根各 100g；痰瘀阻络型加桃仁、红花、皂角刺；气虚血瘀型加党参、白术、当归各 100g。

铺灸方法：常规消毒后，蘸姜汁擦拭穴区施灸部位，并均匀撒铺灸药粉覆盖在姜汁擦拭过的皮肤上。再将姜泥拍成饼置于药粉之上，厚约 0.5cm，长度和宽度与药粉同。然后将艾绒制成高、宽各约 3cm，上窄下宽的艾炷，置于姜饼之上，分多点位点燃，令其自然燃烧，待患者有灼热感或不能忍受时，去掉燃烧的艾炷，更换新艾炷。最后去净艾炷，保留药粉与姜饼，以纱布及胶布固定。待没有温热感时，去掉所有铺灸材料，灸疗完成。每位患者行仰卧位或俯卧位铺灸，前后穴区交替使用，每日 1 次，每穴区 2 壮，留灸 1 小时，治疗 7 天为一个疗程，疗程间休息 2 天。

六、中药

（一）急性期

主方：牵正散加减。

组成：制白附子 10g，僵蚕 10g，全蝎 10g，防风 10g，白蒺藜 10g，川芎 10g，白芍 10g，白芷 10g，鸡血藤 30g，伸筋草 20g，炙甘草 10g。

加减：风寒型加细辛；风热型加金银花、连翘、板蓝根。

方义：全方以牵正散为主祛风散寒、化痰通络，臣以防风、白芷、川芎、白蒺藜祛风散邪；佐以白芍养血和营，和甘草相配酸甘敛阴，以防防风等祛风散邪药发散太过，和白蒺藜相配又可佐制风药之燥；甘草调和诸药制白附子、全蝎之毒，诸药合用，共奏祛风散邪之功。

（二）恢复早期

主方：活血通络方。

组成：天麻 10g，钩藤 10g，全蝎 10g，地龙 10g，丹参 20g，川芎 10g，伸筋草 20g，鸡血藤 20g，当归 10g，赤芍 10g，白芷 10g，防风 10g，柴胡 10g，升麻 6g，葛根 20g，炒白术 30g，甘草 10g。

加减：若患者头痛、流泪加夏枯草 10g，白蒺藜 10g。

方义：天麻、钩藤、全蝎、地龙祛风通络，丹参、赤芍活血，当归补血活血，川芎行气活血，伸筋草、鸡血藤疏经活络，白芷为阳明经引经药；柴胡、升麻、葛根升提阳明经经气；炒白术健脾生肌，以促进颜面部肌肉运动；防风祛外风；甘草调和诸药。全方活血药与通络药合用，共奏活血通络之功。

（三）恢复晚期

主方：补阳还五汤加减。

组成：黄芪 60g，炒白术 30g，当归 10g，川芎 10g，地龙 10g，全蝎 10g，僵蚕 10g，桃仁 10g，红花 10g，鸡血藤 20g，伸筋草 20g，白芷 10g，防风 10g，白芍 10g，柴胡 10g，葛根 20g，升麻 6g，制白附子 10g（先煎），炙甘草 6g。

加减：头痛、流泪加天麻、钩藤、夏枯草、白蒺藜；痰盛者加半夏、陈皮；血瘀重者加丹参、赤芍。

方义：大剂量黄芪配伍白术健脾益气以扶正，使脾健则气血化生有源；黄芪与当归组成当归补血汤以补气生血，使气旺血行以治本；川芎为"血中气药"，行血而不伤血；配伍活血化瘀之桃仁、红花以祛瘀通络而治标；邪气稽留日久，闭阻经脉，故方中配伍全蝎、僵蚕、制白附子、地龙、伸筋草、鸡血藤，其中全蝎、僵蚕为牵正散之药组，全蝎长于通络，僵蚕兼能化痰，二者可共奏祛风化痰通络之功；本病久病入络，而地龙性善走窜，善于周行全身之经络，与僵蚕、全蝎合用可加强通经活络之作用；伸筋草、鸡血藤是何天有教授的经验药组，二药一辛一甘，辛散可通经络，甘润可疏经络，二药合用可行血补血、柔经疏经通络；此外，何教授认为顽固性面瘫以经脉失于濡养为主，故将补阳还五汤中具有活血散瘀功效之赤芍改为具有甘润缓急解痉作用的白芍，并配合炙甘草酸甘化阴以达濡养面部经脉之目的；另外，《诸病源候论》指出"足阳明之筋，上夹于口，其筋偏虚，而风因乘之使其经筋急而不调，故令口僻也"，《望诊遵经》中亦记载"口眼斜者风中经络也"，说明风邪侵袭足阳明胃经是引起本病主要的发病因素，故何教授应用防风以祛外风而散邪；柴胡、升麻、葛根以升提阳明经经气；白芷引领诸药入足阳明经，使药效直达病所而奏益气补血、扶正行血、祛风通络之目的。

七、典型案例

患者，女，31 岁。初诊日期：2016 年 3 月 6 日。

主诉：左眼睑闭合不全伴口角向右侧歪斜 5 天。

现病史：患者于 5 天前无明显诱因出现左眼闭合不全，之后渐出现口角歪斜，左眼不自觉流泪，有夹食、流涎，左耳后疼痛，故于今日就诊于针灸科。

症见：左眼睑闭合不全伴口角向右侧歪斜，夜寐可，二便调，舌淡红，苔薄白，脉浮紧。

查体：左侧额纹消失，左侧抬眉不能，左眼闭合不全、缓慢、露睛，左侧鼻唇沟变浅，鼓腮漏气，示齿动作欠协调，角膜反射、眼轮匝肌反射阳性，四肢肌力、肌张力、腱反射未见异常，双侧巴氏征阴性。

中医诊断：面瘫。证型：风寒入络。

西医诊断：面神经炎。

治则：疏风散寒通络。

针刺：风池（双）、翳风（双）、头维（双）、阳白（双）、太阳（双）、下关（双）、地仓（双）、颊车（双）、风门（双）、大杼（双）、合谷（患）、外关（患）、足三里（患）、三阴交（患）、太冲（患）。操作：风池穴用 1 寸毫针，采用郑氏温通手法，颜面部患侧腧穴采用泻法，健侧补法，足三里、三阴交捻转补法，合谷、外关、风门、大杼捻转泻法，颜面部针刺务必轻浅，不可刺激量过大。配合红外线照射，每日1次，每次30分钟。经治疗2日后，患者症状未见加重，亦未见明显好转，遂调整取穴：阳白–攒竹、阳白–鱼腰、阳白–丝竹空、鱼腰–攒竹、迎香–睛明、地仓–口禾髎、地仓–颊车、地仓–颧髎，合谷、太冲、足三里、三阴交、太冲。操作：针刺治疗取患侧腧穴，用透刺针法，颜面部平补平泻，足三里、三阴交捻转补法，合谷、太冲捻转泻法。每日1次，每次30分钟；配合患侧颜面部牵拉闪罐，牵拉力向上。

药物铺灸：以患侧面颊穴区（地仓、颊车、大迎、下关）、眼鼻穴区（承泣、四白、迎香、巨髎）、眉上穴区（阳白、鱼腰、攒竹、丝竹空）、合谷穴区（合谷、阳溪）、背俞上穴区（大杼、风门、肺俞、厥阴俞、心俞、督俞）。连续5天为一个疗程，连续治疗一个疗程。经治疗，患者额纹部分显现，左眼闭合好转，仍有漏睛，皱眉、鼓腮、示齿动作稍欠协调，口角歪斜改善不明显。

一周后复诊：患者面部症状稍有好转，左侧眼睑仍闭合不全，额纹加深，取穴：患侧阳白、额起穴、目合穴、攒竹与上迎香、地仓与口禾髎、地仓与颊车、风池、承浆、合谷、外关、足三里、三阴交、太冲、阳陵泉。操作：额起穴、攒竹与上迎香、地仓与口禾髎、地仓与颊车为对刺腧穴组，针刺得气后，腧穴针尖相向针刺，即透刺法，得气后同时提插、捻转，一手施补法，另一手施泻法。合谷、外关、太冲捻转泻法，足三里、三阴交捻转补法。患侧颜面部配合红外线、牵拉闪罐法，继续予以药物铺灸。每日1次，每次30分钟，连续治疗6天。

经治疗，患者额纹恢复、左眼闭合全，但闭合稍缓慢，皱眉、鼓腮、示齿动作协调，左侧鼻唇沟恢复，口角仍有歪斜。继续巩固治疗10次后，面瘫基本痊愈。

【按语】面神经炎的恢复与面神经损伤节段、年龄、基础疾病、就诊时间、治疗方案以及其他因素相关。一般来说，无菌性炎症导致的面瘫预后较好，病毒导致的面瘫预后较差；就诊越早疗效越佳；年轻、无基础疾病者疗效较明显；治疗方案中，急性期颜面部严禁深刺、取穴多，以免引邪入里；患者的心态，以及治疗期间有无变生其他疾病都是相关因素。面神经炎尚可配合颜面部推拿手法以促进恢复。中药汤剂依据病情的寒热、病程，可选择牵正散加减、天麻钩藤饮、补阳还五汤加减，同时结合五藤饮以及颜面部引经药白芷等。西医的面神经损伤亦可参照此方法进行。

三叉神经痛

一、概述

三叉神经痛是一种病因尚未明确的神经系统常见疾患，可分为原发性和继发性两种，其特点是三叉神经分布区域出现反复发作的阵发性、短暂性剧烈疼痛，多伴有同侧面肌痉挛。本病多属于中医学"面痛"范畴。

二、辨证分型

（一）风寒偏盛型

主症：面颊阵发疼痛，痛来如闪电，痛后又如常。遇冷风拂面而发生疼痛，得热则痛减。疼痛发作时面色苍白，流泪，不能言语及进食，常用手掌掩面或按摩病处，面部有明显的敏感点。舌质淡或淡红，舌苔薄白，脉浮或弦细。

（二）风热偏盛型

主症：面痛阵发，疼痛剧烈，疼痛可因说话、进食、洗脸等动作刺激而诱发，恶风、发热，咽干咽痛，大便干结，小便黄少。舌质红、舌苔薄黄、脉弦数。

（三）瘀血阻络型

主症：面颊疼痛，阵阵发作，痛如刀割、锥刺，兼有胀痛感，故痛时皱眉、呲嘴，每用手搓揉痛侧面部。病程缠绵，疼痛愈发愈重，发作频繁，迁延日久，久治不愈。舌质紫暗、瘀点，脉细。

三、诊治思路

（一）从传统医学认识病因病机

何教授认为，该病要从风、火、瘀论治，此病多来去突然，患病部位居于面部，符合风性善行数变、易袭阳位的特点。风邪时夹寒邪，时夹热邪，但临床风寒型少见，若因于感受风寒，大多也极易入里化热，当风火相煽，入侵肌体，使气血流行不畅，阻遏经络，郁于空窍，使清空不运而生面痛。三叉神经痛患者多疼痛难忍，面部有火烧火燎感，符合火性炎上火为阳邪的特点。无论是实火还是虚火，均可上扰清空阻碍头面脉络而致面痛。风火相煽，血行受阻，或气郁日久，或是由于外伤致气血流通不畅，凝于头面脉络，发为面痛。除此之外，精神因素也可诱发此病。肝郁气滞，郁久化火，火热风动，风火夹痰上扰致清阳不得舒展。头为诸阳之会，五脏六腑之精华气血皆上聚于头，诸邪气、风、火、痰湿、血瘀于经络，痰阻血瘀，气滞血凝，阻遏经络，不通则痛。

（二）从西医学定位发病部位

三叉神经进入脑桥处是一段长数毫米的裸区，无髓鞘包绕，为中枢神经与周围神经的移行区，此区域受搏动性的血管压迫，即微血管压迫或神经血管冲突致病。这一学说得到很多学者尤其是外科学家和影像学家的支持，目前被广泛接受。在发病机制中，神经"短路"学说一直占有重要地位，该学说认为，由于三叉神经的脱髓鞘改变，裸露的轴突相互靠近，不仅痛觉纤维与非痛觉纤维之间形成"短路"，传入纤维与传出纤维之间也形成"短路"，自发的和异位的神经冲动通过假突触传递（如触觉），都可能被识别为痛觉而导致三叉神经痛。

（三）远端必泻，分经选穴

何教授认为，本病多由三阳经络受邪所致，其病因病机有外伤、内因两方面，但总体来说为久病入络，气滞血瘀。三叉神经感觉分支与三阳经循行基本吻合，手太阳小肠经、手少阳三焦经经络循行部位相当于三叉神经第二支的分布区，手阳明大肠经循行部位相当于三叉神经第三支的分布区，足太阳膀胱经循行部位相当于三叉神经第一支的分布区，足阳明胃经、足少阳胆经循行部位相当于三叉神经第一、二、三支的分布。故取穴以上述经脉之穴与辨证取穴相配合，注重针感传导，使气至病所，既调整了整体，又加强了局部效应，从而取得良好疗效。

四、针法

主穴：四白、下关、地仓、合谷、太冲、内庭。

操作：毫针泻法。针刺宜先远端取穴，局部穴位在急性发作期宜轻刺。

配穴：风寒偏盛型加列缺；风热偏盛型加曲池、外关；瘀血阻络型加内关、三阴交。

五、灸法

铺灸部位：耳前穴区、面颊穴区。

加减：风寒偏盛型加胸脊上穴区；风热偏盛型加曲池穴区；瘀血阻络型加合谷穴区、外关穴区、背俞中穴区、血海穴区。

铺灸药方：面痛散：全蝎、胆南星各50g，伸筋草、天麻、川芎、威灵仙各100g，延胡索60g，麝香2g。

铺灸药方加减：风寒偏盛型加防风、白芷、桂枝各100g；风热偏盛型加防风、薄荷、黄芩各100g；瘀血阻络型加红花、当归各60g。

方法：常规消毒后，蘸姜汁擦拭穴区施灸部位，并均匀撒铺灸药粉覆盖在姜汁擦拭过的皮肤上。再将姜泥拍成饼置于药粉之上，厚约0.5cm，长度和宽度与药粉同。然后将艾绒制成高、宽各约5cm，上窄下宽的艾炷，置于姜饼之上，分多点位点燃，令其自然燃烧，待患者有灼热感或不能忍受时，去掉燃烧的艾炷，更换新艾炷。最后去净艾炷，保留药粉与姜饼，以纱布及胶布固定。待没有温热感时，去掉所有铺灸材料，灸疗完成。每位患者行仰卧位或俯卧位铺灸。前后穴区交替使用，每日1次，每次3壮，留灸1小时，治疗10天为一个疗程，疗程间休息 2 天。

六、中药

处方：三叉神经痛方。

组成：羌活 10g，白芷 10g，黄连 10g，石膏 30g，大黄 10g，藁本 10g，蔓荆子 10g，全蝎 10g，僵蚕 10g，豨莶草 20g，天麻 10g，丹参 20g，白芍 10g，延胡索 10g，三七 10g，甘草 6g。

加减：若疼痛分布在第一支（眼及额部），加羌活、白芷；分布在第二支（面颊、上唇及上齿槽）加柴胡；分布在第三支（下颌、下唇及下齿槽）加熟地黄、枸杞子。根据疼痛的部位不同，酌加引经药及滋阴养血药。

偏风寒者加白附子、细辛、防风；偏风热者加杭菊花、钩藤、石决明；瘀血阻络者加红花、川芎、当归；止痛后面部口唇发麻加黄芪。

方义：方中羌活解表散寒，祛风胜湿止痛；白芷善行头面祛风止痛；黄连清中上焦之火邪；石膏、大黄配伍清泻阳明火邪；天麻息风止痉；藁本、蔓荆子其性走上，疏散头面之风，清利头目，引药上行；全蝎、僵蚕搜风通络止痛；豨莶草散风清热；丹参、三七活血通络；延胡索活血、行气、止痛；白芍合甘草缓急止痛。诸药配合共奏疏风清热、化瘀止痛之功。

七、典型案例

马某，女，76 岁。初诊日期：2009 年 6 月 9 日。

主诉：左侧面部 2 月。

现病史：患者自诉偶感风寒后，左侧面部疼痛 2 月余，起初未予重视，但疼痛加重，发作次数频繁，疼痛时间持续延长，遂前往外院诊治，被诊断为"三叉神经痛"，予卡马西平治疗 1 周无效转到我院针灸科。

症见：患者左侧面部疼痛阵作，漱口洗脸易诱发针刺样灼痛，心烦急躁，眠少梦多，舌红，苔薄黄，脉细数。

中医诊断：面痛。证型：热偏盛，络脉瘀滞。

西医诊断：三叉神经痛。

治则：疏风清热，化瘀止痛。

针刺：取下关、四白、照海、少府、三阴交穴，下关、四白用捻转泻法，照海捻转补法，余穴平补平泻，每日1次。

方药：三叉神经痛方：羌活10g，白芷10g，黄连10g，石膏30g，大黄10g，藁本10g，蔓荆子10g，全蝎10g，僵蚕10g，豨莶草20g，天麻10g，丹参20g，白芍10g，延胡索10g，三七10g，甘草6g。共7剂，每日1剂，水煎分服。

治疗10天后患者面部疼痛消失，随访至今未见复发。

【按语】三叉神经痛是以三叉神经分布区上现放射性、烧灼样抽掣疼痛为主症的疾病。其是临床上最典型的神经痛，多发于40岁以上的女性，有原发性和继发性之分。其中原发性三叉神经痛是神经系统常见病，西医学对其发病机制众说纷纭，一般认为与三叉神经后根受到压迫损害，产生脱髓鞘变化，在相邻纤维间形成伪突触出现短路，从而产生感觉性癫痫样痛性放电有关。西医学证明针刺可兴奋人体的内在镇痛系统，而且能改善病变局部微循环及神经营养状态，消除或减轻炎症，清除代谢产物，提高痛阈，缓解痉挛。

慢性胆囊炎

一、概述

慢性胆囊炎是指胆囊持续的、反复发作的炎症过程，临床表现为右上腹疼痛，或伴右肩背部放射痛，可伴恶心、呕吐、嗳气、反酸、厌食油腻等消化不良症状。腹部检查可无明显体征，或仅有右上腹轻压痛，Murphy征或呈阳性。B超检查显示胆囊壁增厚，欠光滑（甚至毛糙），或见强回声团及声影表现。本病属于中医"胁痛""痞满"等范畴。

二、辨证分型

（一）肝胆气郁

主症：胁肋胀痛，走窜不定，甚则连及胸肩背，每因情志不畅而疼痛加重，胸闷，善太息，得嗳气则舒，饮食减少，脘腹胀满。舌苔薄白，脉弦。

（二）气滞血瘀

主症：右胁刺痛较剧，痛有定处拒按，入夜尤甚，或胁下有积块，面色晦暗，舌质紫暗，或舌边有瘀斑，脉沉弦。

（三）肝胆湿热

主症：右胁胀满疼痛，触痛明显而拒按，胸闷脘痞，纳呆、厌食油腻、恶心呕吐，大便黏滞，或见黄疸。舌红苔黄腻，脉弦滑。

（四）肝阴不足

主症：胁肋隐隐作痛，绵绵不已，遇劳加重，口燥咽干，急躁易怒，胸中烦热，头晕目眩，午后低热。舌红少苔，脉细数。

（五）肝郁脾虚

主症：右胁隐隐胀痛，胃脘胀闷，善太息，嘈杂，嗳气，食欲不振，身困乏力，便溏。舌质淡，脉弦细。

三、诊治思路

（一）疏肝解郁是基本法则

"不通则痛"是疼痛的基本病机。故胁痛之发，必有胁肋部位经脉之郁滞不畅。肝与胆互为表里，经脉同布胁肋，肝的疏泄功能直接控制和调节着胆汁的排泄，且胆汁为肝之"余气"所化，肝疏泄正常，则胆汁排泄畅达，反之，肝失疏泄导致胆汁排泄受阻，胆汁瘀积，形成实邪，即所谓"不通则痛"。临床上常见慢性胆囊炎表现为肝郁气滞证，症见右胁下及上腹胀闷疼痛，甚者牵涉肩背，伴见食少嗳气，口苦咽干，大便干燥，排便不爽，舌红或淡红，苔薄白，脉弦。故张景岳说："胁痛之病，本属肝胆二经，以二经之脉皆循胁肋故也。"其他经脉所致之胁痛，则是因"邪在诸经，气逆不解，必以次相传，延及少阳、厥阴乃至胁肋疼痛"。说明肝气郁结是胁痛最基本的病机，其他因素必涉及肝胆才会出现胁痛。肝郁解则胆汁利，故疏肝解郁是治疗胁痛最基本、最常用的治法。何教授认为临床胁痛发病虚实复杂，其治疗应结合辨证采取多种方法。如肝胆郁热者，需在疏肝解郁的基础上兼以清热，大便秘结者，又宜通腑泻下；若属肝胆湿热，则宜疏肝利胆兼清热利湿；瘀血停着者，需兼用活血化瘀之品；肝阴不足者，需兼用滋阴柔肝养血之法；脾虚肝郁者，既需疏肝以解郁，又要健脾以补虚。因而清热、利湿、泻实、补虚各法，需随证而施。

（二）胆主疏泄，以通为用

胆主疏泄是胆腑生理功能活动的基本特征，胆为六腑之首，《素问·五脏别论篇》曰："六腑者，传化物而不藏，故实而不能满也。"故胆囊有"泻而不藏"的生理特点，及时排空其内容物，保持通畅，并不停地传递，才能以降为顺，以通为用。慢性胆囊炎之所以难得速愈，除病原体耐药、患者体质等原因外，胆汁排泄不畅是最主要的因素。《吕氏春秋·尽数》曰："流水不腐，户枢不蠹，动也。形气亦流。形不动则精不流，精不流则气郁。"所以运用利胆的方法，增加胆汁的分泌，加强胆囊的收缩，松弛胆道括约肌，提高胆囊的排泄率，是治疗胆囊炎的重要环节。但利胆药物对不同病人的疗效却不尽相同，这是由于个体之差异，也可以说是证型不同的结果。证型不同，病机各异，利胆之法，亦当有别。《景岳全书·胁痛》云："病在本经者，直取本经；传自他经者，必拔其所病之本。辨得其真，自无不愈矣。"故治疗胆囊炎的重点是利胆，而利胆的关键，在于正确的辨证。如利胆退黄的名方茵陈蒿汤，对属于实证的胆囊炎患者，可显著提高其胆囊收缩率。但对脾虚型胆囊炎患者则不然，不仅不提高，反而使其胆囊收缩率降低，这可能是由于泻下作用使脾虚加重，胆囊平滑肌收缩力更弱的结果。说明辨证准确是提高胆囊收缩率的关键。只有"辨得其真"，才能取得好的疗效。

（三）胆与精神情志活动密切相关

慢性胆囊炎的发作与情绪波动有非常密切的联系。临床所见本病大多与肝气郁结相关，因肝与胆表里相合，且胆附于肝，胆助肝之疏泄，可疏导条达全身气机并资助脾胃运化功能。若肝气郁滞，胆亦常受累，致气机郁滞而排泄不利。《素问·灵兰秘典论》说："胆者，中正之官，决断出焉。"《灵枢·论勇》："勇士者……其胆满以傍，怒则气盛而胸张……此勇士之由然者也……怯士者……其胆不满而纵，肠胃挺，胁下空，虽方大怒，气不能满其胸……此怯士之所由然者也。"《灵枢·邪气脏腑病形》："胆病者，善太息，口苦，呕宿汁，心下，恐人将捕之。"从生理、病理两个方面均明确指出胆与人之勇怯相关，也就是说胆有"主决断"功能，胆气与肝气共同调节人体之情志。因此治疗慢性胆囊炎一定要调畅患者情志，避免急躁易怒，保持心情愉快，人的气机通畅，气血调和，肝的疏泄正常，胆汁就不易潴留。针刺选取足厥阴肝经太冲、行间穴，以舒调肝气；药物选用柴胡、木香疏肝理气。

同时在人体的精神情志活动中胆与心的关系亦不容忽视，《内经》曰"胆气通于心"，胆壮则心气足，精神内安；胆虚则神自怯，心神失养，惊怯内生。胆主决断，其气易虚，因胆虚气怯而引起的胆怯、惊悸为主的一系列证候，多因七情内伤或因气虚累及胆腑所致。主要表现为胆怯，怔忡，常易惊恐，遇事不决，夜寐不安，多梦，气短乏力，可伴有胁肋隐痛等。胆气虚证日久失治，常影响心气，导致心胆气虚证，出现胁下隐痛、筋脉挛缩、耳鸣耳聋等症，这在慢性胆囊炎病人中常见。在治疗上，"欲壮其胆，舒其气"，气和则神安。明·李梃在《医学入门》中亦说："心与胆相通，心病怔忡宜温胆，胆病癫狂战栗宜补心。"方选酸枣仁汤加减，酸枣仁、郁金、川芎三药疏胆降气、养心安神为主药；知母、丹参、茯苓、柏子仁育阴除烦；心悸甚者加生地、麦冬、太子参补心气、养心阴；汗多者加五味子、白芍以酸涩敛汗，失寐重症者加夜交藤、合欢花以增养心安神之功。

（四）早期治疗，既病防变

"病在胆，逆在胃"，肝胆与脾胃同属中焦，肝胆气逆最易犯胃侮脾，造成肝木乘脾，脾胃不运，湿食停聚，蕴生湿热，反滞于肝胆，或胆汁郁滞而化热，应早期治疗，防止湿热瘀积，湿热瘀滞肝胆日久则热结、血结而成砂石，形成胆结石、胆囊息肉。故慢性胆囊炎病人多有口苦咽干、右胁灼热胀痛、舌红等胆经郁热的临床表现。"见肝之病，当知肝传脾"，肝胆疏泄失常，致木不疏土，脾气失运，浊邪壅塞，升降失常，饮食稍有不慎，既可导致土壅，又可反侮肝木，所以木不疏土，土壅困木，互为因果，长期反复不愈，故临床上本病常虚实并见，辨证施治时应注意气血虚实之别。

四、针法

主穴：胸 8~11 夹脊穴、神门、太冲、三阴交。

操作：常规消毒后，胸 8~11 夹脊穴针尖 75°角向脊神经根方向斜刺，神门、三阴交捻转补法；太冲捻转泻法。

配穴：肝胆气郁加行间、期门；气滞血瘀加膈俞、肝俞；肝胆湿热加阴陵泉、胆俞；肝阴不足加血海、阴郄；肝郁脾虚加足三里、行间。

五、灸法

铺灸部位：期门穴区、章门穴区、背俞中穴区、胆囊穴区。

铺灸药方：舒肝利胆散（柴胡、郁金、香附、金钱草、茵陈、丹参各 100g，大黄、枳实、甘草各 60g）。

铺灸药方加减：肝胆气郁加枳壳、陈皮；气滞血瘀加桃仁、红花；肝胆湿热加黄芩、山栀；肝阴不足加知母、白芍、生地、女贞子；肝郁脾虚加白术、茯苓。

铺灸方法：患者取仰卧位或俯卧位（采取隔日选一个部位交替施灸），经期可灸。先姜汁擦施灸部位，在施灸部均匀撒中药散末覆盖局部皮肤，厚度为 1mm，宽约 5cm。然后把姜泥置于药粉末之上，厚约 0.5cm。再在姜泥之上放置上窄下宽的艾炷，依所灸部位大小，将其顶端分部点燃，有温热感以病人自觉舒适为度，待其不能忍受灼热感时去艾炷，换新艾炷，三柱为一次治疗。最后取尽艾炷，可保留药末与姜泥，再以胶布固定，保留 1~3 小时，待没有温热感为宜，去掉剩余铺灸材料。每 15 次为一个疗程，一个疗程后休息一周，持续治疗 6 个月为最佳疗程。

六、中药

处方：柴胡疏肝散加减。

组成：柴胡 10g，白芍 10g，枳实 10g，鸡内金 10g，龙胆草 10g，郁金 10g，佛手 10g，木香 10g，川楝子 10g，延胡索 10g，茵陈 20g，香附 10，甘草 6g。

加减：肝郁气滞型加青皮、陈皮、川芎；肝经湿热型加虎杖、茵陈、大黄、栀子；瘀血阻络型加桃仁、赤芍、红藤、延胡索。

方义：柴胡入肝胆经，疏肝解郁，引药入肝经，白芍养血柔肝，缓急止痛，与柴胡为伍补肝养血，条达肝气；枳实行气解郁破结，与柴胡一升一降，加强舒畅肝气；鸡内金健胃消积，化坚消石；木香行气止痛，和延胡索加强止痛之力；香附疏肝解郁加强理气之功；甘草调和诸药，缓急止痛。

七、典型案例

陈某，男，32 岁，初诊日期：2017 年 9 月 18 日。

主诉：右上腹间断性疼痛 5 年伴加重 2 周。

现病史：患者因长期饮食油腻，右上腹反复疼痛，胃脘部胀满反酸，口干、口苦，遂去医院腹部彩超检查示：慢性胆囊炎（胆囊壁毛糙，壁厚 2~3mm）。自行口服消炎利胆片症状未见明显改善，前来门诊就诊。

症见：右上腹间断性疼痛伴恶心，无呕吐，夜寐不安，小便色黄，大便秘结难行，舌质红苔白腻，脉弦细。

中医诊断：胁痛病。证型：肝胃不和，湿热蕴结。

西医诊断：慢性胆囊炎。

治则：疏肝和胃，清利湿热。

方药：柴胡疏肝散加减：柴胡 10g，郁金 10g，鸡内金 10g，茵陈 20g，龙胆草 10g，白芍 10g，川芎 10g，丹参 20g，香附 10g，延胡索 10g，制鳖甲 15g，牡蛎 12g，炒酸枣仁 20g，首乌藤 20g，大黄 5g，炙甘草 6g。7 剂，每日 1 剂，水煎服，取汁 300ml，早晚饭后 1 小时服用，嘱患者清淡饮食。

复诊：右上腹疼痛缓解明显，仅生气后略感不适，睡眠改善明显，无口苦口干，大便质软通畅，小便正常，舌质红苔薄，脉细，调整上方：去牡蛎、首乌藤、鸡内金、制鳖甲，加佛手 10g、香橼皮 10g、厚朴 10g。

继服 10 剂后，患者神色气质佳，现已无右上腹疼痛，睡眠好，大小便正常，嘱患者低盐低脂饮食，3 个月后随访，症状无复发。

【按语】慢性胆囊炎病情缓而病程长，单纯利胆、消炎药物疗效不够理想。中医辨证论治是从具体病人对疾病的整体综合反应状态出发而采取的相应治法，且中药复方不易产生耐药性，加上针灸、推拿、理疗等综合措施，一般疗效较好。故以之为治疗慢性胆囊炎的主要手段。但对伴有细菌或寄生虫感染者，配合具有针对性的抗菌或驱虫药物，则可明显提高疗效。西药的利胆、制酸、助消化及解痉镇痛药物，具有缓解症状、促进康复的作用。根据病人的具体情况，适当配合应用，亦可获得较好疗效。对个别有严重并发症者，则应酌情采取手术治疗。

慢性结肠炎

一、概述

慢性结肠炎是一种慢性、反复性、多发性的以结肠、乙状结肠和直肠为发病部位的肛肠病。临床上一般分为两大类，即特异性结肠炎和非特异性结肠炎。而慢性非特异性溃疡性结肠炎是一种原因不明的慢性结肠炎，以溃疡为主。临床以腹痛，腹泻，黏液血便，里急后重，大便次数增多、不成形、粪质稀薄，迁延不愈超过 3 周和反复发作为特点，是一种严重危害人类健康的疾病。其病变主要累及直肠黏膜、乙状结肠黏膜。其发病与免疫调节失常、遗传、感染、精神因素有关。本病属于中医学"泄泻""肠澼""下利""肠风""痢疾""内疡"等范畴。

二、辨证分型

（一）脾胃虚弱型

主症：肠鸣，便溏，腹部隐痛，粪便夹有不消化食物或黏液脓血，胸闷，纳呆，神疲乏力。舌质淡，苔白或白腻，脉濡缓。

（二）湿热蕴结型

主症：身热，腹痛，腹泻或里急后重，粪便夹有黏液脓血。舌质红，苔黄腻，脉滑数。

（三）肝郁脾虚型

主症：腹痛即泻，泻后痛减，或见胁肋胀满，胸闷纳呆，发病常与情志变化有关。舌苔薄白或苔黄，脉弦细。

（四）脾肾阳虚型

主症：泄泻日久，畏寒肢冷，腰膝酸困，肠鸣泄泻多在五更。舌淡，舌体胖大，苔薄白，脉沉细无力。

三、诊治思路

（一）中西互参，辨证明确

慢性结肠炎病程较长，病情缠绵难愈。其发病病位在大肠，主要病变脏腑包括脾、胃、肾，主要病机为脾肾阳虚，湿浊内盛，虚实夹杂。西医学检查本病病变主要在大肠黏膜和黏膜下层，可形成黏膜充血水肿、小片状糜烂、血管纹理粗乱、网状结构消失等，病变多发生于直肠及乙状结肠，是一种病因不明的直肠和结肠慢性炎性疾病。中医认为本病的发生主因外感暑热寒湿，或内伤饮食生冷，损伤脾胃，导致脾胃虚弱，运化失常，水湿内生，传注大肠而成泄泻；湿邪郁而化热，湿热下迫，则有里急后重之症；湿热蕴结肠道，灼伤血络，则大便脓血黏液；"久病必瘀"，本病迁延日久，常有瘀血证候存在，可见腹痛而有定处，舌质暗红或有瘀点、瘀斑，结肠镜检查可见肠黏膜充血水肿，甚至出血糜烂等病理改变，也证实了血液瘀滞的存在；病情迁延日久必损及肾，终至脾肾阳虚，则见五更泄泻。实验室检查大便中可有白细胞，或大便培养有致病菌生长，或大便菌谱分析有肠道菌群失调表现，此与中医之虚、实证候又有一定内在联系。如有细菌感染者，中医辨证多属实证为主；而有菌群失调者，又多以虚证为主。故临床只有辨证与辨病结合，才可真正辨明其疾病的本质，为正确治疗打下良好基础。

（二）肝气乘脾，累及肠道

何教授认为肝气乘脾是引发慢性结肠炎的重要因素，其病因主要在于情志不遂，肝脾不和。因"肝为起病之源，脾为传病之所"，盖肝脾二脏在生理上相互协调，相互为用；在病理上则相互影响。肝主疏泄，性喜调达而恶抑郁，肝的疏泄功能正常，则脾胃气机升降有序，水谷精微得以输布。若肝失条达，横逆克脾犯胃，脾胃运化失常，脾失健运，清气不升，而脾虚者又易遭肝木侮克而气机壅滞，故每因忿怒或抑郁，则发生腹痛泄泻。症见心烦易怒，肠鸣纳差，腹痛腹胀，大便溏泻，夹有黏液，舌红脉弦。张景岳云："凡遇怒气便作泻者，必先以怒时夹食，致伤脾胃，故但有所犯，即触而发，此肝脾二脏之病也。"近年来研究也提示，肝疏泄功能与神经及内分泌关系密切，参与消化系统、神经－体液功能的一部分。治疗擅长应用痛泻药方加减，使脾运得健，肝气调达，湿邪外出，泄泻自止。同时也要注意到本病为"炎"症为病，故在发作期加入经验用药黄连、蒲公英，以清热消炎。对于久泻久痢者，配合附子理中汤加减。如肠镜发现溃疡，则应加入收敛生肌之生龙牡、乌贼骨、煅瓦楞等。对于免疫力低下之人，重在补气，应重用黄芪、白术等。

针刺治疗多用背俞穴，如肝俞、脾俞、大肠俞、肾俞，其中脾俞是脾气转输、输注之所，为治疗脾病的重要腧穴，能补脾阳、益营血。《千金方》云："虚劳尿白浊，灸脾俞一百壮。"《针灸大成》："主腹胀，引胸背痛，多食身瘦……黄疸，善欠，不嗜食。"肝俞疏肝理气，益于脾气升发；大肠俞直接调理肠腑气机，《备急千金要方》曰："治风，腹中雷鸣，肠游泄利，食不消化，小腹绞痛，腰脊疼强，或大小便难，不能饮食。"肾俞补益一身之阳气，脾气得健，达到祛湿止泻之效。

（三）辛开苦降，寒热并用

何教授认为慢性结肠炎是由多种原因引起的病程演变缓慢的一种常见疾病。主症有腹痛、腹泻及黏液脓血便，反复发作，缠绵难愈，病因病机错综复杂。一般而言，由于久泻久痢，先伤及脾，脾运化失职，久而及肾。脾藉肾阳以蒸腐水谷，故谓之"脾阳根于肾阳"。脾肾两虚，湿热则内生，故慢性结肠炎多见寒热错杂。对于寒热错杂之证，《灵枢·师传》篇就早有记载"胃中寒，肠中热则胀而且泄；胃中热，肠中寒则疾饥，小腹痛胀"，有"胃欲寒饮，肠欲热饮"形成寒热错杂的病证。临床常用辛开苦降法，苦寒与辛温同用。辛温药属阳，有升散阳气、开发腠理的作用，而苦寒药属阴，有清解通降、沉敛下行作用。辛温和苦寒两种不同药性的药物相配，则能调畅气机，使升降得宜，气化复常。

常用药物黄芩、黄连、白芍、桂枝、干姜、陈皮等，既能清除湿热病邪，又能疏理气机，调整脏腑功能。从西医学观点来看，苦寒清热药大多具有抗菌抑菌作用，以祛邪为主；辛温通阳药则以调整脏腑功能为主。缓解期以健脾阳、益中气为主，燥湿为辅。方用四神丸加减，方中重用补骨脂以补肾助阳、温脾止泻；肉豆蔻涩肠止泻，温中行气；生姜、大枣补脾益胃。同时治疗期间及时根据患者病情变化随证加减，控制复发率。

何教授亦根据本病寒热错杂证型灵活应用针刺手法，即予以补泻兼施。肝俞、大肠俞行捻转泻法，以通利肠腑气机；肾俞、脾俞行捻转补法，补益脾肾，祛除体内湿热之邪，从而达到扶正祛邪、标本同治的功效。

四、针法

主穴：肝俞、脾俞、大肠俞、肾俞、命门、太冲、合谷。

操作：嘱患者取俯卧位，取直径 0.30mm、长 25~50mm 毫针，局部常规消毒后直刺，肝俞、大肠俞行捻转泻法，肾俞、脾俞行捻转补法。

配穴：脾胃虚弱型加天枢、中脘、气海；湿热蕴结型加下脘、内庭；肝郁脾虚型加胃俞、足三里、行间；脾肾阳虚型加关元、太溪。

五、灸法

铺灸部位：中脘穴区、胃肠穴区。

加减：脾胃虚弱型加背俞下穴区；湿热蕴结型加神阙穴区；肝郁脾虚型同脾胃虚弱型；脾肾阳虚型加关元穴区。

铺灸药方：止泻散（白术、苍术、茯苓、山药、车前子、葛根、桔梗、炙甘草各 100g）。

铺灸药方加减：脾胃虚弱型加党参、芡实各 100g；湿热蕴结型加黄连、秦皮各 100g；肝郁脾虚型加防风、柴胡各 100g；脾肾阳虚型加补骨脂、吴茱萸各 100g。

铺灸方法：患者取仰卧位或俯卧位（采取隔日选一个部位交替施灸），经期可灸。先用姜汁擦施灸部位，在施灸部均匀撒中药散末覆盖局部皮肤，厚度为 1mm，宽约 5cm。然后把姜泥置于药粉之上，厚约 0.5cm。再在姜泥之上放置上窄下宽的艾炷，依所灸部位大小，将其顶端分部点燃，有温热感以病人自觉舒适为度，待其不能忍受灼热感时去艾炷，换新艾炷，三炷为一次治疗。最后取尽艾炷，可保留药末与姜泥，再以胶布固定，保留 1~3 小时，待没有温热感为宜，去掉剩余铺灸材料。每 15 次为一个疗程，一疗程后休息 1 周，持续治疗 6 个月为最佳。

六、中药

处方： 痛泻要方加减。

组成： 白术 10g，白芍 10g，陈皮 10g，防风 10g，柴胡 10g，升麻 10g，葛根 10g，桂枝 10g，干姜 10g，丹参 20g，蒲公英 20g，茯苓 10g，炒薏苡仁 30g，黄芩 10g，黄连 10g。

加减： 脾胃虚弱型加黄芪、党参；湿热蕴结型加白头翁、凤尾草；肝郁脾虚型加木香、乌药；脾肾阳虚型加益智仁、附子、肉桂。

方义： 方中白术苦甘而温，补脾燥湿以治土虚；白芍酸寒，柔肝缓急止痛，与白术相配，于土中泻木；陈皮辛苦而温，理气燥湿，醒脾和胃；防风具升散之性，与白术、白芍相伍，辛能散肝郁，香能舒脾气，且有燥湿以助湿邪之功，又为脾经引经之药，故兼具佐使之用；柴胡、升麻、葛根升阳止泻，柴胡配黄芩可和解少阳；桂枝配干姜可温脾散寒；丹参活血补血；蒲公英清热解毒；茯苓、炒薏苡仁既可利水渗湿又能建运脾胃；干姜温胃止呕；黄芩、黄连清泄中焦湿热。诸药相合共奏补脾柔肝，调和气血之功。

七、典型案例

张某，女，46 岁。初诊日期：2003 年 7 月 28 日初诊。

主诉： 左下腹疼痛伴腹泻 4 天。

现病史： 患者于 4 天前早上因食隔夜剩菜，突发左下腹疼痛，略有恶心、伴腹泻，无呕吐，反酸，无黄疸、发热、寒战等。自行服用氟哌酸胶囊 0.2mg，每日 2 次；阿莫西林 0.5mg，每日 3 次，腹痛症状稍有缓解，但左下腹疼痛仍明显，遂来我院门诊，急查腹部彩超：肝脏弥漫性病变（脂肪肝），余无异常。

症见： 患者精神差、休息不佳，大便稀溏，5~7 次 / 日，泻下物为未消化并伴有酸臭味，小便正常。观其舌脉，舌质红绛伴有芒刺、无苔舌中有裂纹，脉象沉细。

中医诊断： 泄泻。证型：寒邪内阻型。

西医诊断： 慢性结肠炎急性发作。

治则： 温阳散寒止痛。

针刺： 脾俞、大肠俞、肾俞、命门、太冲、合谷、足三里。针刺方法：合谷、太冲常规针刺，余穴均采用温针灸法。每 7 天为一个疗程，治疗 3 周期。

药物铺灸疗法： 止泻散加党参、白术各 100g，嘱患者取仰卧位或俯卧位（采取隔日选一个部位交替施灸），经期可灸。按照操作法方进行，每 15 次为一个疗程，一个疗程后休息 1 周，嘱患者治疗 3 周期观察疗效。

1 个疗程后，患者自诉腹痛次数减少，大便次数减少，3~4 次 /日，胃口尚可，余未有其他不适。停普通针刺，继续进行药物铺灸 2 个疗程，治疗后患者无腹痛腹泻，精神佳，气色红润，无其他身体不适。嘱其清淡饮食、勿贪凉。食疗保养一月余，半年后随访，症状无复发。

【按语】 慢性结肠炎病程较长，多为虚实夹杂之证，临床一定要辨病辨证相结合，运用综合疗法，同时也要注意饮食起居，少食辛辣之物，不要贪凉饮冷，少服滋腻之品。平时要劳逸结合，防止外感。最后注意调节情绪，慢性结肠炎属于心身疾病，情绪变化可以诱导发作。

慢性萎缩性胃炎

一、概述

慢性萎缩性胃炎是以胃黏膜上皮和腺体萎缩，黏膜变薄，黏膜肌层增厚及伴有肠上皮化生，不典型增生为特征的常见慢性消化系统疾病，其中肠上皮化生，被认为是萎缩典型标志及癌变前兆。本病可归属于中医学"胃脘痛""痞满""胃痞""嘈杂"等范畴，病位在胃，病因以饮食失调、七情失和、劳倦过度、先天禀赋不足、外邪犯胃等多见。

二、辨证分型

（一）脾胃虚寒型

主症：胃脘隐隐作痛，绵绵不断，喜暖喜按，得食则减，呕吐清水，纳少，乏力神疲，手足欠温，大便溏薄。舌质淡，苔薄白，脉细弱。

（二）脾胃湿热型

主症：胃脘胀痛明显，嗳气，嘈杂，口中黏腻，或口苦口臭，大便不畅，胸闷痞塞，纳差，食后胀痛加重，头身沉重，有时口舌糜烂。舌质稍红，齿龈色黑或暗，苔黄厚腻或黄白腻，脉弦滑。

（三）脾胃阴虚型

主症：胃脘隐隐灼痛，烦渴思饮，口干咽燥，胃中嘈杂灼热，大便干结，头昏寐差，食少，纳呆，乏力，齿龈色黑或淡，咽充血。舌质浅绛，苔少或薄黄，脉弦细或细数。

（四）肝胃不和型

主症：胃脘胀满攻撑作痛，痛连两胁，胸闷嗳气，善太息、呕哕，有时泛酸或苦水，心烦易怒，头昏寐差，多梦，大便不畅，或便溏或便秘，性情易于激动，每于生气后发病，齿龈色暗或黑，咽充血。舌质淡红，苔薄黄或薄白，脉弦。

（五）瘀血阻络型

主症：胃脘痛如针刺或刀割，痛处固定，拒按，或钝痛，或胀痛，嗳气，太息，嘈杂泛酸，或见呕血、黑便，齿龈色暗或黑，咽充血。舌质紫暗或有瘀斑，苔薄，脉沉或沉细涩。

三、诊治思路

（一）脾胃虚弱贯穿于发病始终

何教授认为本病是一种虚实相兼的病变，脾胃虚弱贯穿发病之始终。脾胃同居中焦，脾主运化，胃主受纳，共司饮食水谷的消化、吸收与输布。脾主升清，胃主降浊，清升浊降则气机调畅；胃为阳土，喜润恶燥，为五脏六腑之源，主受纳、腐熟水谷，其气以和降为顺，不宜郁滞；肝主疏泄，调节脾胃气机。肝气条达，则脾升胃降气机顺畅。慢性萎缩性胃炎的病位在胃，涉及肝脾等脏腑。慢性萎缩性胃炎大多患病日久，脾胃虚损是最主要的本虚病机。而脾胃功能的正常发挥，有赖于脾胃之气的旺盛充足。脾胃的损伤，首先表现为脾胃功能受到影响，临床可见食少纳呆、短气乏力等气虚之症，可见其脾胃虚弱，又当以气虚为主。脾胃气虚，久则因气虚及阳，而致脾胃虚寒；或因气虚运化不力，生化乏源，胃阴受损，胃体失养，表现为胃阴不足之候；或因肝气来乘，气机升降失常，运化失职，表现为肝胃不和之症。脾胃气滞日久，郁而化热而致郁热内生；脾胃气虚，运化失司，水谷不能运化而为痰湿；由于脾虚推动无力，或气滞血瘀，而致病久胃腑气滞血郁，胃络血瘀等。所以常兼有气郁、湿热、血瘀等病理因素，由本虚而致标实。

　　总之，慢性萎缩性胃炎是虚实夹杂的病理特点，虚者重在脾胃虚弱和胃阴不足；实者主要有肝郁、湿热、瘀血阻滞。瘀血若滞留不去，气机更加不畅而涩滞。血瘀、郁热反过来又会损伤脾胃，加重脾胃虚弱，从而形成恶性循环。滞与瘀互为因果，互相影响。甚或气虚及阳，阴寒内生，血脉不温，都可使血渐变坏证而致肠化、上皮内瘤变、癌变等。

（二）久病入络

　　西医学认为，慢性萎缩性胃炎是由多种因素造成的，一般认为与周围环境的有害因素及易感体质有关。物理性、化学性及生物性有害物长期反复作用于易感人体时，即可引起本病。病因持续存在或反复时，即可形成慢性病变，并致胃黏膜萎缩。何教授认为本病多为慢性，活血化瘀法是治疗慢性萎缩性胃炎的重要法则。

　　应用活血化瘀法来治疗慢性萎缩性胃炎的依据，除本病的血瘀型符合中医的辨证论治原则外，据纤维内镜所见，本病的胃黏膜有局部缺血性改变，即黏膜颜色苍白或红白相间，黏膜变薄，腺体萎缩以及颗粒结节、肠上皮化生等改变。活血化瘀方药能改善微循环，增加局部血液供应，有利于病变的修复。此外，萎缩性胃炎中的 A 型，可能与自身免疫有关，其特点是抗壁细胞抗体及（或）抗内因子抗体可阳性，血清胃泌素增高，胃炎的病变部位比较广泛，胃体部较重而胃表部较轻或正常，胃酸较低或阙如。有报道某些活血化瘀药如以桃仁、红花、当归、赤芍、益母草、大黄、甘草组成的复方制剂（免疫 1 号方）可能抑制免疫反应或调节免疫功能，对于这一萎缩性胃炎的治疗，可能有所裨益。

（三）炎症必消，久病防变

慢性胃炎演变为胃癌的一般过程为：浅表性胃炎－慢性萎缩性胃炎－胃黏膜肠上皮化生－胃黏膜不典型增生－胃癌。1978 年，世界卫生组织（WFO）将慢性萎缩性胃炎列为癌前状态，而慢性萎缩性胃炎基础上伴发不完全肠腺化生和（或）中、重度不典型增生则被视为癌前病变。何教授认为癌前病变具有发展成肿瘤的潜在趋势，有效治疗慢性萎缩性胃炎可以预防癌变的发生。结合治未病理论，则为既病防变阶段，本阶段拟欲病救萌，防微杜渐，故而在慢性萎缩性胃炎阶段应做到早诊治，防传变，防成癌，促转归。对于此阶段的患者，做好健康教育，解除思想顾虑，坚持治疗更为重要。

（四）善用针法，灸药结合

关于本病的针灸治疗，早在《灵枢·胀论》中就有明确记载，"三里而泻，近者一下，远者三下""三而不下，必更其道，气下乃止，不下复始，可以万全"以及"明知逆顺，针数不失"等，这里提出针刺的穴位（足三里）、手法（泻法）以及更换穴位，掌握针刺次数等。另外，还强调了选用腧穴，根据病情的虚实，妥善施行补泻的重要性，如《灵枢·海论》指出："审守其输，而调其虚实，无犯其害，顺者得复，逆者必败。"何教授根据以上论据及脾胃的生理、病理特点，并结合大量实践经验，认为本病与脾经、胃经和肝经的关系较为密切，其病机多为肝胃不和、脾胃虚弱或虚寒以及胃阴不足等，在治疗上必须根据经络脏腑的关系和穴位的特性，当泻者泻，当补者补，重点在于疏导经气，调和脾胃。治疗善用苍龟探穴针法，配合药物铺灸和中药内服，取得良好治疗效果。

四、针法

主穴：中脘、足三里、脾俞、胃俞。

操作：嘱患者仰卧位，取直径 0.30mm、长 25~50mm 毫针，局部常规消毒后，中脘行苍龟探穴法，先将针进至地部，得气后复将针提至天部，变换针尖方向，依先上后下、自左而右的顺序，向上刺向上脘、向下刺向下脘、向左右分别刺向梁门，每一个方向都分天、人、地部三部边捻边进，逐渐深入，然后一次退至浅层，改换方向，依法再针。本针法如苍龟入土探穴，向四方反复钻剔透刺，使针感连续出现，时间延长。足三里、脾俞、胃俞针刺得气后行补法，背部穴位不留针，其余穴位留针 30 分钟。

配穴：脾胃虚寒加上脘、气海；脾胃湿热加阴陵泉、内庭；脾胃阴虚加三阴交、梁门；肝胃不和加肝俞、太冲；瘀血阻络加血海、膈俞。

五、灸法

铺灸部位：中脘穴区、背俞中穴区、胃肠穴区。

加减：脾胃虚寒加神阙穴区；脾胃湿热加阴陵泉穴区；脾胃阴虚加三阴交穴区；肝胃不和加章门穴区；瘀血阻络加血海穴区。

铺灸药方：慢性胃炎散（党参、白术、茯苓、木香、砂仁、延胡索、厚朴、丹参、蒲公英各 100g，炙甘草 60g）。

铺灸方法：①先取仰卧位，灸中脘穴区、胃肠穴区；后取俯卧位，灸背俞中穴区。②每日 1 次，每次 3~5 壮，用补法，留灸 1~2 小时，7 次为一个疗程。

六、中药

处方：慢性胃炎散加减。

组成：党参 10g，白术 10g，茯苓 10g，炙甘草 9g，木香 10g，砂

仁 10g，厚朴 10g，延胡索 10g，丹参 10g，蒲公英 10g。

加减：脾胃虚寒加桂枝、黄芪；脾胃湿热加白扁豆、薏苡仁；瘀血阻络加川芎、益母草；肝胃不和加柴胡、川楝子；脾胃阴虚加沙参、麦冬。

方义：方中党参、白术、茯苓、炙甘草健脾益气以治本；木香、砂仁、厚朴理气通络，消胀化食而止痛；延胡索、丹参活血化瘀，通络止痛，并可改善胃部血液循环，促进炎症消散；蒲公英消炎通络，以消除胃部炎性水肿、糜烂等病理改变。

七、典型案例

患者，男，44 岁。初诊日期：2008 年 4 月 6 日。

主诉：胃脘胀满不适 3 年，加重 1 个月。

现病史：3 年前生气后出现胃脘胀满不适，饭后或生气后加重，食少纳呆，嗳气频频，疲乏无力，消瘦，体重 3 年内下降 10kg，大便时干时稀，每日 1 次。1 个月前因生气后上述症状加重，2008 年 3 月 2 日查胃镜：慢性萎缩性胃炎。病检：慢性萎缩性胃炎（中重度）伴肠化（中度）及灶性异性增生。经中西医结合治疗效果不明显，今来我科。

症见：胃脘胀满不适伴上腹部轻度压痛，舌质淡、苔薄白略腻，脉弦细。

中医诊断：胃脘痛。证型：中虚气滞型。

西医诊断：慢性萎缩性胃炎。

针刺：中脘、足三里、脾俞、胃俞、气海。方法：中脘行苍龟探穴针法，足三里、脾俞、胃俞、气海用补法，丰隆、梁丘行泻法。

1 个疗程后胃脘胀满不适明显好转，但仍纳少、消化差、乏力，休息 2 天进入下一疗程。第 2 个疗程结束时，患者饮食渐增，消化功能渐强，胃胀、乏力明显减轻。第 3 个疗程结束时，临床症状消失。查胃镜：慢性浅表性胃炎。病检：中度肠化及灶性异性增生消失。临床判定为显效。

【按语】慢性萎缩性胃炎的发病与饮食不节，劳倦太过，情志不畅，先天禀赋等有关。病位在胃，然与肝、胆、脾、肾等脏腑功能失常有关。病机多由脾胃虚弱，内外邪乘而袭之，使清阳不升，浊阴不降，中焦气机失常，病程迁延而致气虚血瘀而成。何教授认为本病具有反复发作、病程长等特点，因此久病多虚，久病多瘀，气虚血瘀是其病理特点。治疗宜针、灸、药物结合，灵活选穴，注重配伍，最终达到治疗目的。

胃下垂

一、概述

胃下垂是由于胃膈韧带、肝胃韧带及腹肌松弛无力，不能使胃固托于正常的位置上，而引起的一种内脏下垂疾患。胃下垂为中、西医学通用病名，本病相当于西医学中的"胃黏膜脱垂症"。

中医学曾称本病为"胃下""胃缓""虚损"等。临床症状为胃脘坠胀不舒，腹胀，尤以长久站立和餐后加重，平卧后减轻，纳差恶心，嗳气吞酸，不规律胃痛，偶有便秘或腹泻，患者多为瘦长体型。此外可伴见头重、眩晕、心悸、乏力、直立性低血压等症状。

二、辨证分型

（一）脾虚气陷型

主症：面色萎黄，形体消瘦，头昏目眩，神疲乏力，少气懒言，纳呆嗳气，脘腹痞满，坠胀不适，食后尤甚，平卧减轻，或泛吐清水痰涎，大便溏薄。舌质淡，苔薄白，脉缓而弱。

（二）肝胃不和型

主症：胃脘痞满，两胁胀闷，腹痛绵绵，食入难化，嗳气不已，嘈杂吞酸，恶心呕吐，善太息，便秘或泄泻。舌质淡红，苔薄白，脉细或弦细。

（三）气阴两虚型

主症：脘腹坠胀，食后尤甚，口苦口干，嗳气时作，或干呕呃逆，胃脘隐痛，饥不欲食，形瘦神疲，大便干结。舌质红，少苔或中剥，脉细数无力。

三、诊治思路

（一）脾虚为本

何教授认为，脾主升清，一则指可以将脾胃化生的水谷精微输送至全身；一则指脾气的托举作用，保持内脏的正常位置防止其下垂。而胃下垂多由素体脾胃虚弱，或暴饮暴食，或肝气横逆，侵犯脾胃，使脾胃功能失调，气血生化不足，日久导致元气亏损，升举无力，中气下陷所致。本病虽有实邪，但根本原因在于正虚，其基本病机为"虚"，临床表现可为虚象，或者本虚标实。

（二）补中益气，整体调理

何教授指出，虚则补之，实则泻之，补虚泻实是中医诊治原则之一。病机为脾虚气陷，病位在脾胃，与肝、肾密切相关，故治宜补中提气，升阳举陷。但本病尚与肝、肾密切相关，故在补益脾胃之时，仍不忘调理肝肾。

（三）针刺为先，重用手法

本病宜补益为主，针刺分清虚实，或益气，或滋阴，或泻肝扶脾。本病病位在脾胃，与肝、肾密切相关，故针刺取穴以足阳明胃经腧穴为主，主穴为中脘、天枢、气海、足三里、三阴交、脾俞。中脘、气海为任脉腧穴，可以健运脾胃、固护先天；天枢、足三里为足阳明胃经腧穴；三阴交为足太阴脾经腧穴，以补益肝脾肾；脾俞为脾之背俞穴，以健脾助运。依据辨证情况再加以配穴。针刺操作手法：中脘穴采用金钩钓鱼法，要求双手配合，左手为押手以揣穴、候气，右手为刺手，进行虚搓、捻转补法，以求针下沉紧感，钩拉穴位肌肤，做轻微的3~6次提抖动作，使局部产生如鱼吞钩之牵拉感，待肌肉松弛，缓慢将针拔出并揉按针孔。脾俞进针，由浅入深与皮肤呈60°角向夹脊穴透刺，至夹脊穴的深度为1.5寸左右行补法。余主穴均行补法。

（四）药物铺灸，三效合一

灸法主要是指药物铺灸疗法，铺灸主穴区由背俞中穴区、中脘穴区、胃肠穴区、三阴交穴区组成。背俞中穴区由膈俞、肝俞、胆俞、脾俞、胃俞组成，中脘穴区由上脘、中脘、建里、下脘，以及足少阴肾经的商曲、石关、阴都、腹通谷组成。胃肠穴区由足三里、上巨虚、下巨虚、条口、丰隆组成；三阴交穴区由三阴交及其附近区域组成。以上穴区具有补中益气、调理脏腑之功效。铺灸药方升举脱垂散以补中益气汤为基础方，甄选中草药黄芪、党参、升麻、柴胡、葛根、五味子、棉花根、桑螵蛸、麻黄根组成而制成散剂，本法将中药、灸法、腧穴经络相结合，通过灸疗加强药物经皮吸收及对腧穴经络的刺激作用，增强治疗作用。

（五）古方化裁

何教授应用中药治疗疾病，结合临床经验，擅于将古方化裁加减，其治疗胃下垂，多选用补中益气汤。补中益气汤源自李东垣《内外伤辨惑论》，由黄芪、炙甘草、人参、当归、橘皮、升麻、柴胡、白术组成，主治脾虚气陷、气虚发热证。方中重用黄芪，味甘微温，入脾、肺经，补中益气，升阳固表，为君药。配伍人参、炙甘草、白术补气健脾为臣，与黄芪合用，以增强其补益中气之功。血为气之母，气虚时久，营血亦亏，故用当归养血和营，协人参、黄芪以补气养血；陈皮理气和胃，使诸药补而不滞，共为佐药。并以少量升麻、柴胡升阳举陷，协助君药以升提下陷之中气，《本草纲目》谓"升麻引阳明清气上升，柴胡引少阳清气上行，此乃禀赋虚弱，元气虚馁，及劳役饥饱，生冷内伤，脾胃引经最要药也"，共为佐使。炙甘草调和诸药，亦为使药。以补中益气汤升提，再加入固涩药物如芡实、山萸肉、五味子等，升提的同时固涩，并依据患者具体症情加减变化。

四、针法

主穴：中脘、天枢、气海、足三里、三阴交、脾俞。

操作：嘱患者先取仰卧位，取直径 0.30mm，长 40mm、25mm 毫针，局部常规消毒后，中脘穴行金钩钓鱼法，背俞穴脾俞从背俞穴进针，由浅入深与皮肤呈 60° 角向夹脊穴透刺，至夹脊穴的深度为 1.5 寸左右行补法。余穴行常规捻转提插补法。

配穴：脾虚气陷型加百会；肝胃不和型加肝俞、期门、太冲、胃俞；气阴两虚型加胃俞、肾俞、太溪。

五、灸法

铺灸部位：背俞中穴区、中脘穴区、胃肠穴区、三阴交穴区。

加减：脾虚气陷型加关元穴区、百会穴区；肝胃不和型加期门穴区；气阴两虚型加关元穴区。

铺灸药方：升举脱垂散（黄芪、党参、升麻、柴胡、葛根、五味子、棉花根各 100g，桑螵蛸、麻黄根各 50g）。

铺灸药方加减：肝胃不和型加黄连、吴茱萸、白芍各 50g；气阴两虚型加麦冬、沙参、五味子各 50g。

铺灸方法：①患者取俯卧位，先蘸姜汁擦拭背俞中穴区，并均匀撒铺灸药末覆盖局部皮肤，厚度为 1mm，长为 4cm，宽为 2cm。然后把姜泥置于药末之上，厚约 0.5cm。长度及宽度与药末同。再在姜泥之上置上窄下宽的艾炷，点燃艾炷让其自然燃烧，有温热感至病人能忍受为度，去掉燃烧的艾炷，再换新艾炷。最后去净艾炷，保留药末与姜泥，再以胶布固定。②再令患者取仰卧位，在胃肠穴区、中脘穴区、三阴交穴区处，以姜汁擦拭，再依次敷以铺灸药末和姜泥，铺灸药末厚约 1cm，再在姜泥之上置上窄下宽的艾炷，点燃艾炷让其自然燃烧，余操作与背俞中穴区同。待没有温热感时（温热感持续时间约为 1~3 小时，因个体差异不同），去掉所有铺灸材料，灸疗完成。每日铺灸 1 次，每次 3~5 壮，7 次为一个疗程。

六、中药

处方：补中益气汤加味。

组成：黄芪30g，人参（党参）10g，白术10g，当归10g，橘皮6g，升麻6g，柴胡6g，芡实20g，五味子10g，炙甘草6g。

加减：脾虚气陷型加山药、薏苡仁；肝胃不和型加黄连、吴茱萸；气阴两虚型加麦冬。

方义：黄芪重用，味甘微温，入脾、肺经，以补中益气、升阳固表为君；人参（党参）、炙甘草、白术补气健脾，与黄芪配伍增强其补中益气之功效；血为气之母，久病气虚则营血已亏，配伍当归养血和营，协助黄芪、人参以补气养血；陈皮理气和胃，使诸药补而不滞；芡实、五味子收敛固涩共为佐药；升麻、柴胡升阳举陷，协助君药以升提下陷之中气；炙甘草调和诸药，共为使药。

七、典型案例

患者，女，40岁。初诊日期：2017年3月1日。

主诉：上腹部坠胀不适3年余。

现病史：患者诉3年以来自觉反复出现上腹部坠胀，尤以进食后明显，动则加剧，形体消瘦，平素食纳少。曾行X线钡餐示：胃下垂。近来感疲乏，四肢不温，月经量少，遂来门诊求针灸治疗。

症见：上腹部坠胀，尤以进食后明显，动则加剧，形体消瘦，平素食纳少，疲乏，四肢不温，月经量少，色淡，舌淡，苔薄白，脉细。

中医诊断：胃缓。证型：脾虚气陷。

西医诊断：胃下垂。

治则：益气升提。

针刺治疗：以足阳明胃经腧穴为主。百会、中脘、天枢、气海、足三里、三阴交、脾俞、胃俞。以上腧穴常规消毒后，中脘穴行金钩钓鱼法，背部胃俞、脾俞由浅入深与皮肤呈60°角向夹脊穴透刺，至夹脊穴的深度为1.5寸左右行补法；余穴行捻转提插补法。

药物铺灸治疗：部位选择背俞中穴区、中脘穴区、关元穴区、胃肠穴区、三阴交穴区、百会穴区，铺灸药方以升举脱垂散为主。每天1次，连续治疗6次为一个疗程。

方药：以补中益气汤为主：黄芪30g，薏苡仁30g，炙甘草9g，党参10g，白术10g，当归10g，橘皮6g，升麻6g，柴胡6g，山药10g，山萸肉10g，五味子10g。每日1剂，水煎，分3次口服。

治疗1个疗程后患者自觉上腹部胀感减轻，疲乏减轻，食纳好转。继续上述方案进行，共治疗2个疗程后，患者各种临床症状消失。

【按语】胃下垂属中医的"胃缓"范畴，本病多为饮食不周，七情内伤，劳累过度，而致脾胃不和，受纳与运化的功能紊乱，从而纳食减少，味不能归于形，肌肉瘦削不坚，形体瘦削，而形成胃缓。此外，先天禀赋不足，分娩后的腹壁松弛均可致病。针灸治疗胃下垂有一定疗效，但病程较长，须坚持治疗。灸法对本病有较好的效果，一般取上脘、中脘、下脘三穴，并配以梁门、气海、足三里等强壮保健、健脾和胃之要穴用隔姜灸法，每穴5~7壮，每日1次，连续灸治1~3个月，可获满意疗效，且不易复发。目前总体来看针灸治疗本病具有以下特点：一般按中气下陷论治，不再分其他证型。多选取一定主穴，根据需要临证配穴，反复轮流治疗。在腹部、下肢部透穴使用较多，用长针深刺，缓慢捻转，使针下有牵拉力，使胃脘部和腹部获得饱满感及上提感。将针灸与中药内服的综合疗法更佳，可明显缓解症状，促进复位，达到标本根治。此外，平时应注意饮食有节，起居有时，调畅情志，对本病治疗有重要作用。

脑血管病后遗症

一、概述

脑血管疾病是指由各种原因导致的脑血管性疾病的统称，卒中是脑血管疾病的主要临床类型，包括缺血性卒中和出血性卒中，以突然发病、迅速出现局限性或者弥散性脑功能缺损为共同临床特征，是一组器质性脑损伤导致的脑血管疾病。本病高发病率、高死亡率、高致残率、高复发率，部分患者经积极治疗可恢复，但大部分患者遗留部分症状，如肢体功能活动障碍、语言障碍、吞咽困难、思维迟钝等，严重影响患者的日常生活、工作。本书在此主要讨论出血性和缺血性脑血管疾病、蛛网膜下腔出血引起的后遗症。

本病中医属于"中风""卒中"。中风是以发病突然昏倒、不省人事、口眼歪斜、半身不遂，或语言不利为临床特征的一类疾病。因其发病突然，变化多端，犹如风之善行而数变，又如矢石之中的，故类比而名"中风"，亦称"卒中"。

二、辨证分型

（一）气血亏虚型

主症：肢体偏枯不用，肢软无力，面色萎黄。舌质淡，苔薄白，脉细或细弱。

（二）肝肾亏虚型

主症：半身不遂，拘挛变形，舌强不语，或偏瘫，肢体肌肉萎缩。舌红脉细，或舌淡红，脉沉细。

三、诊治思路

（一）脏腑虚损为本

何教授对于本病病因病机的认识独树一帜，认为不论急性期、恢复期还是后遗症期，脑中风根于脏腑虚损，尤其以肝肾亏虚为本。脏腑虚损则变生风、火、痰、瘀、虚，且是中风病发病的始动因素，其相互作用、相互影响，贯穿于中风病的始终。因此，脏腑虚损为本病的内在病因，饮食不节、劳欲过度、情志过极为本病外在诱发因素，风、火、痰、瘀、虚为病理因素，病位在脑，以虚为主，虚实夹杂，病属本虚标实。

（二）分期察病，标本缓急当分清

脑中风病机复杂，病程较长，病性多变，发病不同时期病机病性不同。何教授提出分期察病，强调掌握三期七型，即急性期、恢复期和后遗症期三个分期，疾病发展过程中出现风痰瘀阻证、痰火瘀阻证、风阳上扰证、阴虚风动证、气虚血瘀证、气血亏虚证和肝肾亏虚证七种证型。何教授认为脑中风病性虽属本虚标实，以脏腑虚损为其根本，但是急性期以标实为主，恢复期虚实夹杂同等，后遗症期侧重于虚。因此，其在中风病急性期以祛邪为主，分为风痰瘀阻证、痰火瘀阻证和风阳上扰证；恢复期补虚与祛邪并重，分为阴虚风动证和气虚血瘀证；后遗症期以补虚为主，分为气血亏虚证和肝肾亏虚证。

（三）重视时机，提倡早期治疗

何教授认为治疗时机是影响针刺疗效的一个重要因素，早期积极的治疗可以预防或者减少后遗症的发生，也提高了后期康复治疗的临床疗效。所以只要生命体征平稳，力主早期针刺治疗。急性期即采用醒脑开窍针法及三位一体针法，而在恢复期、后遗症期主要应用三位一体针法。

（四）三位一体，标本同治

中风病病位在脑，其病变之标在四肢等，患者常出现肢体活动不利、言语障碍、吞咽困难、情志改变等。病位在脑，首先选择对中风病有良好治疗作用的头皮针，这是针对其发病病位来治疗。选择背部华佗夹脊穴以调理脏腑功能以治本，由于上肢的运动感觉功能主要是由臂丛神经支配，而下肢的运动感觉由来自腰骶部神经支配；夹脊穴基本上与脊神经相平行，针刺夹脊穴可调节脊神经，通过神经、体液调节而发挥作用，故针刺夹脊穴可调节分布于夹脊穴处的脊神经，促进肢体功能恢复以治标。最后选取患侧肢体局部腧穴，以疏通经络，促进肢体功能的恢复。"三位"是指将头部头针的治疗作用、背部夹脊穴的治疗作用以及十四经穴的治疗作用结合起来，故称"三位"；"一体"指人体，强调人体是一个统一的整体。

（五）三位一体，灸药结合

灸法治疗卒中后遗症，主要是应用何教授创立的何氏药物铺灸疗法治疗中风。药物铺灸疗法以腧穴为中心进行铺灸，作用在一"片"上，且铺灸大多以穴区为主，既有"点"孔穴的功效，又具有"片"穴区的作用，即"以点带面"，其灸疗面积大、覆盖面广，对局部和整体均有很好的治疗作用。瘫痪：对侧顶颞穴区（百会、四神聪、前顶穴区、顶颞前斜线）针对发病病位；背俞中穴区（膈俞、肝俞、胆俞、脾俞、胃俞）、背俞下穴区（三焦俞、肾俞、气海俞、大肠俞、关元俞、小肠俞、膀胱俞）、脊上穴区（胸1~6督脉为中心、由大椎、陶道、身柱、神道、灵台、胸1~6夹脊穴）、背俞上穴区（大杼、风门、肺俞、厥阴俞、心俞、督俞）、关元穴区（气海、石门、关元、中极、曲骨）、三阴交穴区（三阴交及其附近区域）、腰脊穴区（腰1~5督脉线、悬枢、命门、腰阳关、腰1~5夹脊穴）、背俞下穴区调理脏腑；上肢穴区（肩臂穴区、曲池穴区、外关穴区、腕背穴区）主要针对上肢瘫痪者；下肢相关穴区（环跳穴区、风市穴区、膝外穴区、胃肠穴区、绝骨穴区、足趾穴区）主要针对下肢瘫痪者。由以上铺灸穴区，不难发现铺灸穴位覆盖面广，并非单一穴点，所灸穴区亦是针刺选穴部位。铺灸穴区首选头部，是因为病位在脑，次选背部穴区以调整脏腑功能，又配患侧肢体的各穴区，以促进肢体的功能恢复。铺灸所选用的头部、脊柱穴区、四肢穴区相结合，体现了治疗中风病"三位一体"的指导思想，头部相关穴区以兴奋中枢神经系统，背部的穴区是脏腑经气汇聚之处，对调整脏腑功能、恢复阴阳平衡有重要作用，四肢部的穴区体现了针灸学"经络所过，主治所及"的近治思想，在中风病的治疗中不可缺少。铺灸药方为中风通络散，由地龙、秦艽、木瓜、川芎、天麻、葛根、僵蚕各10g，土鳖虫、胆南星、全蝎各50g，麝香（或冰片）2g组成。该方针对中风病风、火、痰、瘀等几个主要病理因素和"窍闭神匿，神不导气"的特点选方用药，于祛风、活血、化痰中醒脑开窍，从而恢复大脑对脏腑及肢体的支配作用。

除药物铺灸疗法治疗卒中后遗症，循经灸亦有较好的疗效。痉挛性瘫痪，由于高级中枢损伤后无法控制低级中枢，致使主动肌收缩太过，肌张力增高，拮抗肌相对弛缓，出现异常的运动模式。因此，缓解肌痉挛要以调节主动肌与拮抗肌之间的肌张力为主。顺经为补，逆经为泻，痉挛性瘫痪，上肢以泻阴经补阳经，下肢以泻阳经补阴经，而弛缓性瘫痪则相反。

（六）活用治法，注重因人因时

中风病病性属本虚标实，故何教授强调在中风病急性期和恢复期攻邪时，注意勿伤正，这点在中药的运用上，首先表现在出血性中风和缺血性中风患者药物的选择方面。出血性中风的急性期慎用或禁用破血逐瘀之品，因为活血化瘀中药如桃仁、红花、川芎尤其是虫类破血逐瘀之峻品，现代研究可抑制血小板聚集和抗血栓形成，改善血液流变学和微循环，有降血脂的作用。但是其在出血性中风急性期，将影响脑部出血部位血管的修复，有再出血之虞。而对于缺血性中风，何教授在急性期即可使用虫类破血逐瘀之品，如水蛭，既可攻邪而又无伤正之弊。其次在急性期和恢复期活血化瘀治疗时，常选用养血活血药，如当归，有研究表明，当归提取物具有增加脑血流量、改善微循环的作用，与治疗脑梗死的目的相一致；或在运用活血药的同时佐以少量养血药；在化痰治疗时，不宜选用过于温燥滋腻的中药，常配以质润的中药，如知母；在通腑治疗时，中病即止，或佐以补气药。如黄芪现代药理研究证实，黄芪中总皂苷能抑制血小板聚集而发挥抗血栓形成的作用；在息风治疗时，常佐以少量滋阴药，尤其对于年高体弱恢复后期和后遗症期的患者，攻邪的同时更要注意护正，常佐以补气药，如黄芪、西洋参。

卒中后遗症中药汤剂选择方面，依据辨证情况，气血虚弱选择八珍汤加减，肝肾亏虚者选用左归丸，而补阳还五汤是卒中后遗症常用方。补阳还五汤出自清·王清任《医林改错》，言："此方治半身不遂，口眼㖞斜，语言謇涩，口角流涎，下肢痿废，小便频数，遗尿不禁。"本方由黄芪、当归、赤芍、地龙、川芎、红花、桃仁组成，全方重用补气药与少量活血药相伍，使气旺血行以治本，祛瘀通络以治标，标本兼顾；补气而不壅滞，活血又不伤正；合而用之，则气旺、瘀消、络通。八珍汤由四君子汤与四物汤组成，以益气补血；左归丸合地黄饮子以补益肝肾。

四、针法

主穴：以头针、夹脊穴、肢体腧穴为主。

头针：双侧顶颞前斜线、顶颞后斜线、顶中线。

背部：颈4至胸2夹脊穴，腰1至腰5夹脊穴。

肢体部分：

（1）弛缓瘫：①上肢取穴：患侧肩髃、肩贞、曲池、手三里、外关、合谷。②下肢取穴：患侧环跳、风市、阳陵泉、昆仑、绝骨。

（2）痉挛瘫：①上肢取穴：极泉、尺泽、曲泽、内关、合谷、后溪。②下肢取穴：商丘、太冲、阴陵泉、三阴交、阴谷。

操作：头穴透刺方法：采用快速、不捻转进出针，快速捻转的平补平泻方法。进针时针与头皮呈15°~20°夹角快速刺入帽状腱膜下层后，再以15°角的针刺方向沿皮轻微、快速、不捻转刺入30mm，在双侧顶颞前斜线上接力式各刺入3针，顶中线上接力式刺入2针，快速捻转100转/分左右，捻转1分钟，使患者产生酸、麻、胀、重感为宜，留针30分钟，快速不捻转出针。华伦夹脊穴：患者取俯卧位，穴位常规消毒后针尖向脊柱方向斜刺，深度为30~50mm，得气后行平补平泻法。肢体腧穴常规针刺。

配穴：气血虚弱型加中脘、天枢、关元、气海、足三里、三阴交；肝肾亏虚型加肝肾、肾俞、三阴交、太溪。

五、灸法

（一）药物铺灸

铺灸部位：背俞中穴区、背俞下穴区、关元穴区、三阴交穴区、顶颞穴区；上肢瘫者：胸脊上穴区、背俞上穴区、上肢穴区；下肢瘫者：腰脊穴区、背俞下穴区、下肢相关穴区。

加减：气血虚弱型加胃肠穴区。

铺灸药方：中风通络散：地龙、秦艽、木瓜、川芎、天麻、葛根、僵蚕各 100g，土鳖虫、胆南星、全蝎各 50g，麝香（或冰片）2g。

铺灸药方加减：气血虚弱型加黄芪、白术、茯苓、当归各 50g；肝肾亏虚型加旱莲草、龟板、女贞子各 100g。

铺灸方法：常规消毒后，蘸姜汁擦拭穴区施灸部位，并均匀撒铺灸药粉覆盖在姜汁擦拭过的皮肤上。再将姜泥拍成饼置于药粉之上，厚约 0.5cm，长度和宽度与药粉同。然后将艾绒制成高、宽各约 5cm，上窄下宽的艾炷，置于姜饼之上，分多点位点燃，令其自然燃烧，待患者有灼热感或不能忍受时，去掉燃烧的艾炷，更换新艾炷。最后去净艾炷，保留药粉与姜饼，以纱布及胶布固定。待没有温热感时，去掉所有铺灸材料，灸疗完成。每位患者行仰卧位或俯卧位铺灸。前后穴区交替使用，每日 1 次，每穴区 2 壮，留灸 1 小时，治疗 10 天为一个疗程，疗程间休息 2 天。

（二）循经灸

迟缓性瘫痪：上肢取穴：患侧肩髃、肩贞、曲池、手三里、外关、合谷，逆经灸；极泉、尺泽、曲泽、内关、后溪，顺经灸。下肢取穴：患侧环跳、风市、阳陵泉、昆仑、绝骨，顺经灸。

痉挛性瘫痪：上肢取穴：患侧极泉、尺泽、曲泽、内关、合谷、后溪，逆经灸；患侧肩髃、肩贞、曲池、手三里、外关、合谷，顺经灸。下肢取穴：患侧环跳、风市、阳陵泉、昆仑、绝骨，逆经灸；商丘、太冲、阴陵泉、三阴交、阴谷，顺经灸。

以上取穴，患者取适宜体位，首先进行雀啄灸，将艾条一端点燃，距离皮肤 1~2cm，对准面部色斑和相应腧穴，像鸟雀啄食一样上下活动。每个部位和腧穴 2 分钟左右，有温热感即可，之后缓慢循经至下一腧穴继续施灸。每日 1 次，每 10 次为一个疗程。

六、中药

处方：补阳还五汤加减。

组成：黄芪 30g，当归 9g，赤芍 9g，地龙 3g，川芎 3g，红花 6g，桃仁 6g，白芍 10g，丹参 20g，鸡血藤 20g，伸筋草 20g，桑枝 30g，怀牛膝 10g，甘草 6g。

加减：气血虚弱型加白术、茯苓、炙甘草、熟地、白芍；肝肾亏虚型加熟地、山萸肉、枸杞、泽泻、麦冬。

方义：重用黄芪以补益元气，意在气旺则血行，瘀去络通为君药。当归尾活血通络而不伤正，用为臣药。赤芍、川芎、桃仁、红花协同当归尾以活血祛瘀；地龙通经活络，力专善走，周行全身，以行药力；白芍养血敛阴、平肝阳、柔肝缓急；丹参助桃仁、红花活血，现代药理研究发现其可以扩展冠状动脉，改善缺血，有抗凝、抑制血小板聚集的作用；鸡血藤、伸筋草活血疏经通络；桑枝祛风邪、通血络；怀牛膝补肝肾、强筋骨。以上共为佐药。甘草调和诸药。

七、典型案例

患者，男，62 岁。初诊日期：2015 年 7 月 13 日。

主诉：左侧肢体活动不利 1 个月。

现病史：患者于 1 个月前突然出现左侧肢体活动不利，上肢不能抬起，可平行移动，不能行走，卧床，言语稍有不清，肢体麻木，无大小便失禁，无意识丧失。患者既往有高血压病史 5 年余，平素血压控制可。当时送至当地医院，查头颅 CT 示：右侧基底节区脑梗死。经住院治疗，患者上肢可抬离床面，不能抓取物体，下肢可平行移动，言语改善，左侧肢体麻木。现为求进一步治疗，前来门诊就诊。

症见：左侧肢体活动不利，肢体麻木，上肢不能抬起，不能行走，卧床，言语稍有不清，无大小便失禁，无意识丧失，舌淡红，少苔，脉沉细。

中医诊断：中风（中经络）。证型：肝肾亏虚证。

西医诊断：脑梗死。

治则：补益肝肾，通络开窍。

针刺：右侧顶颞前斜线、颈 4 至胸 2 夹脊穴，腰 1 至腰 5 夹脊穴、患侧肩髃、曲池、手三里、外关、合谷、环跳、风市、血海、阳陵泉、丰隆、昆仑、绝骨、太冲。操作：头穴透刺方法：采用快速、不捻转进出针，快速捻转的平补平泻方法。华佗夹脊穴针尖向脊柱方向斜刺，深度为30~50mm，得气后行平补平泻法。肢体腧穴常规针刺。每日1次，夹脊穴可留针15分钟，肢体腧穴留针30分钟，头皮针留针6小时，留针期间辅助患者活动患侧肢体。

药物铺灸： 第一组：背俞上穴区、背俞中穴区、背俞下穴区、腰骶脊穴区、关元穴区、三阴交穴区、顶颞穴区。第二组：肩臂穴区、曲池穴区、外关穴区、腕背穴区、环跳穴区、风市穴区、膝外穴区、胃肠穴区、绝骨穴区、足趾穴区。铺灸药方：中风通络散加旱莲草、龟板、女贞子各100g。操作：上述两组铺灸穴区每日选择一组，交替进行，铺灸期间，嘱患者多饮水，以免艾灸伤阴。

方药： 补阳还五汤、六味地黄丸、五藤饮加减：黄芪30g，当归9g，赤芍9g，地龙3g，川芎3g，红花6g，桃仁6g，牛膝10g，熟地10g，山药10g，山萸肉10g，泽兰10g，伸筋草20g，鸡血藤20g，炙甘草9g。每日1剂，水煎，分3次口服。

经7次治疗，患者上肢活动可，但手指活动欠灵活，下肢可抬起。于原方案继续进行，针刺八邪穴，继续治疗7次，患者手指活动可，可抓取物体，可在家属搀扶下行走。继续治疗14次，患者肢体活动无明显障碍。

【按语】 针灸治疗中风疗效比较满意，尤其对于神经功能的康复，如肢体运动、语言、吞咽功能等有促进作用，针灸越早效果越好。目前认为，发病以后即应及时进行针灸治疗。治疗期间应配合积极的功能锻炼。在中风急性期，出现高热、神昏、心衰、颅内压增高、上消化道出血等情况时，应及时采取中西医结合综合治疗措施，以免延误病情。中风患者卧床期间应勤予翻身，防止出现褥疮。针刺特别是"三位一体"针法、艾灸、中药对脑血管恢复期同样适用，急性期生命体征平稳宜尽早介入。

本病应重在预防。如年逾40岁，血压血脂偏高，经常出现头晕头痛、肢体麻木，偶有发作性语言不利、肢体痿软无力者，多为中风先兆，应加强防治。

重症肌无力

一、概念

重症肌无力是一种由神经－肌肉接头处传递功能障碍所引起的自身免疫性疾病，临床主要表现为部分或全身骨骼肌无力和易疲劳，活动后症状加重，经休息后症状减轻，属于难治性神经免疫病。本病多归属于中医学"痿病"范畴。

二、辨证分型

（一）中气不足型

主症：眼睑下垂或伴复视，早轻晚重，谈话稍久则声音低哑，四肢倦怠乏力，少气懒言，气短胸闷。舌质淡，苔薄白，脉弱。

（二）气阴两虚型

主症：症见肢软无力，饮水发呛，心烦纳呆，胸闷气短，口燥咽干，腰膝瘫软，梦遗盗汗。舌红少苔或薄黄苔，脉细弱。

（三）脾肾阳虚型

主症：肢体无力，步履艰难，吞咽发呛，胸闷气短，动则喘促，食少便溏，或五更泄泻，遗精阳痿，形寒肢冷，面色苍白。舌质淡胖有齿痕，脉沉迟。

三、诊治思路

（一）脾胃虚弱是发病之本，肾气亏虚是发病之根

临床上重症肌无力常表现为：面肌无力，眼睑下垂，复视，斜视，四肢倦怠乏力，吞咽无力，饮水呛咳，声低气怯，甚则呼吸困难等症状。何教授认为本病多由脾胃虚弱，肾气亏虚所致，《脾胃论》云："脾主五脏之气。"五脏六腑、四肢百骸皆禀气于脾胃。脾胃健运，则精力旺盛，气血充沛；若脾胃虚弱，则气血生化乏源，出现气虚不

荣、气虚不固、气虚不摄、气虚不举、气陷不升、气郁不达等表现。脾主升主运，脾虚气陷，则升举无力，上睑属脾，故提睑无力下垂；"脾气虚则四肢不用"，《难经·十六难》载："怠惰、嗜卧，四肢不收，有是者脾病也。"《辨证奇闻》云："脾胃居中而运化精微以灌注四肢，是四肢所仰望者，全在脾胃之气也，倘脾胃一伤，则四肢无所取资，脾胃病而五脏俱病矣。"脾失健运，气血生化乏源，四肢肌肉不得濡养而倦怠乏力。故脾胃为发病之本。

然而脾与肾的关系尤为密切，肾为全身阴阳之根本，精气之所在，与脾生理上相互资助，在病理上亦互为因果。脾气虚则无力运动，肾气虚则精虚不能灌溉。所谓"脾阳根于肾阳"，肾中精气也有赖于水谷精气的充养，若一方阳气虚损，必及另一方，致使脾肾两虚，气血不足，肌肉失养，肌痿无力。肾又为气之根，肾气不足可致乏力气短。重症患者出现呼吸危象，即肾之纳气之功受损所致。肾主髓，虚损及肾则见延髓所支配吞咽肌肉群受累，故见舌软弱、吞咽困难、咀嚼无力等。因此，肾气亏虚是发病之根，脾肾亏虚、气血不足、肢体肌肉失养是重症肌无力的基本病机。

（二）初期以清阳明湿热为法

《张氏医通·痿》言"痿起于阳明湿热"，认为湿热是痿证成因之一。何教授认为本病湿热侵犯阳明，痹阻经脉气血运行不畅，则全身的肌肉筋脉失于温煦、濡养而出现肢体萎软无力或眼睑下垂等症状。正如《素问·痿论》所言："有渐于湿，以水为事，若有所留，居处潮湿，肌肉濡渍，痹而不仁，发为肉痿。"

本病前期湿热偏重，用药加入黄柏、苍术清热燥湿，秦艽、川牛膝导湿热下行，湿热浸淫日久，经脉气血阻滞，势必生瘀，湿热愈郁，瘀血更甚，湿、热、瘀胶结不解，气血阻滞更甚；湿热瘀久又可伤津耗液，经脉气血阻滞和气血津液亏虚两方面加重了筋脉失养，因此本病后期以正气虚弱为主。用药治疗在补益气血的基础上加入当归、川芎、桃仁、红花活血化瘀，血活则气行，气行则血生。

（三）中期辅以滋阴养肺

五脏外合五体，当五脏为邪热所伤时，精气津液耗伤，可致外合之皮、肉、筋、骨、脉五体失养，日久则发为痿，故五脏病变是产生痿证的关键所在，在诸脏之中，又以肺为主脏。由于肺朝百脉、主治节，居五脏之上，全身的气血津液全赖肺气的敷布，才能正常输布，内而五脏六腑，外而形体官窍、四肢百骸，才能得到正常的滋养濡润。故肺气热，致肺热叶焦，则不能正常布散精微于肢体官窍，日久肢体失养而出现痿弱不用。《素问·痿论》亦指出本病的主要病机是"肺热叶焦"，肺燥不能输精于五脏，因而五体失养，肢体痿软。

因此何教授认为治疗上重点不在滋阴，而是补气养血，兼调肝肾。所以取尺泽穴为肺经之合穴，针刺可泻肺火，舒筋脉；太渊穴为肺经之输穴，又是原穴，还是八会穴中之脉会，《难经》云"脉会太渊"，针刺可泻肺热，调血脉；肩髃穴为手阳明经及阳跷脉之交会穴，针刺可调气血，利关节；合谷穴为大肠经之原穴，与肺经相表里，针刺可清肺胃，疏经络；肾俞穴为肾在背之俞穴，针刺可滋阴补肾；太溪穴为肾经之输穴，又是原穴，针刺可调治三焦，滋阴补肾；肾俞、太溪二穴配合施术，可填补肾精而充养骨节；太冲穴为肝经之输穴，亦是原穴，针刺可滋养肝血而柔筋脉；足三里穴为胃经之合穴，针刺可培脾胃以资血之化源；三阴交穴为足三阴经之交会穴，针刺可调补足三阴气血；伏兔穴施术，可治下肢麻痹及瘫痪症。由于选穴及手法相符，切中病机，故疗效显著。

（四）治痿独取阳明，古为今用

《素问·痿论》提出"治痿独取阳明"的基本原则，其理论依据是"阳明者，五脏六腑之海，主润宗筋，宗筋主束骨而利机关也"。冲、任、督、带脉皆络合于阳明，故"阳明虚则宗筋纵，带脉不引，故足痿不用也"。"独取阳明"成为指导临床治疗痿证的重要原则。

何教授以"治痿独取阳明"为治疗本病基本法则，以阳明为主，补阳明气血；因阳明为多气多血之经，取之可培养后天、益气养血，从而润养经脉。应用铺灸疗法，在阳明经相应穴区进行艾灸，激发阳明气血，通阳明经络；扶阳明之正，祛阳明之邪。但何教授亦强调"治痿独取阳明"并不是唯一治法，"独"字强调了从阳明论治痿证的重要性，但不可做"唯一"理解，真正含义要从扶阳明之正、祛阳明之邪、通阳明之络三方面入手。临床在治疗痿证时还要根据虚实、逆顺，根据涉及的相关脏腑经脉进行辨证论治，正如明·张介宾所说："上文云独取阳明，此复云各补其荥，而通其腧，盖治痿者，当取阳明，又必察其所受之经而兼治之也，如筋痿者，取阳明厥阴之荥腧，脉痿者，取阳明少阴之荥腧，肉痿骨痿，其治皆然。"

同时还应该配合华佗夹脊穴治疗，因华佗夹脊刺可直接刺激脊神经根，改善神经代谢，加速神经功能恢复，同时华佗夹脊穴有疏通经脉、统理阴阳的作用，起到运行气血、营阴阳、润筋骨之效。故两者配合可起到整体调理作用，加快患者各种症状的恢复。但同时又当着重受病经脉与脏腑、通过前者以解决本病的基本矛盾，又通过后者以解决本病过程中的主要矛盾、应当辨别虚实，而采用相应的补泻之法，当补则补，当泻则泻，万万不可拘泥于治痿用补。

四、针法

主穴：颈 5~7 夹脊穴、胸 1~4 及胸 11 夹脊穴、腰 3~5 与骶 1 夹脊穴、肾俞、太溪、足三里。

操作：常规消毒后，颈 5~7、胸 1~4、胸 11、腰 3~5、骶 1 夹脊穴，针尖 75° 角向脊神经根方向斜刺，其余配穴毫针常规针刺，得气后采用平补平泻法。

配穴：中气不足型加中脘、尺泽；气阴两虚型加气海、血海；脾肾阳虚型加脾俞、命门。

五、灸法

铺灸部位：头顶穴区、眉上穴区、颈部穴区、背俞中穴区、腰脊穴区、曲池穴区、外关穴区、手指穴区、环跳穴区、风市穴区、胃肠穴区、外踝穴区、足背趾穴区。

加减：气阴两虚型加三阴交穴区、背俞下穴区；脾肾阳虚型加关元穴区。

铺灸药方：肌痿散（黄芪、白术各 150g，淫羊藿、续断、当归、川芎、地龙、鸡血藤、山药各 100g，升麻 50g）。

铺灸药方加减：中气不足型加党参、茯苓各 100g；气阴两虚型加党参、旱莲草、女贞子、菊花各 100g；脾肾阳虚型加肉桂、杜仲、牛膝、菟丝子、五味子各 100g。

铺灸方法：取适宜体位。按照从上到下、从左到右、从胸到背的原则进行相应穴位的铺灸。常规消毒后，蘸姜汁擦拭穴区施灸部位，并均匀撒铺灸药粉覆盖在姜汁擦拭过的皮肤上。再将姜泥拍成饼置于药粉之上，厚约 0.5cm，长度和宽度与药粉同。然后将艾绒制成高、宽各约 5cm，上窄下宽的艾炷，置于姜饼之上，分多点位点燃，令其自然燃烧，待患者有灼热感或不能忍受时，去掉燃烧的艾炷，更换新艾炷。最后去净艾炷，保留药粉与姜饼，以纱布及胶布固定。待没有温热感时，去掉所有铺灸材料，灸疗完成。每位患者行仰卧位或俯卧位铺灸。前后穴区交替使用，每日 1 次，每次 3~5 壮，留灸 2 小时，治疗 10 天为一个疗程，疗程间休息 2 天。

六、中药

处方：肌痿方。

组成：黄芪 30g，党参 15g，白术 30g，山药 10g，淫羊藿 30g，续断 10g，当归 15g，地龙 10g，川芎 10g，鸡血藤 20g，升麻 10g，甘草 6g。

加减：中气不足者，加葛根、茯苓补益中气；气阴两虚者加旱莲草、女贞子，补脾肾之阳，潜纳浮阳；脾肾阳虚者，加肉桂、牛膝、五味子温补脾肾。

方义：黄芪、党参、白术、山药，补益脾胃而化生气血，以养肢体；淫羊藿、续断，补益肝肾而壮筋骨；当归、川芎、地龙、鸡血藤活血化瘀，通经活络，伍用升麻，升阳举陷，使阳气布散于肢体，乃"清阳实四肢"之意。诸药合用，相得益彰，共奏其效。

七、典型案例

全某，男，28 岁，职员。初诊日期：2013 年 8 月 12 日。

主诉：四肢酸困无力 1 年余，伴眼睑下垂 1 周。

现病史：患者自诉 1 年来总感全身无力、困乏，以肢体酸困更甚，于下午或傍晚劳累后明显加重，晨起或休息后减轻，就诊于当地中医诊所，服药后症状缓解，未予以重视。近半年来症状反复，休息后缓解不明显，且伴随出现双眼睑下垂无力，视力模糊、斜视、眼球转动不灵活，语言表达欠缺，影响生活和工作，压力巨大，辗转就诊于多家医院，确诊为"重症肌无力"。其间服用过激素类药品治疗，效果不佳，为求进一步系统治疗，就诊于我院门诊。

症见：眼睑下垂，伴视力模糊，斜视，困乏、肢体无力，晨轻暮重，谈话稍久则声音低哑，少气懒言，气短胸闷，舌质淡，苔薄白，脉弱。

中医诊断：痿证。证型：中气不足型。

西医诊断：重症肌无力。

治则：健脾益气，补益气血，舒筋活络。

方药：方用肌痿散加减：黄芪 30g，党参 20g，炒白术 20g，山药 20g，淫羊藿 30g，续断 10g，当归 15g，川芎 10g，地龙 10g，升麻 10g，茯苓 30g。15 剂，每日 1 剂，分两次温服。

针刺取穴：目合穴、颈十针、腰 3~5 与骶 1 夹脊穴、大椎、筋缩、命门、腰阳关穴、足三里、三阴交，按照针刺方法操作，留针 30 分钟，期间行针 1 次，每日 1 次，15 天为一个疗程。

二诊：2013 年 8 月 29 日，患者自诉服用 10 剂药后自感身体轻松许多，肢体酸困缓解，眼睑下垂主要见于傍晚时分，视力模糊，口齿清晰些许，嘱患者尽量休息，勿劳累。在原方基础上加药：谷精草 15g，密蒙花 10g，决明子 20g，继服 10 剂，行针灸 1 个疗程。

三诊：患者全身乏力、酸软、眼睑下垂症状明显缓解，较之前视力清晰，说话流利，无气短胸闷，舌质红苔薄白，脉沉。继服原方 15 剂，针刺治疗改为药物铺灸治疗。药物铺灸以肌痿散加党参、茯苓各 100g，鲜生姜汁、生姜泥，精制艾绒。铺灸以眉上穴区、腰脊穴区、胃肠穴区为主，嘱患者取仰卧位，先用姜汁擦施灸部位，在施灸部均匀撒中药散末覆盖局部皮肤，厚度为 1mm，宽约 5cm。然后把姜泥置于药粉末之上，厚约 0.5cm。再在姜泥之上放置上窄下宽的艾炷，依所灸部位大小，将其顶端分部点燃，以病人有温热感自觉舒适为度，每次 3~5 壮，用补法，留灸 2 小时左右，每日 1 次，10 天为一个疗程。

患者自诉全身症状基本消失，无不适。嘱其加强营养，慎起居，畅情志，勿劳累，休息 3 月余，1 年后回访，患者无复发。

【按语】重症肌无力属于难治性疾病，以内服中药配合针刺、艾灸治疗本病，疗效较为显著。外用灸疗，补益阳明气血；内服中药祛除病理产物，恢复机体阴阳气血之平衡；并嘱患者在用眼、饮食起居等方面加以注意，消除诱发、加重因素。同时应坚持患肢按摩及功能锻炼，促进血液循环，增加营养，以期肢体功能的早日恢复。

脱　肛

一、概述

脱肛即肛管直肠脱垂，是直肠黏膜、肛管、直肠全层和部分乙状结肠向下移位，脱出肛门外的一种疾病。其特点是以直肠黏膜及直肠反复脱出肛门外伴有肛门松弛。常见于因年老体弱、妇女产后劳倦、小儿经常啼哭及慢性腹泻、便秘努挣、百日咳、排尿困难等所致。多发于 1~3 岁小儿、老年人及患痔疮、久痢久泻之成年人。本病起病缓慢，无明显全身症状，早期大便时直肠或肛管脱出肛外，便后能自行回纳，以后逐渐不能自行回纳，需用手托回。日久失治，脱出物逐渐增长，甚至咳嗽远行时也可脱出。病情严重时可伴有大便不尽，或下腹坠胀感，因直肠黏膜反复脱出，常发生充血、水肿、糜烂、渗液，甚至渗血。查体可见肛门松弛，收缩力减弱，肛门镜检可看到直肠内黏膜折叠。

中医学对本病早有认识。巢元方在《诸病源候论·痢疾诸候》中提到了脱肛的临床表现和病因病机："脱肛者，肛门脱出也，多因久痢后大肠虚冷所为。肛门为大肠之候，大肠虚而伤于寒……其气下冲，则肛门脱出，因谓脱肛也。"元代朱丹溪把脱肛分为气热、气虚、血虚、血热四种证型，沿用至今。

二、辨证分型

（一）脾虚气陷型

主症：大便或咳嗽、远行时肛内肿物脱出肛外，或在咳嗽、喷嚏、行走、久立后脱出，轻重不一，色淡红，伴见疲倦乏力，头晕心悸，食少便溏等。舌淡胖有齿痕，苔薄白或白腻，脉细弱。

（二）肾气不固型

主症：直肠滑脱不收，肛门常有下坠感，伴见疲乏无力，气短声低，面色㿠白，腰膝酸软，小便频数，夜尿频多，大便干结或泻下清稀，完谷不化。舌质淡，苔薄白，脉沉细。

（三）湿热下注型

主症：直肠突垂于外难以回纳，肛门处可见肿胀焮红，渗液流滋，灼热胀痛，伴见面赤身热，口干口臭，胸脘痞闷，腹胀便结，小便短赤。舌质红，苔黄腻或黄燥，脉滑数或濡数。

三、诊治思路

（一）病因多样，虚实夹杂

小儿气血未旺，中气不足；或年老体弱，气血不足；或习惯性便秘、久泻久痢，或妇女生育过多，导致体质虚弱，中气下陷，不能收摄，形成肛门松弛，升举无力，导致肛管直肠向外脱出而脱肛；亦可因便秘、痔疾、饮食不节、嗜食辛辣醇酒等刺激之品，使湿热郁滞于直肠，约束无权而脱肛。

（二）病位在大肠，与肺相关

中医认为，本病病位主要与大肠有关，肺与大肠相表里，《灵枢·经脉》言"肺手太阴之脉，起于中焦，下络大肠……"这是肺与大肠的直接联系；"肺为主气之枢，脾为生气之源"，肺主宣发肃降，多种疾病累及肺，肺气亏虚则宣降失职，大肠传导失司，滞留为病变；肺气为一身元气组成部分，肺气虚则元气亦亏虚；肺的病变可影响到大肠，而发生脱肛。

（三）中气下陷，与脾相关

脾主升清，脾具有维持人体内脏相对恒定位置，不使内脏下垂的作用。脾气下陷，或者中气下陷，则可见久泄脱肛或者内脏下垂。而脾气宜升则健。脾胃居中，在中者能升能降，五脏气机升降相互作用，形成了机体升降出入气化活动的整体性，维持着气机升降出入的动态平衡，脾升则脾气健旺，生理功能正常；脾气下陷或者中气下陷，则可见久泄脱肛。

（四）针、灸、药结合互补

本病虚证以补益为主，针刺补益中气、益肾固摄；实证以清利湿热为主。针刺取穴以足阳明胃经、任脉腧穴为主，针刺操作手法中，腹部腧穴采用金钩钓鱼法，要求双手配合，左手为押手以揣穴、候气，右手为刺手，进行虚搓、捻转补法，以求针下沉紧感，钩拉穴位肌肤，做轻微的3~6次提抖动作，使局部产生如鱼吞钩之牵拉感，待肌肉松弛，缓慢将针拔出并揉按针孔。实施金钩钓鱼法针刺方法，可调动下陷之脏器，同时补益脾肾，加强升提之力。

灸法具有升提阳气、益气固脱之功效。铺灸基础方以补中益气汤为基础方加减化裁成为升举脱垂散，药用黄芪、党参、升麻、柴胡、五味子、葛根、棉花根、桑螵蛸、麻黄根，其中黄芪、党参、棉花根补益肺脾之气；五味子、桑螵蛸补益肾气；柴胡、升麻、葛根升阳举陷；麻黄根、桑螵蛸、五味子收涩固脱。诸药合用，补气、升阳、固脱，使阳气上升，脏腑功能增强，下垂之腑复原。铺灸部位以腰脊穴区、骶脊穴区、关元穴区为主，是督脉、任脉循行经过之处，具有健脾益肾、升阳举陷、清热利湿之功能。骶脊穴区下为直肠肛门所处的位置，可调节相应的神经血管功能，改善局部的血流状况，促进直肠黏膜下层组织和肛门括约肌周围支持组织功能的恢复。

何教授应用中药治疗疾病，结合临床经验，善于将古方化裁加减，其治疗脱肛，多选用补中益气汤加味。补中益气汤源自李东垣《内外伤辨惑论》，由黄芪、炙甘草、人参、当归、橘皮、升麻、柴胡、白术组成，主治脾虚气陷、气虚发热证。方中重用黄芪，味甘微温，入脾、肺经，补中益气，升阳固表，为君药。配伍人参、炙甘草、白术补气健脾为臣，与黄芪合用，以增强其补益中气之功。血为气之母，气虚时久，营血亦亏，故用当归养血和营，协人参、黄芪以补气养血；陈皮理气和胃，使诸药补而不滞，共为佐药。并以少量升麻、柴胡升阳举陷，协助君药以升提下陷之中气。《本草纲目》谓："升麻引阳明清气上升，柴胡引少阳清气上行，此乃禀赋虚弱、元气虚馁，及劳役饥饱，生冷内伤，脾胃引经最要药也"，共为佐使；炙甘草调和诸药，亦为使药。以补中益气汤为基础方，在此基础上加用固涩药如山萸肉、芡实、五味子等，以升提并固涩，并依据患者具体症情加减变化。

四、针法

主穴： 中脘、天枢、气海、关元、足三里、三阴交、脾俞。

操作： 嘱患者先取仰卧位，取直径 0.30mm，长 40mm、25mm 毫针，局部常规消毒后，中脘、天枢、气海、关元行金钩钓鱼法，双手配合，左手为押手以揣穴、候气，右手为刺手，进行虚搓、捻转补法，以求针下沉紧感，钩拉穴位肌肤，做轻微的 3~6 次提抖动作，使局部产生如鱼吞钩之牵拉感，待肌肉松弛，缓慢将针拔出并揉按针孔。背俞穴由浅入深与皮肤呈 60° 角向夹脊穴透刺，至夹脊穴的深度为 1.5 寸左右行补法；余穴依据具体情况针刺。

配穴： 脾虚气陷型加百会；肾气不固型加肾俞；湿热下注型加阴陵泉。

五、灸法

铺灸部位：腰脊穴区、骶脊穴区、关元穴区。

加减：脾虚气陷型加腰脊中穴区，肾气不固型加腰脊下穴区，湿热下注型加背俞下穴区、胃肠穴区、三阴交穴区。

铺灸药方：升举脱垂散（黄芪、党参、升麻、柴胡、葛根、五味子、棉花根各100g，桑螵蛸、麻黄根各50g）。

铺灸药方加减：肾气不固型加仙茅、淫羊藿各100g，湿热下注型加黄柏、白头翁、秦皮各50g。

铺灸方法：患者取俯卧位，先蘸葱汁擦拭腰背穴区，并均匀撒铺灸药末覆盖局部皮肤，厚度为1mm，长为4cm，宽为2cm。然后把葱泥置于药末之上，厚约0.5cm。长度及宽度与药末同。再在葱泥之上置上窄下宽的艾炷，点燃艾炷让其自然燃烧，有温热感至病人能忍受为度，去掉燃烧的艾炷，换新艾炷。最后去净艾炷，保留药末与姜泥，再以胶布固定。之后令患者取仰卧位，在胃肠穴区、三阴交穴区处，以葱汁擦拭，依次敷以铺灸药末和葱泥，铺灸药末厚约1cm，在葱泥之上置上窄下宽的艾炷，点燃艾炷让其自然燃烧，余操作与背俞中穴区同。待没有温热感时（温热感持续时间约为1~3小时，因个体差异不同），去掉所有铺灸材料，灸疗完成。每日铺灸1次，每次3~5壮，7次为一疗程。

六、中药

处方：补中益气汤加减。

组成：黄芪30g，炙甘草9g，人参（党参）10g，白术10g，当归10g，陈皮6g，升麻6g，芡实10g，山萸肉10g，柴胡6g。

加减：肾气不固型加山药10g；湿热下注型加黄柏10g、苍术10g、牛膝10g、薏苡仁30g。

方义：重用黄芪，其味甘微温，入脾、肺经，以补中益气、升阳固表为君；人参（党参）、炙甘草、白术补气健脾，与黄芪配伍增强其补中益气之功效；血为气之母，久病气虚则营血已亏，配伍当归养血和营，协助黄芪、人参以补气养血，陈皮理气和胃，使诸药补而不滞；芡实、山萸肉收敛固涩，防治下垂，共为佐药；升麻、柴胡升阳举陷，协助君药以升提下陷之中气，炙甘草调和诸药，共为使药。

七、典型案例

患者，女，55 岁。初诊日期：2017 年 8 月 13 日。

主诉：脱肛 1 年余伴加重 1 月。

现病史：患者自诉近 1 年以来，无明显诱因反复出现直肠脱出，伴有肛门坠胀，便秘，常在解大便时脱出。曾在当地医院治疗，确诊为"Ⅰ度脱肛"。近 1 月上述症状加重，偶有头晕乏力，纳差，为求中医治疗，遂来我院门诊就诊。

症见：脱肛，伴有肛门坠胀，头晕乏力，失眠，纳差，小便可，大便干。舌淡红，苔薄白，脉细。

中医诊断：脱肛。证型：脾虚气陷。

西医诊断：直肠脱垂。

治则：培补中气，升阳固脱。

方药：补中益气汤加减：黄芪 30g，炙甘草 9g，党参 10g，白术 10g，当归 10g，橘皮 6g，升麻 6g，柴胡 6g。每日 1 剂，水煎，分 3 次口服。

针刺：以足阳明胃经、背俞穴为主。中脘、天枢、气海、足三里、三阴交、脾俞、八髎穴。操作：先取仰卧位，腧穴局部常规消毒后，中脘穴行金钩钓鱼法，双手配合，左手为押手以揣穴、候气，右手为刺手，进行虚搓、捻转补法，以求针下沉紧感，钩拉穴位肌肤，做轻微的 3~6 次提抖动作，使局部产生如鱼吞钩之牵拉感，待肌肉松弛，缓慢将针拔出并揉按针孔。背俞穴由浅入深与皮肤呈 60°角向夹脊穴透刺，至夹脊穴的深度为 1.5 寸左右行补法。余穴依据具体情况针刺。

药物铺灸：部位选择腰脊穴区、骶脊穴区、关元穴区、胃肠穴区，铺灸药方升举脱垂散，依照铺灸方法治疗，每日铺灸 1 次，每次

3~5 壮，7 次为一个疗程。

治疗期间，要求患者注意休息，规律作息，调节饮食，宜温热富于营养易消化，忌辛辣刺激、生冷油腻。经治疗 14 次后，患者各种临床症状和体征消失。

【按语】脱肛为肛肠科临床常见疾病，多见于儿童和老年人，其临床特点为直肠黏膜及直肠反复脱出肛外且伴肛门松弛。本病虽有虚实之分，但以虚证为多见。基本病机为气虚下陷，分 3 度脱垂：Ⅰ度脱肛系直肠黏膜脱出，Ⅱ度脱肛为直肠全层脱出，Ⅲ度脱肛为直肠全层及部分乙状结肠脱出。气虚下陷证，治宜健脾益气、升提固涩；湿热下注证，治宜清热利湿。针刺治疗本病对Ⅰ度直肠脱垂和小儿直肠脱垂的疗效显著，但对中度、重度直肠脱垂者的疗效欠佳。灸法治疗本病，以益气升阳固脱，清热利湿或补肾固本为主，常取督脉和背俞穴等。保守治疗无效时，可采用注射疗法、手术疗法治疗。本病要注意预后调护，积极治疗原发病如慢性腹泻、久咳、便秘等，以降低腹压，配合腹肌功能锻炼及提肛活动。饮食宜清淡，忌食辛辣刺激性食物，保持大便通畅。

白细胞减少症

一、概述

白细胞减少症指外周血液中白细胞计数持续低于 4.0×10^9/L，属于血液病，该病起病缓，症状轻，常以无力、心悸、头晕、四肢酸软、失眠多梦等为主要表现。本病中医属于"血虚""气血虚""虚损""温病"范畴。

二、辨证分型

（一）气阴两虚型

主症：全身乏力，反复外感经久不愈，低热恶寒，五心烦热，咽干咽痛，周身不适，失眠，盗汗。舌红苔薄，脉细数。

（二）心脾两虚型

主症：心悸气短，神疲乏力，头晕，失眠，纳呆，便溏，面色不华。舌淡，苔薄白，边有齿痕，脉沉细无力。

（三）肝肾亏虚型

主症：头晕耳鸣，腰膝酸软，手足心热，失眠多梦，遗精，早泄。舌红，脉细数。

（四）气滞血瘀型

主症：面色晦暗，肢体麻木，周身疼痛，肌肤甲错，腹内包块。舌质暗淡或紫暗，苔薄白，脉细涩。

（五）外感湿热型

主症：高热不退，面赤咽痛，口渴引饮，乏力头晕。舌质红绛，苔滑腻，脉滑数。

三、诊治思路

（一）先天不足，后天受损，终成虚劳

禀赋薄弱，素体不强。先天不足是血虚形成的重要原因之一，尤多见于年龄较小的患者。肾为先天之本，肾主骨生髓，主生长发育，髓化精血。父母体弱多病，孕育不足，胎中失养，或生后失于喂养，水谷精气不充，均可导致先天不足。烦劳过度、恣情纵欲、忧郁思虑、积思不解，所欲未遂，以致劳伤心脾，以使心神失养，脾失健运，日久成虚。脾为后天之本，饮食失节、五味偏嗜可以导致五脏精气的虚乏。大病邪气过盛，脏气损伤，耗损气血阴阳，正气短时难以恢复，加之病后失于调理，疾病易发展成劳。诊断有误、治疗不当，以致精气损伤，既延误治疗，又使精气或阳气受损，从而导致虚劳。故本病以先天不足、烦劳过度、脾胃损伤、大病久病、迁延误治为病因。

（二）病及五脏，脾肾为主

白细胞减少症隶属中医学"虚劳""血虚""气血虚"范畴。虚

劳虽有因虚致病、因病成虚、久虚不复成劳的不同，但病损主要在五脏。病变涉及五脏，但以脾肾为主。脾肾为先后天之本，五脏有相互滋生和制约的整体关系，在病理情况下可以相互转化影响。

（三）补益为主，兼顾祛邪，整体调理

对于虚劳的治疗，依据"虚则补之""损者益之"的理论，以补益为基本原则，在进行补益时，一是必须根据病理属性的不同，分别采取益气、养血、滋阴、温阳的治疗；二是密切结合五脏病位的不同而选用方药，以加强治疗的针对性。同时要关注三点：重视补益脾肾在治疗虚劳中的作用；对于虚中夹实及兼有外感邪者，应补中有泻，扶正祛邪；辨证结合辨病，针对不同的疾病的特殊性，一方面补正以复其虚，一方面求因以治其病。

（四）髓、精、血互化

肾主骨生髓，肾藏精，精生髓，髓分为骨髓、脑髓、脊髓。肾虚则肾精不足，骨髓生化乏源，而致髓海空虚，骨髓减少。精与血都由水谷化生，化源相同；二者又相互资生，相互转化，都具有濡养和化生的作用，此化源相同又相互资生的关系称之为精血同源。精是化生血液的基本物质之一，先后天之精分藏于脏腑之中为脏腑之精，脏腑之精融入于血液中，则化生为血。肾为藏精之脏，故肾精可化血。依据此理论，针刺选取腧穴、药物铺灸部位以督脉、任脉、足阳明胃经腧穴及足太阳膀胱经背俞穴为主；在中药方剂选择以八珍汤补益气血，或者四君子汤益气，六味地黄丸补益肾阴，四物汤生血等。肾水为先天之本，脾土为后天之源，肾脾之间有着先后天依赖关系。另外据现代药理、实验研究发现，部分中草药具有升高白细胞的功效，补益类的如黄芪、人参、鸡血藤、女贞子、枸杞、银耳、黄精、淫羊藿、巴戟天、补骨脂、制首乌、熟地、山茱萸、沙参、党参、白术、玄参、石斛、鹿茸、桑葚、麦冬、大枣、当归等；活血类的如茜草、川芎等，以及刺五加、苦参、虎杖等。在辨证论治的基础上，可适当选择以上相应的药物以促进疗效。

（五）灸药结合，古方今用

"血虚""气血虚"的治疗主要以灸法、中药汤剂为主。白细胞减少症铺灸药方选择扶正补血散，药用黄芪、当归、补骨脂、肉桂、地龙、没药、木香、冰片，该散剂以当归补血汤为基础方，以补气生血，气血相生；肾主骨生髓化血，以肉桂、补骨脂补肾壮骨生髓；冰片引药入里。铺灸部位选择背部督脉、膀胱经第一侧线为主，督脉为阳脉之海，统领诸阳经之经气。脊柱是督脉循行之处，脊柱旁为足太阳膀胱经第一侧线，特别是背俞中穴区、胃肠穴区补益脾胃，背俞下穴区、腰脊穴区益肾，三阴交穴区调理肝、脾、肾，以先后天兼顾，共同促进气血化生。

四、针法

主穴： 百会、内关、中脘、天枢、气海、足三里、三阴交、脾俞、胃俞、肾俞、命门。

操作： 所有腧穴均采用补法，视患者具体状况，一般状况可，可留针 30 分钟，一般状况较差，短时间留针或者不留针，可采用温针灸。

配穴： 气阴两虚型加太溪；心脾两虚型加心俞；肝肾亏虚型加肝俞、太冲、太溪；气滞血瘀型加血海、膈俞、太冲；外感湿热型加曲池、大椎、阴陵泉。

五、灸法

铺灸部位： 背俞中穴区、背俞下穴区、腰脊穴区、胃肠穴区、三阴交穴区。

加减： 心脾两虚型、肝肾亏虚型加关元穴区，气滞血瘀型加血海穴区、膻中穴区、背俞上穴区，外感湿热型加背俞上穴区、曲池穴区。

铺灸药方： 扶正补血散（黄芪、当归、补骨脂、肉桂、地龙各 100g，没药、木香各 50g，冰片 10g）。

铺灸药方加减：气阴两虚型加旱莲草、玉竹各100g；心脾两虚型加党参、白术各100g；肝肾亏虚型加旱莲草、杜仲各100g；气滞血瘀型加丹参、莪术、枳壳各100g；外感湿热型加白花蛇舌草、知母各100g，并于原方中去肉桂。

铺灸方法：患者俯卧位，穴区常规消毒后，蘸姜汁擦拭穴区施灸部位，均匀撒铺扶正补血散灸药粉覆盖在姜汁擦拭过的皮肤上，再将姜泥制作成饼置于药粉之上，厚约0.5cm，长度和宽度与药粉同，然后将艾绒制成高、宽各约5cm，上窄下宽的艾炷，置于姜饼之上，分多点位点燃，令其自然燃烧。待患者有灼热感时，去掉燃烧的艾炷，更换新艾炷，最后保留药粉与姜饼，以纱布及胶布固定。待没有温热感时，去掉所有铺灸材料，灸疗完成。背部穴区灸疗结束后仰卧位进行胃肠穴区等灸法，亦可先仰卧位治疗，再进行俯卧位灸疗。每日1次，每穴区2壮，留灸1小时，治疗7天为一个疗程，疗程间休息2天。

六、中药

处方：八珍汤合当归补血汤加减。

组成：党参10g，白术10g，茯苓10g，炙甘草10g，熟地黄10g，当归10g，白芍10g，川芎10g，黄芪50g。

加减：气阴两虚型加旱莲草、枸杞、女贞子、沙参各10g；心脾两虚型加远志、茯神、阿胶、酸枣仁各10g；肝肾亏虚型加山药、龟板、山茱萸10g；气滞血瘀型加丹参、柴胡、鸡血藤各10g；外感温热型加知母、丹皮各10g。

方义：党参、熟地黄益气养血为君药；白术、茯苓健脾，助党参益气补脾，当归、白芍养血和营，助熟地滋养心肝；黄芪重用，补气而固肌表，即"有形之血不能速生，无形之气所当急固"，同时有形之血生于无形之气，黄芪补肺脾之气，以资化源，使气旺血生，均为臣药；川芎为佐，活血行气，使地、归、芍补而不滞；炙甘草为使，益中和气，调和诸药。

七、典型案例

李某，女，40 岁。初诊日期：2018 年 7 月 13 日。

主诉：疲乏 5 年余。

现病史：患者曾于 5 年前无明显原因出现疲乏，易感冒，平素失眠、多梦，易出汗，曾检查提示白细胞减少，波动于（3.2~3.8）$\times 10^9$/L，间断予以中药汤剂、中成药治疗后症状有所改善，为进一步求治故来我科门诊。

症见：乏力，自汗，怕冷，易感冒，失眠、多梦，纳差，二便调，舌淡，苔薄白，脉细。

中医诊断：血虚。证型：心脾两虚。

西医诊断：白细胞减少症。

治则：健脾益气，养血调心。

方药：方以归脾汤加减：麸炒白术 10g，党参 10g，黄芪 30g，茯神 10g，远志 10g，当归 10g，炙甘草 10g，酸枣仁 10g，龙眼肉 10g，熟地 10g，白芍 10g，益智仁 10g。共 7 剂，每日 1 剂，分 3 次口服。

药物铺灸：铺灸药方选取扶正补血散，取背俞中穴区、背俞下穴区、腰脊穴区、胃肠穴区、三阴交穴区、关元穴区。每日 1 次，连续治疗 7 天为一个疗程。

经 1 个疗程治疗，患者疲乏有所改善。继续该方案治疗 4 个疗程，后化验血常规提示白细胞为 5.2×10^9/L，疲乏无力明显改善，继续坚持治疗 2 个疗程。

【按语】白细胞减少症属于虚劳、血虚范畴，是多种慢性虚弱性疾病的总称，其范围相当广泛，故此要严密询问病史、相关检查，排查引起白细胞减少的原发病，积极治疗原发病，再结合针、灸、药及其他疗法，否则未进行原发病的治疗，不仅延误治疗，而且加重疾病的发展。白细胞减少需要重视食补，饮食方面，宜选择富有营养而易于消化的食物，并依据患者体质，或选择温热类，或滋阴类食物，以保证气血的生化。虚劳的病程一般较长，做好护理对促进虚劳的好转乃至痊愈具有十分重要的意义。

带状疱疹后遗神经痛

一、概述

带状疱疹后遗神经痛为带状疱疹皮损临床愈合后持续 1 个月及以上的疼痛，是带状疱疹最常见的并发症。表现为皮损部位的持续性或阵发性的跳痛、刺痛、灼痛、刀割痛，可同时伴有瘙痒、紧缩感、蚁行感等不适感觉，或温觉、痛觉、触觉的减退或消失。罹患该病的机体常处于痛觉超敏状态，顽固又剧烈的疼痛严重影响患者的生活状态。此病病程长短不一，严重者疼痛可持续数十年，且发病率与年龄呈正相关。中医学将本病称之为"蛇丹愈后痛"。

二、辨证分型

（一）肝胆郁热型

主症：皮损处颜色鲜红，灼热刺痛；伴口苦咽干，口渴喜冷饮，食欲减退，烦躁易怒，大便干结，小便短赤。舌质红，苔薄黄或黄厚，脉弦滑数。

（二）脾虚湿蕴型

主症：皮损处颜色淡红，疱壁松弛，渗水糜烂，疼痛略轻。伴食少腹胀，口不渴，大便时溏。舌质淡，苔白或白腻，脉滑数。

（三）气滞血瘀型

主症：皮疹消退后，局部仍疼痛不止，以致夜寐不宁，精神萎靡。舌质暗或舌尖有瘀点，苔薄白，脉弦细。

三、诊治思路

（一）肝郁气滞，瘀血阻络，余毒未尽

带状疱疹好发于胁肋部、侧腹部，与足少阳胆经经脉循行相关。肝主疏泄，调畅情志，可促进精血津液的运行，推动脏腑功能发挥正

常的功能。情志内伤，肝气郁结，气血津液运行不畅，瘀阻于经络，"不通则痛"；久而化火，肝经火毒蕴结，日久耗伤正气，正虚不能驱邪外出，留滞于体内，成为宿邪，引起后期病变部位的疼痛、瘙痒。本病早期以气滞、血瘀为病机，后期主要以正气亏虚、瘀毒未尽为病机。

（二）注重辨证辨经取穴

何教授根据带状疱疹发病部位与经脉循行，重视辨证辨经取穴。带状疱疹多沿神经干走行周围出现，其部位多与经脉循行路线高度一致，具有以下规律。其一，侵犯足少阳胆经：疱疹发在胁肋部、侧腹部，其临床表现为：多自脊柱一侧斜向前下方至前胸、侧腹，沿肋间神经呈带状分布，是临床带状疱疹的典型表现。而从经络理论分析，该部位正是足少阳胆经循行所过。故在针灸治疗中多取足少阳胆经穴位，如足临泣、阳陵泉等，取其"经脉所过，主治所及"之意。其二，侵犯足阳明胃经：疱疹发在头面部，累及眼、鼻。其临床表现为：头痛甚，眼、鼻处疱疹，特别是疱疹性结膜炎、结膜角膜炎，因其侵及颈部和三叉神经，三叉神经的眼分支也易累及。中医理论认为，其主要病及范围为足阳明胃经面部循行部位。头为诸阳之会，其阳经又以足阳明胃经为主。故在针灸治疗中多取足阳明胃经穴位，如内庭、足三里等。其三，侵犯足太阴脾经：疱疹常可发于股内，波及下腹至阴部黏膜，主要沿足太阴脾经路线聚集。故在针灸治疗中可取足太阴脾经穴位，如阴陵泉、三阴交等。

（三）多用夹脊穴、四关穴

夹脊穴为经外奇穴，居于督脉和足太阳膀胱经之间，即第1胸椎～第5腰椎的椎体棘突旁开0.5寸，共34穴，可调节两经脉气血，起到通络止痛、调和气血之功。夹脊穴又是脊神经发出之处，通过针刺可抑制其兴奋性，提高机体痛阈；另一方面，夹脊穴还可通过神经、体液调节机制，达到镇痛效果。四关即合谷、太冲两穴。手阳明大肠经原穴之合谷，善调气，足厥阴肝经原穴之太冲，尤善调血，二穴配伍可调和气血、疏达肝气、调畅情志。

（四）刺络放血，祛除余毒

各种原因使余毒滞留于经络，引起带状疱疹后遗神经痛。放血疗法可泄热、化瘀、通络，对疼痛、实热、气滞血瘀证有较好的疗效。选择病变部位相关的经络放血，可疏通经络、扶正祛邪。带状疱疹后遗神经痛，可在相关夹脊穴部位、病变局部、病变经脉如胆经刺络放血，再配合拔罐，以进一步促进余毒、瘀血的排出。

（五）结合药物铺灸

药物铺灸疗法具有灸疗面积广、多穴区配合应用、发挥灸与药物的双重功效的优势，还可以通过皮肤的吸收功能发挥药物的作用。带状疱疹后遗神经痛铺灸穴区，以病变局部、背俞中穴区、胸脊穴区为主，再结合患者具体症状变化，如对胆经、胃经穴区铺灸。铺灸药方以胁痛方为主，药用疏肝解郁类药物如柴胡、郁金、香附、白芍等；行气活血止痛类药物延胡索、川芎等，以及舒经活络类药物；既往众多疾病铺灸采用姜泥，但由于蒜具有温中行滞、排毒的功效，故带状疱疹后遗神经痛选择蒜泥为铺灸材料。

（六）古方化裁

带状疱疹后遗神经痛常见的发病部位在胁肋部，此部位与肝胆经密切相关。龙胆泻肝汤泻肝胆实火、清下焦湿热。由于本病后期存在正气亏虚，且龙胆泻肝汤药用苦寒可伤胃，故在使用本方时加用固护脾胃、扶正药物，如黄芪、白术等；藤类药物具有舒经活络之功，如五藤饮（海风藤、络石藤、鸡血藤、青风藤、忍冬藤）加减变化；若湿邪较重者，可加用四妙散；脾胃虚弱明显者加四君子汤。

四、针法

主穴：支沟、阴陵泉、夹脊穴、阿是穴。

操作：与皮损部位相应之夹脊穴，即皮损如在第5肋间，则取同侧胸4~胸6夹脊穴，直刺或向内斜刺0.5~0.8寸；皮损局部围刺即在皮损之头、尾各刺一针，两旁则根据皮损之大小，选1~2点，朝向皮损中央作沿皮平刺；其余诸穴常规针刺，强刺激用提插配合捻转泻法。每日或隔日 1 次，每次留针 30 分钟，期间行针 1 次，出针时摇大针孔，出针后令其少许出血，5 次为一个疗程。

配穴：病变在头面部，取患侧风池、太阳、攒竹、四白、下关、颊车、合谷、外关；病变在胸胁部，取患侧相应夹脊穴、背俞穴、支沟、阳陵泉、太冲；病变在腰腹部，取患侧相应夹脊穴、背俞穴、阳陵泉、足三里、三阴交。

五、灸法

铺灸部位：胸脊上穴区、胸脊中穴区、背俞中穴区、期门穴区、合谷穴区。

加减：肝胆湿热结型加阴陵泉穴区、太冲穴区；脾虚湿蕴型加足三里穴区、背俞中穴区；气滞血瘀型太冲穴区、血海穴区。

铺灸药方：胁痛方（柴胡、郁金、香附、延胡索、白芍各 50g，佛手、伸筋草、丝瓜络各 80g，川楝子 30g）。

铺灸药方加减：肝经湿热型加黄芩、龙胆草各 50g；脾虚湿蕴型加白术、茯苓、薏苡仁各 50g；气滞血瘀型加木香、黄芪、丹参各 50g。

铺灸方法：患者选择适宜体位，侧卧位，穴区常规消毒后，蘸蒜汁擦拭穴区施灸部位，并均匀撒铺灸药粉覆盖在蒜汁擦拭过的皮肤上；将蒜泥制作为适宜的蒜饼置于药粉之上，将艾绒制成上窄下宽的艾炷，置于蒜饼之上，分多点位点燃，令其自然燃烧。待患者有灼热感时，去掉燃烧的艾炷，更换新的艾炷。最后弃艾炷，保留药粉与蒜饼，以纱布及胶布固定。待没有温热感时，去掉所有铺灸材料，灸疗完成。灸完背部穴区后再进行身体前部穴区。每日 1 次，每穴区 2 壮，留灸 1 小时，治疗 6 天为一个疗程，疗程间休息 1 天。

六、中药

处方：龙胆泻肝汤加减。

组成：龙胆草 15g，黄芩 10g，栀子 10g，柴胡 10g，泽泻 10g，木通 10g，车前子 15g，当归 10g，生地 20g，紫草 10g，板蓝根 10g。

加减： 若发于面部，加菊花以清肝解毒，引药上行；大便干结者，加生大黄以通腑泻下；疼痛剧烈者，加川楝子、延胡索以疏肝理气止痛。

方义： 方中龙胆草大苦大寒，既能泻肝胆实火，又能利肝经湿热，切中病机，故为君药；黄芩、栀子苦寒泻火、燥湿清热，加强君药泻火除湿之力；湿热的主要出路，是利导下行，从膀胱渗泄，故又用渗湿泄热之泽泻、木通、车前子，导湿热从水道而去；用当归、生地养血滋阴，使邪去而阴血不伤，以上皆为佐药；紫草、板蓝根可清热解毒，凉血消斑。本方的配伍特点是泻中有补，利中有滋，降中寓升，表里兼顾，使火降热清，湿浊得利，循经所发诸症皆可相应而愈。

七、典型案例

杨某，女，48岁。初诊日期：2016年3月1日。

主诉： 右侧胁肋部疼痛1月。

现病史： 患者于1月前无明显诱因出现右侧胁肋部疼痛，疼痛呈针刺样，皮肤散在皮疹，色红，间隔皮肤正常，次日皮疹增多，部分有水液，遂至当地医院就诊。诊断为"带状疱疹"，予以"阿昔洛韦注射液、甲钴胺片"治疗后，疱疹结痂，皮疹消退，但仍有轻微疼痛。现为进一步治疗，故来门诊。查体：全身皮肤黏膜正常，无皮疹，无红斑。

症见： 右侧胁肋部皮肤触之疼痛，呈刺痛感，皮肤散在皮疹，色红，乏力，纳差，小便黄，大便干，舌红，苔稍腻，脉滑。

中医诊断： 蛇串疮。证型：肝经郁热。

西医诊断： 带状疱疹后遗神经痛。

治则： 清利肝胆湿热。

方药： 方用龙胆泻肝汤加减：龙胆草15g，黄芩10g，栀子10g，柴胡10g，泽泻10g，当归10g，生地20g，川芎10g，延胡索10g，生甘草9g。7剂，每日1剂，水煎，分2次口服。

针刺治疗： 以夹脊穴、肝胆经腧穴为主。取百会、合谷、支沟、右侧 T9~L2 夹脊穴、期门、日月、三阴交、血海、太冲。操作：病变局部先采用梅花针叩刺，以皮肤出现血点为度，随即留罐，取罐后于病变局部围刺，余腧穴常规针刺。每日 1 次，留针 30 分钟，每隔 15 分钟行针一次。

经 6 次治疗，患者疼痛减轻，遂继续上述方案，因梅花针叩刺病变部位患者不能耐受，遂改为病变部位刺络放血，隔日 1 次，并于背部膀胱经拔罐；患者便秘较明显，大便干结，于原中药汤剂中加入麦冬 10g、玄参 10g、火麻仁 10g。继续 6 次治疗，患者右侧胁肋部疼痛消失。

【按语】 带状疱疹后遗神经痛的发病与年龄、皮疹部位和面积、带状疱疹的疼痛程度、前驱疼痛、治疗及时与否、患者基础疾病等均相关。在针刺治疗中，夹脊穴的选择非常重要。带状疱疹是由于感染的疱疹病毒进入皮肤黏膜的感觉神经，通过轴突逆向输送到临近脊髓的脊神经背根感觉神经节或颅神经的感觉神经节内，并永久性地潜伏在神经元中；当人体免疫力下降时，之前潜伏的病毒再次活动，累及神经节导致其发炎引起神经痛，病毒复制并沿着感觉神经传播至皮肤或黏膜形成特征性疱疹，沿受累感觉神经根支配的区域密集分布，排列成带状。而夹脊穴下有神经分布，针刺夹脊穴可以通过神经、体液调节达到镇痛效果。病变部位围刺是扬刺法的发展，意在增强刺激量。除针刺、刺络放血、拔罐、中药汤剂外，穴位埋线、穴位注射、灸法、皮内针疗法亦有较好的疗效。

多发性末梢神经炎

一、概述

多发性末梢神经炎是由多种原因如中毒、营养代谢障碍、感染、过敏、变态反应等引起的多发性末梢神经损害的总称。临床主要表现为肢体远端对称性感觉、运动和自主神经功能障碍。本病属中医"痿证""痹证"范畴。

二、辨证分型

（一）肺热津伤型

主症：发热，或热退后突然肢体软弱无力，四肢麻木，皮肤枯燥，心烦口渴，咽干少痰，小便短赤，大便秘结，舌红苔黄，脉细数。

（二）湿热浸淫型

主症：肢体痿软，身体困重，或微肿麻木，尤多见于下肢，或足胫热蒸，或发热，胸脘痞闷，小便赤涩，舌红体大，苔黄厚腻，脉细数而濡。

（三）寒湿阻络型

主症：肢体痿软，麻木、痒，身体困重，关节屈伸不利，四肢寒冷，遇寒则痛甚，得热则痛缓。舌淡，舌苔白腻，脉弦紧。

（四）脾胃虚弱型

主症：肢体痿软无力且日重，食少纳呆，腹胀，便溏，面浮不华，气短，神疲乏力。舌淡，舌体胖大，苔薄白，脉沉细或沉弱。

（五）肝肾亏虚型

主症：起病缓慢，下肢痿软无力，腰膝酸软，不能久立，或伴眩晕，耳鸣，遗精早泄，或月经不调，甚至步履全废，腿胫大肉渐脱。舌红少苔，脉沉细数。

三、诊治思路

（一）脾胃虚弱、肝肾亏虚为本

脾胃为后天之本，胃主受纳腐熟，脾主运化、升清，为气血生化之源，将水谷化为精微，并将精微物质转输至全身。脾主四肢肌肉，是指脾胃具有将精微输送至四肢肌肉，以使其发挥正常的生理功能，同时四肢肌肉润泽、饱满等亦可反映脾胃功能的盛衰。脾胃虚弱，气血不能输送至四肢，故见肢体活动不利、发凉、感觉异常。《素问·太阴阳明论》言："四肢皆秉气于胃而不得至经，必因于脾乃得禀也。今脾病不能为胃行其津液，四肢不得禀水谷气，气日以衰，脉道不利，筋骨肌肉，皆无气以生，故不用焉。"《素问·痿论》言："阳明者五脏六腑之海，主润宗筋，宗筋主束骨而利机关也……故阳明虚，则宗筋纵，带脉不引，故足痿不用也。"日常生活中饮食不洁、暴饮暴食、贪食寒冷、劳逸失调、情志不遂、禀赋虚弱、大病久病等俱可造成脾胃损伤。

肝主全身筋膜，与肢体运动有关。肝之气血充盛，筋膜得其所养，则筋力强健，运动灵活。肝之气血亏虚，筋膜失养，则筋力不健，运动不利。肾主骨指肾充养骨骼以及二者生理方面的联系。骨骼具有支持人体的作用，这主要依赖于骨髓的营养。髓由肾之精血化生，故肾强则髓实；肝藏血，肾藏精主封藏，肝肾共同起源于生殖之精，肝肾均内藏相火，相火源于命门，此即肝肾同源。年岁渐长，或因房劳，或五志失调、虚火内生，耗损于内等均可致肝肾亏虚。正如《素问·上古天真论》"……七八，肝气衰，筋不能动"。

（二）寒湿、湿热、瘀血阻络为标

气血津液由经络运输，气血津液的正常运输需要脉管的通畅，阴阳之气的协调，脏腑功能协同发挥作用。寒湿为阴邪，易伤阳气，阳气具有温煦功效，可促进脏腑功能的发挥，推动精血津液的运行。阳气虚弱，气血运行迟滞，阻滞于经络，日渐成瘀，经脉阻塞，气血津液运行进一步不畅，不能濡养肢体筋骨、肌肉，故可出现肢体活动、感觉不利。居处寒湿、冒雨涉水、喜食寒凉等均可产生寒湿。热为阳邪，易耗伤津血成瘀，易扰神、动风；湿性黏腻，去除较难，湿热之邪故不易去除，滞留于体内，耗损气血，"血气者，人之神，不可不谨养"，神主司人体一切运动、感觉，故神明清则机体健全。久病大病、寒湿化热、高热不退等均可形成湿热之邪。

（三）分期诊治

本病分急性期与缓解期，凡起病急、发展较快、肢体力弱、麻木明显者，处于急性期，多为实证，以寒湿、湿热、血瘀为病因；起病缓慢、渐进加重、病程较长，伴有肌肉萎缩者，多属虚证，以脾胃虚弱、肝肾亏虚为主。

1. 急性期以散寒化湿祛瘀通络

急则治标，缓则治本。本病急性期以寒湿、湿热、瘀血为病理因素，治以散寒除湿、温阳化湿、化瘀通络。可选择灸法以温阳、引热外达、活血化瘀。中药汤剂四妙散、阳和汤以清热化湿、温阳散寒；桃红四物汤以活血化瘀等。同时刺络放血、梅花针叩刺以泄热、化瘀通络等。

2. 缓解期治痿独取阳明，补益脾胃肝肾

《素问·痿论》曰："论言治痿者独取阳明，何也？"岐伯曰："阳明者，五脏六腑之海，主润宗筋，宗筋主束骨而利机关也……故阳明虚，则宗筋纵，带脉不引，故足痿不用也。"此乃治痿之大法。筋具有约束骨骼、主司关节运动的作用。阳明经气血旺盛，为多气多血之经，筋脉得以濡养，则筋脉柔软，关节滑利，运动灵活。"气足无顽麻"，气血足则肢体无麻木瘙痒，而气血依于脾胃化生。因此，脾胃亏虚，气血不足，则宗筋失养，而见肌肉、关节痿弱不用、肢体麻木。故在治疗中，在指导针灸治疗方面，肢体取穴应以阳明经穴为主，上肢如肩髃、曲池、合谷、阳溪，下肢为髀关、梁丘、足三里、解溪等。在药物治疗方面，以补益脾胃、增其化源，或运脾化湿，以后天资助先天。本病尚有肝肾亏虚，故在辨证分型的情况下，尚可取肝俞、肾俞、命门、志室、太溪、三阴交等，药物以补益肝肾、益精化髓者为主。

（四）疏通四肢关节

气血运行于经络，经络遍布全身，四末为阳气发出部位，然而四肢尤其是四肢关节处，气血运行易受阻。关节处犹如江河之关隘，水运易出现淤堵。同理在于人体，阳气易阻塞于关节处。故指导针刺治疗，经穴所在，主治所在，可分别取肩关节、肘关节、腕关节、膝关节、踝关节处阴经与阳经腧穴；在药物选择上，可选择舒经活络之藤类药物。

（五）善用夹脊穴

夹脊穴位于背部脊柱两侧，同时由于夹脊穴处于督脉和膀胱经背部第一侧线之间，针刺夹脊穴不仅可以疏通局部气血，同时可以调节督脉和膀胱经背部第一侧线，以温阳、调理脏腑。上肢的活动、感觉主要源于臂丛神经，由 C5~T1 脊神经组成，下肢的感觉、运动功能主要由 L1~5 与 S1~5 脊神经支配。夹脊穴与脊神经基本相平行，以适宜的角度针刺刺向夹脊穴，通过神经、体液调节，可以改善末梢神经的微循环，从而减轻或解除神经根刺激症状。

（六）灸法以温阳通络

灸法具有健脾益气、补益先后天、散寒除湿、舒经活络之功效，药物铺灸疗法扩大灸治面积，发挥腧穴、穴区、药物的共同作用。药物铺灸穴区选择胸脊上穴区、腰骶穴区、骶脊穴区含有诸多督脉腧穴与夹脊穴，贯脊通督，调理三阳经脉，疏通经络，促进肢体运动、感觉功能的恢复；背俞中穴区、背俞下穴区可健脾、补益肝肾；同时配合四肢穴区，疏通患肢感觉运动功能。另外，在四肢亦可进行循经灸，手足三阴经、三阳经往返进行，补泻兼施。

四、针刺治疗

主穴：第一组：夹脊穴（颈、胸、腰）、风池、风府、风门、肺俞、至阳、脾俞、肾俞、腰阳关、环跳、风市、承山。

第二组：百会、风池、肩髃、臂臑、小海、少海、曲池、尺泽、手三里、合谷、外关、阳溪、阳池、阳谷、环跳、风市、血海、内外膝眼、鹤顶、阴陵泉、阳陵泉、足三里、三阴交、太溪、昆仑、太冲。

操作：夹脊穴以针尖朝向脊柱，呈 75° 角刺入；余腧穴依据穴性、疾病性质定补泻。

配穴：寒湿阻络型加阴陵泉、命门、肾俞；湿热浸淫型证加大椎、曲池；肺热津伤型加肺俞、太溪；脾胃虚弱型证加中脘、天枢、气海、关元、脾俞、胃俞；肝肾亏虚型加肝俞、肾俞、太溪。

五、灸法

药物铺灸部位：病在上肢者，取颈5~7与胸1穴区、胸脊上穴区，配相关上肢穴区（肩臂穴区、曲池穴区、二海穴区、外关穴区、腕背穴区、内关穴区、手指穴区）；病在下肢者，取腰脊穴区、骶脊穴区，配相关下肢穴区（环跳穴区、风市穴区、血海穴区、膝外穴区、丰隆穴区、胃肠穴区、三阴交穴区）。

铺灸药方：痿证散（黄芪、白术各150g，淫羊藿、续断、当归、川芎、地龙、鸡血藤、山药各100g，升麻50g）。

铺灸药方加减：肺热津伤型加黄芩、沙参各100g；湿热浸淫型加黄柏、苍术各100g；寒湿阻络型加附子、肉桂各100g；脾胃虚弱型加党参、茯苓各100g；肝肾亏虚型加巴戟天、牛膝各100g。

铺灸方法：穴区常规消毒后，以姜汁擦拭穴区施灸部位，并均匀撒铺灸药粉覆盖在姜汁擦拭过的皮肤上。制作姜泥成饼置于药粉之上，长度和宽度与药粉同。然后将艾绒制成高宽适宜、上窄下宽的艾炷，置于姜饼之上，分部位点燃，令其自然燃烧，待患者有灼热感或不能忍受时，去掉燃烧的艾炷，更换新艾炷。最后去净艾炷，保留药粉与姜饼，以纱布及胶布固定。待患者没有温热感时，去掉所有铺灸材料，灸疗完成。每位患者行仰卧位或俯卧位铺灸，前后穴区交替使用，每日1次，每穴区2壮，留灸1小时，治疗7天为一个疗程，疗程间休息2天。

该病四肢部位亦可进行循经灸，沿着经脉循行往返进行，顺经以补，逆经以泻。

六、中药

处方：黄芪桂枝五物汤加减。

组成：黄芪30g，桂枝10g，当归10g，白芍10g，川芎10g，桃仁10g，红花10g，鸡血藤20g，忍冬藤20g，络石藤20g，地龙10g，伸筋草20g，路路通10g，土鳖虫10g，金银花10g，茯苓10g，木瓜10g，玄参10g。

加减：湿热重者加黄柏、苍术、牛膝、薏苡仁；寒湿重者加阳和汤加减；脾胃虚弱型加党参、白术、甘草；肝肾亏虚型合虎潜丸加减。

方义：方中重用黄芪，以甘温大补元气；桂枝温阳通经，振阳化气；桂枝与白芍，共济调和营卫、温通经脉之功；当归滋阴养血配白芍以养血和营而通血痹；桃仁、红花活血化瘀；川芎行气活血、调畅气血，以助活血之功；鸡血藤活血补血通络，木瓜舒筋活络，主治四肢的麻木；忍冬藤、络石藤、地龙、伸筋草、路路通、土鳖虫舒筋通络，诸药共奏养血通络之功；金银花、玄参清解血分热毒；茯苓利水渗湿以除痹。全方诸药合用，有养血益气、温通血脉、调和营卫、化瘀通络之功。

七、典型案例

患者，男，44 岁。初诊日期：2017 年 8 月 15 日。

主诉：四肢麻木 5 年。

现病史：患者无明显诱因自觉间断反复四肢部麻木 5 年，如虫蚁爬行，伴瘙痒，发凉，以四肢末梢较严重，曾服用药物（具体药物不详）、静脉输液、针刺等疗法，效果不显，经朋友介绍前来我院。查体：发育正常，双下肢肌肉无萎缩，肌力正常，四肢腱反射正常，四肢感觉减退。既往无糖尿病史。

症见：四肢部麻木，如虫蚁爬行，伴瘙痒，发凉，以四肢末梢较严重，舌淡红，苔薄白，脉沉。

中医诊断：痹证。证型：肝肾亏虚。

西医诊断：末梢神经炎。

治则：补益肝肾，养血祛风，疏经通络。

针刺治疗：第一组取夹脊穴（颈、胸、腰）、风池、风府、风门、肺俞、至阳、脾俞、肾俞、腰阳关、环跳、风市、承山。第二组取百会、风池、肩髃、臂臑、小海、少海、曲池、尺泽、手三里、合谷、外关、阳溪、阳池、阳谷、环跳、风市、血海、内外膝眼、鹤顶、阴陵泉、阳陵泉、足三里、三阴交、太溪、昆仑、太冲。操作：以上两组腧穴每日交替应用，每日 1 次，每次 30 分钟，连续治疗 6 天为一个疗程。

药物铺灸治疗： 取穴第一组：颈 5~7 与胸 1 穴区、胸脊上穴区、胸脊中穴区、胸脊下穴区、腰脊穴区、骶脊穴区、环跳穴区。第二组：肩臂穴区、曲池穴区、外关穴区、手指穴区、风市穴区、血海穴区、胃肠穴区、三阴交穴区。每日 1 组，每日 1 次，连续治疗 6 次为一个疗程。经 1 个疗程治疗，患者四肢麻木稍有减轻，麻木程度较强减轻。

方药： 患者病情较重，为巩固疗效，故加用中药汤剂，以黄芪桂枝五物汤加虎潜丸为主：黄芪 30g，桂枝 10g，生姜 9g，大枣 10g，白芍 10g，黄柏 10g，龟板 20g，知母 10g，熟地 10g，陈皮 10g，白芍 10g，锁阳 20g，炙虎骨（狗骨代）30g，共 7 剂。

依据上述方案继续治疗 6 次后，患者四肢麻木明显减轻，虫蚁感明显减轻，四肢发凉减轻；继续治疗 6 次后，四肢麻木消失。

【**按语**】末梢神经炎依据症状可分属于痹证，有肌肉萎缩、肌无力者可归属于痿证。其病因与寒湿、瘀、风相关，故以温阳、散寒、除湿、祛风、通络为原则。因主要症状在四肢，故调理夹脊穴极其重要。药物铺灸、针刺亦是遵循此原理。另外末梢神经炎需要积极治疗原发病，如糖尿病、尿毒症，改善营养，多食富含维生素 B_{12} 的新鲜水果，并避免接触有害金属及相关药物。

肋间神经痛

一、概述

肋间神经痛是指一根或几根肋间神经支配区的经常性疼痛为主要临床表现的脊神经疾病。是胸神经根由于不同原因的损害产生的压迫、刺激而出现的一组症状，疼痛可放射至背部，有时呈带状分布，在咳嗽、喷嚏时加剧，中医归属"胁痛"范畴。

二、辨证分型

（一）肝气郁结型

主症：胁肋胀痛，走窜不定，甚则连及胸肩背，且情志不舒则痛增，胸闷，善太息，得嗳气则舒，饮食减少，脘腹胀满。舌苔薄白，脉弦。

（二）瘀血阻络型

主症：胁肋刺痛，痛处固定而拒按，疼痛持续不已，入夜尤甚，或胁下有积块，或面色晦暗。舌质紫暗，脉沉弦。

（三）湿热蕴结型

主症：胁肋胀痛，触痛明显而拒按，或引及肩背，伴有脘闷纳呆，恶心呕吐，厌食油腻，口干口苦，腹胀尿少，或有黄疸。舌苔黄腻，脉弦滑。

（四）肝阴不足型

主症：胁肋隐痛，绵绵不已，遇劳加重，口干咽燥，两目干涩，心中烦热，头晕目眩。舌红少苔，脉弦细数。

三、诊治思路

（一）肝失疏泄为主

何教授认为胁痛病因有外感和内伤两类，如无寒热表证的特征则引起的胁痛多数是由内伤所引起。内伤"胁痛"的发生多责于肝胆及其经络。《诸病源候论·肝病候》指出："肝气盛，为血有余，则病目赤，两胁下痛引小腹，善怒。气逆则头眩，耳聋不聪，颊肿，是肝气之实也，则宜泻之。"肝主疏泄，喜条达，所以情志不调可导致肝气郁结；或气郁不畅以至气滞血瘀、瘀血停积；抑或是精血亏虚，肝阴不足，络脉失养；还有脾失健运，湿热内蕴，疏泄不利，以上皆可导致胁痛的发生。本病的病因病机既有肝气郁结、气滞血瘀、湿热内蕴导致的"不通则痛"，也有络脉失养导致的"不荣则痛"。

（二）补虚泻实

因疼痛的基本病机为"不通则痛"和"不荣则痛"，何教授认为其治疗原则应总结为实者泻之、虚者补之。《灵枢·百病始生》有记载"察其所痛，以知其应，有余不足，当补则补，当泻则泻"。不通则痛当然是以"通"为主，正所谓"通则不痛"，治疗方面以通其经络、通其瘀滞，使气血之运行、脏腑的生理功能得以恢复如常。不荣之痛的治疗关键是抓住不荣的病机，"虚则补之"，如血虚补血、气虚补气、阴虚治阴、阳虚治阳等。在临床中"不通则痛"和"不荣则痛"往往不会单一的出现，两者常常相互影响又互为因果。因此当两种病机掺杂一起的时候，治疗中必须综合考虑，有补有泻，相辅相成，一方面需要补其虚损，另一方面要促其通畅，使之达到平衡状态，才能使气血调和而疼痛自止。

（三）善用夹脊穴

华佗夹脊穴对于本病有较好治疗效果。夹脊穴往内紧邻着督脉，往外紧靠着足太阳膀胱经，这样的特殊位置决定了其功能作用。一方面，督脉与手三阳经、足三阳经相交汇，有"总督诸阳"和"阳脉之海"之称，所以选择夹脊穴可依靠督脉与诸经的联系来治疗疼痛。另一方面，督脉与脑和脊髓联系紧密是因为其行于脊里，入络于脑。脑为元神之府，脑紧密联系着经脉的神气活动；"心藏神"，说明心主导着大脑有关的神志活动；"诸痛痒疮，皆属于心"，故疼痛的产生也与心神有关。针刺夹脊穴可依据督脉与脑和脊髓的联系而治疗疼痛。夹脊穴位置临近背俞穴，且与背俞穴在同一水平线上，针刺之可调节脏腑气血使之达到阴阳调和的状态，从而实现治痛之功。

（四）结合铺灸疗法

临床上有部分患者肋间神经痛为带状疱疹后遗神经痛引起者，该病以气滞、血瘀、余毒未尽为基本病机，药物铺灸疗法可参考带状疱疹后遗神经痛相关理论及应用。

四、针法

主穴：病变相应节段双侧胸夹脊穴、阿是穴、合谷、太冲。

操作：令患者取俯卧位，双腋下可垫枕。病变相应节段双侧胸夹脊穴直刺 0.3~1.3 寸，患者有抽、麻、酸、胀感即为得气，得气后施捻转手法。阿是穴于肋间病变疼痛处斜刺（或平刺）0.3~0.5 寸。合谷、太冲直刺 0.5~0.8 寸。

配穴：肝气郁结型加行间、丘墟；瘀血阻络型加膈俞；湿热蕴结型加丰隆、蠡沟；肝阴不足型加肝俞、三阴交。

五、灸法

铺灸部位：胸脊上穴区、胸脊中穴区、背俞中穴区、期门穴区、合谷穴区。

加减：肝气郁结型加太冲穴区；瘀血阻络型加血海穴区；湿热蕴结型加阴陵泉穴区、太冲穴区；肝阴不足型加三阴交穴区。

铺灸药方：胁痛方（柴胡、郁金、香附、延胡索、白芍各 50g，佛手、伸筋草、丝瓜络各 80g，川楝子 30g）。

铺灸药方加减：肝气郁结型加枳壳、陈皮各 30g；瘀血阻络型加当归、川芎各 100g；湿热蕴结型加龙胆草、栀子、黄芩各 100g；肝阴不足型加沙参、麦冬各 100g。

铺灸方法：患者选择适宜体位，侧卧位，穴区常规消毒后，蘸姜汁擦拭穴区施灸部位，并均匀撒铺灸药粉覆盖在姜汁擦拭过的皮肤上；将姜泥制作为适宜的姜饼置于药粉之上，将艾绒制成上窄下宽的艾炷，置于姜饼之上，分多点位点燃，令其自然燃烧，待患者有灼热感时，去掉燃烧的艾炷，更换新的艾炷。最后弃艾炷，保留药粉与姜饼，以纱布及胶布固定。待没有温热感时，去掉所有铺灸材料，灸疗完成。灸完背部穴区后再进行身体前部穴区。每日 1 次，每穴区 2 壮，留灸 1 小时，治疗 6 天为一个疗程，疗程间休息 1 天。

六、中药

处方：血府逐瘀汤加减。

组成：红花 10g，甘草 10g，木香 10g，桃仁 10g，牛膝 10g，柴胡 10g，枳壳 10g，桔梗 10g，川芎 10g，当归 20g，延胡索 20g，生地 20g。

加减：湿热蕴结者加龙胆草、黄连；肝阴不足者加麦冬、玄参。

方义：方用桃仁、红花、当归、生地黄、川芎、赤芍活血化瘀而养血；柴胡行气疏肝；桔梗开肺气；枳壳行气宽中；牛膝通利血脉，引血下行。若瘀血严重，有明显外伤史者，应以逐瘀为主，方选复元活血汤。方以大黄、桃仁、红花、穿山甲活血祛瘀，散结止痛，当归养血祛瘀，柴胡疏肝理气，天花粉消肿化痰，甘草缓急止痛，调和诸药。还可加三七粉另服，以助祛瘀生新之效。

七、典型案例

李某，女，58 岁。初诊日期：2017 年 8 月 13 日。

主诉：左侧胁肋部剧烈疼痛 1 周。

现病史：患者于 1 周前无明显诱因出现左侧胁肋部胀痛，咳嗽、转侧时疼痛加重，患者未行相关诊疗，因症状无缓解，遂来我院门诊就诊。查体：左侧肋间 3~6 肋间区域压痛。

症见：左侧胁肋部胀痛，咳嗽、转侧时疼痛加重，心情烦躁，头昏，纳差，无外伤史，无胸闷、气短，无胸痛，无左肩部放射性疼痛，无恶心、呕吐。舌红，苔薄黄，脉弦数。

中医诊断：胁痛。证型：肝郁气滞。

西医诊断：肋间神经痛。

治则：疏肝解郁，行气止痛。

针刺治疗：取左侧第 T3~6 夹脊穴、阿是穴、日月、期门、合谷、太冲。按照针刺方法操作，每日 1 次，每次 30 分钟，每隔 15 分钟行针 1 次。连续治疗 6 次为一个疗程，期间休息 1 天，继续下一个疗程。

艾灸治疗：以艾条回旋灸为主，于病变部位往返进行，至皮肤潮红为主。每日 1 次，连续治疗 6 次为一个疗程。

经 1 个疗程治疗，患者疼痛消失，随访 1 个月未复发。

【按语】肋间神经痛是一侧胁肋部位的疼痛，在治疗前需要辨明发病部位、原因，以针对具体疾病治疗。针刺、灸法如艾条灸可以治疗本病，还可用药物铺灸疗法，皮内针、耳针、穴位注射、皮肤针轻叩病变胁肋部局部及相应的夹脊穴，并加拔火罐。

类风湿关节炎

一、概述

类风湿关节炎是一个累及周围关节为主的多系统性炎症性的自身免疫病，滑膜细胞分泌的炎性因子具有昼夜节律性，以晨起时剧烈的关节疼痛、僵硬、肿胀等症状为特点，病变呈持续、反复发作的过程。患病率约为 0.4%，男女发病之比为 1∶2.5，发病高峰在 34~60 岁。本病主要累及手、足等小关节，也可累及任何有滑膜的关节、韧带、肌腱、骨骼、心、肺及血管。其属中医学"痹证""历节""尪痹"的范畴。

二、辨证分型

（一）湿热型

主症：四肢关节或肌肉局部红肿、灼热、疼痛等症状，以下肢关节为主，或关节有积液，关节重着，阴雨天疼痛加重，或伴有发热、口渴，但不欲饮，皮肤或有结节性红斑，溲黄。舌质红，苔黄腻，脉濡数或滑数。

（二）阴虚内热型

主症：发热或午后潮热，四肢关节或肌肉局部红肿疼痛，触之发热，口干欲饮，夜间盗汗，手足心发热，恶风怕凉，溲黄，便干。舌质红，苔薄黄，脉细数。

（三）寒湿型

主症：关节肿痛，局部畏寒，肢体关节屈伸不利，得温则减，甚则僵硬强直，或肢节变形。舌淡，苔白或白腻，脉沉滑。

（四）肝肾亏虚型

主症：痹证日久不愈，骨节疼痛，筋脉拘急牵引，每因运动或天气变化时加重，形疲无力，头晕耳鸣，腰膝酸软无力，关节屈伸不利，甚则变形，日轻夜重。舌质红，脉细。

（五）痰瘀闭阻型

主症：疼痛时轻时重，关节肿大，甚至强直畸形，屈伸不利。舌质紫暗，苔白腻，脉细涩。

三、诊治思路

（一）正气不足是发病的内在因素

《类证治裁·痹证》云："诸痹……良由营卫先虚，腠理不密，风寒湿乘虚内袭……久而成痹。"认为本病主要是由于人体正气不足，卫外不固，感受风、寒、湿、热等外邪，致使气不能贯通，血不能畅行，痹阻经络，瘀结而发为痹痛。

本病与肝、脾、肾三藏关系密切。因肝藏血而主筋，肝血不足，不能濡润滋养宗筋，筋脉失养而致拘挛；肾藏精而主骨，肾精亏损，无以充髓养骨，骨失所养而致疏松变形；脾藏营而主肉，脾气虚馁，无力生肌长肉，肉失所养而致肌萎无力。肝肾同源，肝血和肾阴互相滋养，筋脉和顺，则筋骨坚强。若肝肾精血不足，则外邪易乘虚而入，而痹病由生；脾主肌肉，主四肢，主运化水湿，为后天之本，气血生化之源，脾健则生化有源，肌肉才得以充养，水湿不易停留。脾虚则气血乏源，正气内虚，外邪易入，则易诸邪合而为痹。所以邪气外侵只是发病的诱因，而肝肾精血不足，气血虚弱当为类风湿关节炎发病之本。所谓："正气存内，邪不可干；邪之所凑，其气必虚。"

（二）以祛风为先

古代医家认为"风为百病之长""治风先治血，血行风自灭"。风邪善行而数变，容易挟湿、挟寒、挟热、挟痰阻滞经脉而发病，寒借风力内攻，收引凝聚；湿邪则借风邪内侵；同时风邪又借湿邪黏着、胶固之性，造成经络壅塞，气血运行不畅，则筋脉失养，绌急而痛。所以在治疗风湿类疾病中，祛除风邪尤为主要。

治法以祛风为先，风邪不去，寒湿难除，临证善用风穴来治疗本病。选用风府、风池、风市、风门、秉风、翳风等穴，均为临床常用祛风要穴。风府、风池均为阳维脉的交会穴，《难经·二十九难》"阳维为病苦寒热"，阳维脉联络诸阳经，主一身之表，又风府是督脉入脑之处，偏于治疗内风，此两穴配合既可祛外风，又可息内风，是治疗内外风证之要穴，《席弘赋》曰："风池风府寻得到，伤寒百病一时消。"风性善动不居，产妇全身各关节处疼痛游走不定，翳风位于耳垂后方，偏于祛头面部风邪，风市善于祛除下肢风邪，风门为足太阳膀胱经与督脉的交会穴，善于祛除背腰部风邪，秉风属于手太阳小肠经，位于冈上窝中央，善于祛除上肢风邪。诸风穴相配，即可祛风通络散邪，达到全面祛邪之目的。

在选择祛风药品时，适当使用全蝎、蜈蚣、地龙、乌梢蛇等虫类药品，搜风通络，能增强疗效。但纯用祛风燥烈之品，易伤阴血，导致肢体功能障碍，病情难愈，因此要注意滋阴养血。正如《景岳全书·历节风痛》所云："若筋脉拘挛，伸缩不利者，此血虚、血燥证也，非养血养气不可。"

在风湿疾病中，由于湿的特性重浊黏滞，风邪挟湿，易使病情绵绵难愈，所以在治疗风湿病中还要注意祛湿的重要性。湿邪分为外湿和内湿，外湿多因冒雨涉水，感受湿邪所致，内湿多与脾失健运有关，脾主运化，如果脾气虚弱，不能运化水湿，湿邪内生，亦可致病，所以在祛湿的同时注意健脾益气，脾气健运则湿无所生。

（三）灸药结合，疗效显著

艾灸具有温经通络、温阳、行气活血、祛寒逐湿、消肿散结等功效，可提高全身免疫功能，而类风湿关节炎与自身免疫功能紊乱有关，取督脉穴与夹脊穴为主灸区，督脉为阳脉之海，统督阳经。华佗夹脊络肾贯脊，旁通太阳经。类风湿关节炎本在肝、肾、督脉，标在肌肉、关节、筋骨。铺灸可壮督阳，温补肝肾，使阳气得布，寒湿自散，筋骨得濡，功能得复。铺灸药方中，风湿痹痛散可祛风散寒，清利湿热，化瘀通络，补益肝肾，舒筋止痛。又根据辨证，湿热者，加黄柏、苍术、忍冬藤、连翘，清热利湿通络止痛，以治类风湿属风热证之活动期；阴虚内热者，属风湿郁久而伤阴，加黄柏、知母，滋阴清热；痰瘀痹阻者，加胆南星、半夏、陈皮，化痰祛瘀通络；肝肾亏虚者，加桑寄生、牛膝，补益肝肾，强筋壮骨。又根据病证与病变部位，配相应的上下肢穴区，以辨证配穴与循经取穴为法，可祛除经脉之邪，化经络之瘀，散经络之结，改善关节功能，清除肢体疼痛，治疗与预防关节变形，标本同治，共奏其效。

类风湿关节炎患者均存在正虚或正虚邪恋的问题，药物铺灸疗法灸督脉、膀胱经可起到补益脏气、扶正祛邪的作用。施灸部位下有脊髓通过，并有相应的神经根与动静脉分布，灸疗可调节神经血管的功能，且对神经分布走行的肢端也有治疗作用。其可提高机体免疫力，促进红细胞黏附活性。近年来，应用艾灸疗法治疗该病的报道增多。资料表明：灸疗能减轻该病的症状，消肿止痛，改善关节晨僵，控制病情的发展，有较好的临床疗效。

本法重灸督脉，从胸脊至骶脊及背俞穴，扶正祛邪之力强大而持久，且药物借助艾炷燃烧之力，透过皮肤而至经络及病所，增强其散寒逐湿、通络止痛之功。这样既可以消除局部的寒凝、湿阻、瘀血，以改善局部血液循环，促进新陈代谢；又可以提高机体免疫能力和抗病能力。针对类风湿关节炎的病因病机辨证用药施治，药物通过皮肤吸收与药物离子导入作用，起到局部与整体治疗作用，故能奏效。

四、针法

主穴：风府、风池、风市、阴陵泉、三阴交、足三里、血海、阿是穴。

操作: 嘱患者仰卧位,取直径 0.30mm、长 25~50mm 毫针,局部常规消毒后,风府、风池、风市等穴应用捻转泻法以祛风散寒通络;阴陵泉、足三里捻转补法,以益气健脾除湿;血海、三阴交行捻转泻法以活血化瘀止痛;阿是穴常规直刺。

加减: 湿热型加曲池、合谷;阴虚内热型加太溪、照海;寒湿型加大椎、关元;肝肾亏虚加肝俞、肾俞;痰瘀闭阻型加丰隆、膈俞。

五、灸法

铺灸部位: 背俞穴区、腰骶穴区、上下肢相应穴区。

加减: 湿热型加曲池穴区;阴虚内热型加太溪穴区;寒湿型加关元穴区;肝肾亏虚加背俞下穴区;痰瘀闭阻型加丰隆穴区。

铺灸药方: 风湿痹痛散(防风、桂枝、威灵仙、豨莶草、海风藤、川乌、草乌、寻骨风、淫羊藿、川芎、白芷、白花蛇舌草各 50g,木鳖子 2g)。

铺灸药方加减: 湿热型加黄柏、苍术、忍冬藤、连翘各 100g;阴虚内热型加黄柏、知母各 100g;肝肾亏虚型加杜仲、桑寄生 100g;痰瘀闭阻型加胆南星、半夏、陈皮各 100g,穿山甲 30g。

铺灸方法: 常规消毒后,蘸姜汁擦拭穴区施灸部位,并均匀撒铺灸药粉覆盖在姜汁擦拭过的皮肤上。再将姜泥拍成饼置于药粉之上,厚约 0.5cm,长度和宽度与药粉同。然后将艾绒制成高、宽各约 5cm,上窄下宽的艾炷,置于姜饼之上,分多点位点燃,令其自然燃烧,待患者有灼热感或不能忍受时,去掉燃烧的艾炷,更换新艾炷。最后去净艾炷,保留药粉与姜饼,以纱布及胶布固定。待没有温热感时,去掉所有铺灸材料,灸疗完成。每位患者行仰卧位或俯卧位铺灸。取适宜体位,先灸背部俞穴,后灸上下肢穴,每日 1 次,湿热型、阴虚内热型及痰瘀闭阻型用泻法不留灸,寒湿型及肝肾亏虚型用补法留灸 1~3 小时,10 次为一个疗程。

六、中药

处方: 类风湿关节炎方。

组成：防风 10g，海风藤 20g，青风藤 20g，桂枝 10g，威灵仙 10g，豨莶草 30g，鸡血藤 20g，伸筋草 20g，制川乌 10g，草乌 10g，淫羊藿 30，白花蛇舌草 10g，川芎 10g，细辛 10g，甘草 6g。

加减：湿热型加黄柏、苍术；阴虚内热型加黄柏、知母；肝肾亏虚型加杜仲、桑寄生；痰瘀闭阻型加胆南星、半夏。

方义：防风、海风藤、青风藤以祛风利湿、舒筋通络为主，兼能散寒止痛；川乌、草乌以温经散寒为主，外用具有麻醉止痛之功，可有效祛除因风寒而引起的疼痛症状；桂枝、威灵仙、豨莶草可舒筋通脉，又可祛在经络之风寒湿邪，发挥通络止痛之效；淫羊藿补肾壮阳以治痹痛日久入骨，关节变形之症；白花蛇舌草清热利湿；川芎祛风活血通络，搜血中之风。诸药合用，药力强大，共同发挥祛风散寒胜湿、通络止痛之功。

七、典型案例

孔某，男，60 岁。初诊日期：2016 年 4 月 20 日。

主诉：膝关节僵硬疼痛 3 年余伴加重 2 天。

现病史：患者 3 年前因下水田劳动受潮后，膝关节出现僵硬、难以弯曲，用盐袋热敷后症状缓解。病情与天气变化密切相关，疼痛部位固定，2 天前，疼痛加重，遂来我院门诊就诊。

症见：膝关节出现僵硬、难以弯曲，伴有腰膝酸软无力，夜寐欠安，舌红苔少，脉沉细。

辅助检查：血沉：30mm/h，抗链球菌溶血素 O：类风湿因子（＋），膝关节 X 线示：关节间隙变窄，局部肌肉肿胀。

中医诊断：膝痹。证型：肝肾亏虚兼风寒痹阻。

西医诊断：类风湿关节炎。

治则：补益肝肾，祛风散寒。

方药：类风湿关节炎方加减：鸡血藤 20g，海风藤 20g，青风藤 20g，伸筋草 20g，威灵仙 10g，防风 10g，豨莶草 30g，制川乌 10g，草乌 10g，淫羊藿 30g，巴戟天 10g，川芎 10g，丹参 20g，龙胆草 10g。共 10 剂，水煎服，取汁温服 300ml，日 1 剂，日 2 次。

药物铺灸： 方以风湿痹痛散加伸筋草、淫羊藿、桂枝各 100g，铺灸部位取腰骶穴区、双下肢穴区，治疗 3 个疗程。

复诊：患者自觉双侧膝关节功能明显改善，僵硬明显缓解，仍会因为天气变化疼痛，但较之前明显感到温度正常了，腰部酸软无力症状减轻，睡眠仍一般，原方加减：去丹参、制川乌，加合欢皮 10g、茯苓 10g，继服 10 剂。

三诊：患者自觉药物铺灸后，腰部无酸软无力，双侧膝关节疼痛、僵硬减轻明显，睡眠改善，患者要求继续做药物铺灸治疗，嘱其继续治疗 3 个疗程，注意双侧膝关节保暖。

3 个疗程后患者临床症状基本消失，天气变化受凉后患者膝关节略有不适，行药物铺灸治疗后症状消除，临床尝试针灸治疗后患者仍会出现膝关节不适，保持原治疗方案，为患者减轻痛苦。

【按语】 本病多为虚实夹杂，其病机为本虚标实，气血亏虚为本，风寒湿邪入内为标为实，因正气不足，无力抵抗邪气外出，如不及时调治，邪气直驱入里，进展迅速，病位较深，且风寒湿邪夹杂，日久又夹杂痰瘀，故本病治则比较复杂，治疗时间相对较长。因此临床宜运用针、灸、药综合疗法，达到标本同治之效。

第二节　骨伤科病证

骨质增生

一、概述

骨质增生的主要病因与关节软骨的退行性病变有关，中年以后，机体各组织细胞的生理功能也逐渐衰退老化，形成骨刺或骨质增生。在中医中无骨质增生症的病名，从其病理而论可归属于中医"骨痹"范畴，本病多好发于中老年人。

二、辨证分型

（一）肝肾阴虚型

主症：骨关节病处疼痛，遇热则痛增，遇冷则痛减，关节屈伸不利，甚至关节变形，面色潮红，二便短少，或伴头晕耳鸣，腰酸膝软，烦躁不安，夜眠不实。舌红苔少或舌质红绛，脉弦细数。

（二）肝肾阳虚型

主症：骨关节疼痛，有冷痛感，屈伸不利，喜温怕冷，精神疲倦，四肢怕冷，疲乏无力，面色㿠白，小便清长，大便偏溏。舌淡苔白滑，脉沉细弱。

（三）气血瘀阻型

主症：骨关节局部久痛不止，疼如针刺，昼轻夜重，活动后疼痛稍有所减轻。舌质偏暗有紫色，或有瘀斑，苔薄白，脉沉细涩。

（四）寒湿痹痛型

主症：骨关节疼痛时轻时重，与气候关系密切，平素恶风寒，肢体麻木，面色苍白。舌淡苔薄白，脉濡细，弦或沉紧。

三、诊治思路

（一）肝肾为本

何教授认为与骨质增生发病关系最密切的就是肝、肾。"肝主藏血，主筋束骨利关节"，肝血充足则筋脉强劲，静可保护诸骨充养骨髓，动则约束诸骨。华佗在《中藏经》中说："骨痹者乃嗜欲不节伤于肾也。"阐明了骨痹与肾脏受损有关。《内经》有云："肝主筋、肾主骨。"说明肝气充盛则筋骨强壮，如果肾气虚，不能主骨充髓，而腰为肾之府故肾虚则腰痛。肝肾同居下焦，乙癸同源，肾气虚则肝气亦虚，肝虚则无以养精以束骨。寒湿之邪深袭入骨痹阻经络，使气血不行，关节闭塞筋骨失养，则筋挛关节变形，不得屈伸。久之关节在反复的活动过程中可渐渐地受到损害而出现疼痛、变形。

（二）气血瘀阻、寒湿痹痛为标

何教授认为除了肝肾不足内在因素外，由于正气不足导致气血瘀阻与寒湿痹痛邪气入侵，也可引发本病。"邪之所凑，其气必虚"，正气不足易招致外邪入侵闭阻经络，正好阐述了这一观点。中医理论中"不通则痛，通则不痛"意即遍布全身的经络，内外运行的人体气血，如受到阻滞不能畅达，甚至瘀塞不通就可能发生阻塞部位的疼痛。导致气血瘀阻既有外来的因素如感受外邪、跌打损伤，也有内在因素如心情抑郁、饮食积滞等，均可影响气血运行引起经络阻滞；由于正气不足，脏腑功能下降易致水湿、痰浊、瘀血、宿食等病理性代谢产物的形成，这些病理产物又可使经络阻塞，气血不畅出现瘀阻；《医宗必读·痹》："骨痹即寒痹、痛痹也。"其证痛苦彻心，四肢挛急，关节浮肿。《儒门事亲》中记载的骨痹病因为冬季"犯寒而行，真气元衰，加之坐卧冷湿，食饮失节，以冬遇此，遂作骨痹"。

（三）分期诊治

本病分急性期与缓解期。凡起病急、发展较快，久痛不止，疼如针刺者，或平素恶风寒，肢体麻木，面色苍白，处于急性期，多为实证，以寒湿、血瘀为病因；若起病缓慢、渐进加重，病程较长，伴关节屈伸不利，或伴头晕耳鸣，腰酸膝软，烦躁不安，夜眠不实，或伴喜温怕冷，精神疲倦，四肢怕冷，疲乏无力，面色㿠白，小便清长，大便偏溏等，甚至关节畸形或强直，多数为虚证，以肝肾亏虚为主。

1. 急性期以散寒化湿祛瘀为主

急则治标，缓则治本。本病急性期以寒湿、瘀血为病理因素，治以散寒除湿、化瘀通络。

可选择针刺，以局部夹脊穴、肩髃、合谷、外关、环跳、阳陵泉、三阴交、太冲、阿是穴为主穴。配穴：气血瘀阻型加血海、气海、神门、内关等，寒湿痹痛型加阴陵泉、命门等。

灸法以温阳、引热外达、活血化瘀为治则，在病变局部应用骨质增生散，气血瘀阻加丹参、当归、鸡血藤各50g，寒湿痹痛加苍术、桂枝、威灵仙各50g，行药物铺灸。

中药汤剂以骨质增生方为主方根据辨证加温阳散寒、清热化湿、活血化瘀等药物；同时配合刺络放血、化瘀通络等治疗方法。

2. 缓解期补益肝肾为主

《景岳全书·杂证谟》曰："诸痛证，凡悠悠戚戚，屡发不已者，肾之虚也。"腰为肾之府，补肾可强筋壮骨。但不管是中老年患者还是青少年患者，此期均应补肝益肾、强筋壮骨，治宜标本同治，扶正和祛邪并重。

针刺以夹脊穴为主：局部夹脊穴、肩髃、合谷、外关、环跳、阳陵泉、三阴交、太冲、阿是穴。肝肾阴虚加肝俞、肾俞、阴陵泉等，肝肾阳虚加肝俞、肾俞、阳陵泉等。

灸法以补益肝肾为治则，在病变局部应用骨质增生散，辨证肝肾阴虚加熟地、牛膝各50g，肝肾阳虚加肉桂、细辛各50g等药，实行药物铺灸。

中药汤剂以骨质增生方为主方根据辨证加补益肝肾的药物。

（四）灵活运用夹脊穴

何教授善用夹脊穴治病，对于骨质增生疾病，根据部位不同选择不同的夹脊穴，治疗效果良好。夹脊穴位于背部脊柱两侧，同时由于夹脊穴处于督脉和膀胱经背部第一侧线之间，针刺夹脊穴不仅可以疏通局部气血，同时可以调节督脉和膀胱经背部第一侧线，以温阳、调理脏腑。颈椎增生者取颈夹脊穴，腰椎增生取华佗夹脊穴等，以适宜的角度针刺夹脊穴，通过神经调节，可以改善神经的微循环，从而减轻或解除骨质增生的刺激症状。

（五）灸法以温阳通络

灸法具有健脾益气、补益先后天、散寒除湿、舒经活络之功效。药物铺灸穴区选择应以局部为主，比如腰椎骨质增生选取腰骶穴区、骶脊穴区等有诸多督脉腧穴与夹脊穴，贯脊通督，调理三阳经脉，疏通经络，促进肢体运动、感觉功能的恢复；背俞中穴区、背俞下穴区可健脾、补益肝肾。

四、针法

处方： 局部夹脊穴、肩髃、合谷、外关、环跳、阳陵泉、三阴交、太冲、阿是穴。

操作： 夹脊穴以针尖朝向脊柱，呈 75° 角刺入，余腧穴依据穴性、疾病性质定补泻。

配穴： 气血瘀阻型加血海、气海、神门、内关等；寒湿痹痛型加阴陵泉、命门等；肝肾阴虚加肝俞、肾俞、阴陵泉等；肝肾阳虚加肝俞、肾俞、阳陵泉等。

五、灸法

铺灸部位： 病在上肢者，取颈 5~7 与胸 1 穴区、胸脊上穴区，配相关上肢穴区（肩臂穴区、曲池穴区、二海穴区、外关穴区、腕背穴区、内关穴区、手指穴区）；病在下肢者，取腰脊穴区、骶脊穴区，配相关下肢穴区（环跳穴区、风市穴区、血海穴区、膝外穴区、丰隆穴区、胃肠穴区、三阴交穴区）。

加减： 气血瘀阻加血海穴区、三阴交穴区；寒湿痹痛加腰阳关穴区、命门穴区；肝肾阴虚加阴陵泉穴区、太溪穴区；肝肾阳虚加阳陵泉穴区、肾俞穴区。

铺灸药方： 骨质增生散（淫羊藿、巴戟天、骨碎补、乳香、没药、生南星各 50g，川乌 30g，草乌 30g），上药共研细末备用。

铺灸药方加减： 气血瘀阻加丹参、当归、鸡血藤各 50g；寒湿痹痛加苍术、桂枝、威灵仙各 50g；肝肾阴虚加熟地、牛膝各 50g；肝肾阳虚加肉桂、细辛各 50g 等。

铺灸方法： 穴区常规消毒后，以蘸姜汁擦拭穴区施灸部位，并均匀撒铺灸药粉覆盖在姜汁擦拭过的皮肤上。制作姜泥成饼置于药粉之上，长度和宽度与药粉同。然后将艾绒制成高、宽适宜，上窄下宽的艾炷，置于姜饼之上，分部位点燃，令其自然燃烧，待患者有灼热感或不能忍受时，去掉燃烧的艾炷，更换新艾炷。最后去净艾炷，保留药粉与姜饼，以纱布及胶布固定。待没有温热感时，去掉所有铺灸材料，灸疗完成。每位患者行仰卧位或俯卧位铺灸，前后穴区交替使用，每日 1 次，每穴区 2 壮，留灸 1 小时，治疗 7 天为一个疗程，疗程间休息 2 天。

六、中药

处方：骨质增生方。

组成：补骨脂 10g，透骨草 20g，桑寄生 10g，杜仲 10g，金毛狗脊 10g，川芎 10g，牛膝 20g，寻骨风 10g，乳香 10g，没药 10g。

加减：肝肾阴虚加熟地 20g，山萸肉 20g；肝肾阳虚加肉桂 10g，续断 10g；气血瘀阻加枳壳 10g，丹参 30g；寒湿痹痛加秦艽 10g，防风 10g。

方义：骨者，肾所主。补骨脂、桑寄生、狗脊、杜仲、牛膝补益肝肾、强筋骨，为治本之法；风寒湿邪阻塞经脉，留滞于骨而痛，用寻骨风、透骨草、川芎祛风散寒、除湿止痛；乳香、没药活血化瘀、通经活络，并改善血液循环以解除增生压迫而致的疼痛。

七、典型案例

张某，男，47 岁。初诊日期：2015 年 1 月 7 日。

主诉：间断头晕 2 年，加重伴无力 2 周。

现病史：患者自诉 2 年前在工作时颈部受过外伤，未予重视，之后自觉头晕间断发作。前来我院检查：颈椎 X 片提示颈 4~6 后缘唇状增生。近 2 周自觉头晕加重，肢体无力，尤以下肢为重，遂来我院门诊就诊。

中医诊断：骨痹。证型：气血瘀阻证。

西医诊断：颈椎骨质增生。

治则：疏通经络，活血化瘀。

针刺治疗：取颈 4、5、6 夹脊穴、风池（双）、大椎、肝俞、膈俞、合谷、太冲。按照针刺方法操作，每日 1 次，10 天为一个疗程。

铺灸：给予颈部铺灸治疗，药方以骨质增生散加丹参、当归、鸡血藤各 50g，上药共研细末，取颈 4~6 区域。操作：同上文灸法操作。

患者治疗 1 个疗程后头晕症状减轻，持续治疗 3 个疗程（每个疗程 10 天）后症状明显缓解，随访半年自诉未复发。

【按语】骨质增生根据症状属于中医骨痹范畴，其病因与肝肾亏虚、气血痹阻、寒、湿有关，所以治疗时当以补益肝肾、行气活血通络、祛寒化湿为主，因为本病发生部位的不同，所以铺灸、针刺的部位不同，但总的治疗原则相同，本病活动后加重，所以建议患者必要时卧床休息，减少活动。

腰椎椎管狭窄

一、概述

腰椎椎管狭窄是指各种原因引起的椎管各径线短缩，压迫硬膜囊、脊髓或神经根，从而导致相应神经功能障碍的一类疾病。是临床常见病，并且是引起腰腿痛最主要的原因之一。由于椎管狭窄改变不可逆，故治疗上以缓解患者症状为主，发病年龄以中老年人群居多。本病常见于中医"腰痛""腰腿痛"范畴。

二、辨证分型

（一）血瘀气滞型

主症：近期腰部有外伤史，腰腿痛剧烈，痛有定处，刺痛，腰部僵硬，俯仰活动艰难，痛处拒按。舌质暗紫，或有瘀斑，舌苔薄白或薄黄，脉沉涩或脉弦。

（二）寒湿痹阻型

主症：腰腿部冷痛重着，转侧不利，痛有定处，虽静卧亦不减或反而加重，日轻夜重，遇寒痛增，得热则减。舌质胖淡，苔白腻，脉弦紧、弦缓或沉紧。

（三）湿热痹阻型

主症：腰腿痛，痛处伴有热感，或见肢节红肿，口渴不欲饮。苔黄腻，脉濡数或滑数。

（四）肝肾亏虚型

主症：腰腿痛缠绵日久，反复发作，乏力、不耐劳，劳则加重，卧则减轻；包括肝肾阳虚及肝肾阴虚证。阴虚证症见：心烦失眠，口苦咽干，舌红少津，脉弦细数。阳虚证症见：四肢不温，形寒畏冷，筋脉拘挛，舌质胖沉细无力等。

三、诊治思路

（一）督脉为病

何教授认为此病发病的根本原因是督脉不通，不通则痛。督脉其循行路线正顺着脊柱椎管，位于背部正中线，与手足三阳经及阳维脉交会（多集中于大椎穴），为阳脉之总纲。有总督、统领阳脉，调节阳经气血，主导一身阳气功能活动的作用。督脉所联络的脏器，以肾、脊髓、脑为主。在生理功能上它们相互影响，有着不可分割的联系。一方面，人之阴阳元气皆出入于肾，督脉循腰络肾连系命门，督脉的脉气部分源于肾，脉气充盈也能养肾，所以说是相互影响；另一方面，肾主骨生髓，脊髓上通于脑，脑为髓之海又称"元神之府"，督脉贯脊而上直接影响腰椎的生理功能。肝肾亏虚则影响督脉脉气的充盈，脉气虚弱，则督脉不通。督脉不通后感受外邪侵袭则发病，《诸病源候论·风病·风湿痹候》说："由血气虚，则受风湿。"《济生方·痹》也说："皆因体虚，腠理空疏，受风寒湿气而成痹也。"正气不足，无力驱邪外出，病邪稽留而病势缠绵。外邪入侵外邪有风寒湿邪和风湿热邪两大类。正如《素问·痹论》所说："风寒湿三气杂至，合而为痹也。"

（二）治以"通督"为主

何教授认为本病发病主要是因为督脉不通，因此治疗应以"通督"

为主。腰椎椎管狭窄新发之急性期，主要症状为腰部剧烈疼痛，重则活动受限，常有急性损伤病史。因此，此期主要病机为腰部急性损伤导致瘀血停留，阻滞督脉，经络不通，发为疼痛，治疗应以活血化瘀为主。在针法应用中：主穴以夹脊穴为主，腰 2~4 夹脊穴、委中、肝俞、肾俞，配穴：血瘀气滞型配膈俞、阳陵泉、三阴交穴；寒湿痹阻型配胸 3、胸 11 夹脊及腰阳关穴；湿热痹阻型加大椎、曲池；肝肾亏虚型配委中、志室、太溪穴，"通督"治则贯穿始终，从而治疗此病。

（三）灸法以祛风散寒利湿，通络止痛

腰部为督脉与足太阳膀胱经所过之处，因督脉与膀胱经受损或风寒湿邪侵袭，气血阻滞，经脉不通，不通则痛。治疗以祛风散寒利湿、通络止痛为法。所选背俞下穴区，腰为肾之府，穴区含肾俞等穴，可补益肝肾，以治劳损。再者，本穴区正在腰肌之位，既可祛除腰部风寒湿邪，又可活血化瘀通络，促进腰肌的血液循环，缓解腰痛等症；委中穴区属足太阳膀胱经，直达腰肌，以取"腰背委中求"之效。又根据辨证，气滞血瘀者，配血海，活血化瘀；肝肾亏虚者，配背俞中穴区、腰脊穴区，补益肝肾，通经活络止痛。铺灸药方中，腰损散补益肝肾，散寒利湿，通络止痛。风寒湿邪者加防风、肉桂以祛风散寒，温阳通经；气滞血瘀型加乳香、没药、木香以行气活血，化瘀止痛；肝肾亏虚者，加巴戟天、白芍可温肾壮阳，养血柔肝。诸法合用，外邪可去、血可化、肝肾可补，故能奏效。

（四）活用夹脊穴

夹脊穴最早见于《内经》，《素问·刺疟》曰："十二疟者……又刺项以下侠脊者必已。"《后汉书·华佗别传》最早记录了夹脊穴的位置，"有人病脚躄不以行。佗切脉，便使解衣，点背数十处，相去四寸或五寸（分）……言灸此各七处，灸则愈即得也。后灸愈，灸处夹脊一寸，上下行，端直均匀如引绳"。直至近代承淡安在其《中国针灸学》中首次明确提出来"华佗夹脊穴"的名称，定位从第一胸椎至第五腰椎为止，脊柱旁开 5 分。胸 3 夹脊穴属肺，有祛风散寒之功；胸 11

夹脊穴属脾，脊神经相可健脾化湿；腰 2 夹脊穴属肾，可温阳补肾；委中为治腰背疼痛的要穴；腰阳关助阳散寒化湿。诸穴合用散寒温阳运湿以治腰痛。胸 11~12 夹脊穴健脾生血，配阳陵泉舒筋、三阴交活血。腰 2、4 夹脊穴刺之强腰补肾，配委中治腰痛，配志室补肾，配太溪滋阴，诸穴相配可奏补肾、强腰、止痛之功。

四、针法

主穴：腰 2~4 夹脊穴、委中、肝俞、肾俞。

操作：消毒后，腰 2~4 夹脊穴针尖 75° 角向脊神经根方向斜刺，其余配穴毫针常规刺，针刺得气后，委中、阳陵泉用平补平泻法，腰阳关、三阴交、志室、太溪用补法。

配穴：血瘀气滞型配膈俞、阳陵泉、三阴交穴；寒湿痹阻型配胸 3、胸 11 夹脊及腰阳关穴；湿热痹阻型加大椎、曲池；肝肾亏虚型配委中、志室、太溪穴。

五、灸法

铺灸部位：取腰脊穴区、骶脊穴区，配相关下肢穴区（环跳穴区、风市穴区、血海穴区）。

加减：血瘀气滞加血海穴区、膈俞穴区；寒湿痹阻加腰阳关穴区、命门穴区；湿热痹阻加大椎穴区；肝肾亏虚加肾俞穴区、太溪穴区。

铺灸药方：腰损散（当归、桃仁、红花、川芎、白芍、川牛膝、狗脊、千年健、鸡血藤、伸筋草、地龙、川芎各 100g），上药共研细末备用，鲜姜汁备用。

铺灸药方加减：血瘀气滞型加乳香、没药、木香各 100g，寒湿痹阻型加防风、肉桂各 100g，湿热痹阻型加大黄、茯苓各 100g；肝肾亏虚型加巴戟天、白芍各 100g。

铺灸方法：穴区常规消毒后，以姜汁擦拭穴区施灸部位，并均匀撒铺灸药粉覆盖在姜汁擦拭过的皮肤上。制作姜泥成饼置于药粉之上，长度和宽度与药粉同。然后将艾绒制成高、宽适宜，上窄下宽的艾炷，置于姜饼之上，分部位点燃，令其自然燃烧。待患者有灼热感或不能忍受时，去掉燃烧的艾炷，更换新艾炷。最后去净艾炷，保留药粉与姜饼，以纱布及胶布固定。待没有温热感时，去掉所有铺灸材料，灸疗完成。每位患者行仰卧位或俯卧位铺灸前后穴区交替使用，每日1次，每穴区2壮，留灸1小时，治疗7天为一个疗程，疗程间休息2天。

六、中药

处方：腰椎椎管狭窄方。

组成：牛膝10g，桑寄生30g，杜仲10g，续断10g，延胡索10g，三七（冲服）10g，制川乌（先煎）10g，千年健10g，金毛狗脊10g，伸筋草30g，鸡血藤20g，络石藤30g，木瓜10g，地龙10g，独活10g，桃仁10g，红花10g。

加减：本病在急性期的病机是瘀血阻络，故以活血化瘀为主。在缓解期若兼有面色白、手足不温、舌质淡、脉沉细，为肾阳虚证，加制附子、肉桂；若兼有咽干口渴、面色潮红、倦怠乏力、舌红、少苔、脉弦细，为肾阴虚证，加龟甲胶。

方义：本病多属于慢性劳损、肝肾亏虚为主，牛膝、桑寄生、杜仲、续断、金毛狗脊补益肝肾；川乌、千年健、鸡血藤、伸筋草、络石藤、独活、木瓜祛风、散寒、除湿通络；三七、桃仁、红花化瘀活血，延胡索活血行气止痛；地龙祛风通络。

七、典型病案

王某，女，45岁。初诊日期：2016年6月10日。

主诉：腰骶部疼痛伴右下肢放射性疼痛4个月。

现病史：患者2年前无明显诱因出现右侧臀部胀痛，无腰痛及放射痛，休息后可缓解，行局部痛点药物注射治疗，效果不明显。4个月前无明显诱因出现腰骶部疼痛、转侧不利，行推拿等治疗后，症状仍持续无缓解，并出现右小腿外侧疼痛，麻木无力，行走约100米即出现跛行，查腰椎CT示：腰椎椎管狭窄。未行系统治疗，口服镇痛药物缓解症状。20天前患者病情进一步加重，不能独立下床活动，疼痛无法耐受。为求进一步治疗，经当地医院介绍来我院就诊。

症见： 腰骶部疼痛伴转侧不利，弯腰活动困难，卧床后缓解，劳累后加重，臀部胀痛，右小腿外侧疼痛，麻木无力。舌红，苔薄白有瘀点，脉弦紧。

查体： 腰部活动度严重受限，L4~S1棘间压痛，无叩击痛，直腿抬高试验左侧70°（-）、右侧20°（+），腰侧弯试验（+），跟腱反射左侧（++）右侧（-），右下肢肌力明显下降。

中医诊断： 腰痛。证型：血瘀气滞证。

西医诊断： 腰椎椎管狭窄急性加重期。

治则： 补肾壮腰，通络止痛，活血化瘀。

方药： 以腰椎椎管狭窄方加减：牛膝10g，桑寄生30g，杜仲10g，续断10g，延胡索10g，三七（冲服）10g，制川乌（先煎）10g，千年健10g，金毛狗脊10g，伸筋草30g，鸡血藤20g，络石藤30g，木瓜10g，地龙10g，独活10g，桃仁10g，红花10g。共10剂，水煎服取汁300ml，一日1剂，一日2次。

针刺治疗： 取腰2~4夹脊穴、肾俞、气海俞、环跳、委中、三阴交、阳陵泉、悬钟、足三里、腰阳关、三阴交、志室、太溪，按照针刺方法操作，每日1次，10天为一个疗程。

药物铺灸疗法： 药方以腰损散加乳香、没药、木香各100g，取腰脊穴区、骶脊穴区。操作：同上灸法操作。

二诊： 患者腰骶部疼痛减轻，腰椎活动较前改善，下肢有力，原方去木瓜、地龙，继续服用7付。

三诊： 患者腰骶部，小腿部疼痛明显减轻，活动度良好，原方继续服半月。随访半年症状缓解，未复发。

【按语】《灵枢·经脉》有"肾，足少阴之脉，贯脊，属肾"之说，因此脏气衰退，肝肾亏虚，不能濡养经脉至筋骨失养亦可引发本病。腰部为督脉与足太阳膀胱经所过之处，因督脉与膀胱经受损或外邪侵袭，气血阻滞，经脉不通，不通则痛，所以治疗当以活血化瘀通络，促进腰肌的血液循环，缓解腰痛，然后补肝益肾。

膝关节骨性关节炎

一、概述

膝关节骨性关节炎是指由于膝关节软骨变性、骨质增生而引起的一种慢性骨关节疾患，在临床上主要表现为膝关节疼痛和不同程度的功能障碍，部分有关节肿胀、积液，严重影响患者的生活质量，X线表现关节间隙变窄关节边缘骨赘形成软骨下骨硬化和囊性变。本病又称膝关节增生性关节炎、退行性关节炎及骨性关节病等，多见于中老年人，属于中医"痹证"范畴。

二、辨证分型

（一）风寒湿痹型

主症：膝关节酸楚疼痛、痛处固定，有如刀割或有明显重着感，关节活动欠灵活，畏风寒，得热则舒，舌质淡，苔白腻，脉紧或濡。

（二）风湿热痹型

主症：起病较急，病变关节红肿、灼热、疼痛，甚至痛不可触，得冷则舒为特征。可伴有全身发热，或皮肤红斑、硬结。舌质红，苔黄，脉滑数。

（三）气滞血瘀型

主症：肢体关节刺痛，痛处固定，局部有僵硬感，或麻木不仁。舌质紫暗，苔白而干涩。

（四）肝肾亏虚型

主症：膝关节隐隐作痛，腰膝酸软无力，酸困疼痛，遇劳更甚。舌质红、少苔，脉沉细无力。

三、诊治思路

（一）补肝肾为重点，着重于肾经

何教授认为膝痹发病最主要的原因是肝肾亏虚，导致人体正气内虚，风湿寒邪侵入人体，闭阻气血，留着经络、关节从而发病。《张氏医通》："膝者筋之府，屈伸不能，行则偻俯，筋将惫矣。故膝痛无有不因肝肾虚者，虚则风寒湿气袭之。"因此从病机上来看，多由年高体虚，肝肾不足，慢性劳损，筋脉关节失养，或邪停经络，久则影响气血运行，气滞血瘀，留着关节等所致。因此，中医治疗此病，当补益肝肾、温阳通督、活血祛瘀、祛风散邪。在辨证选穴的基础上，选用肾经的穴位，可以使针灸的疗效提高，常选用阴谷，复溜。因"膝者筋之府"，肝主筋所以取肝经的蠡沟、曲泉。同时配合内治法，投以滋补肝肾、养血填精等药物，如熟地、牛膝等。再结合药物铺灸疗法，能将药力透过皮肤直达经脉，摄于体内，使毛细血管扩张，血流量加快，促进血液循环和新陈代谢，而达镇痛的效果。

（二）重视经典、广开思路

何教授通过熟读经典，从而在治疗膝痹广开思路，除了普通针刺治疗外，还善用夹脊穴，独创了何氏药物铺灸，放血等多种治疗方法。《素问·骨空论》"蹇，膝伸不屈，治其楗。坐而膝痛，治其机。立而暑解，治其骸关。膝痛痛及拇指，治其腘。坐而膝痛如物隐者，治其关。膝痛不可屈伸，治其背内。"膝关节能伸不能屈，治疗取其股部的经穴（阴市，伏兔等）。坐下而膝痛，治疗取其环跳穴。站立时膝关节热痛，治疗取其膝关节处经穴（如膝关，鹤顶等）。膝痛，疼痛牵引到拇指，治疗取其膝弯处的委中穴。坐时膝痛，如有东西隐伏其中，治疗取其承扶穴。膝痛而不能屈伸活动，治疗取其背部足太阳经的俞穴（可取腰2、3、4、5华佗夹脊）。在膝关节周围相应痛点所在经络上寻找曲张的脉络，刺络放血，可以起到立竿见影的功效。

（三）灵活针灸、注重手法。

何教授治疗膝痹时，灵活针灸，应用"膝三针"配合针刺手法，

取得良好的治疗效果。就如《灵枢·官针》中提到治疗膝痹时说："八日短刺，短刺者，刺骨痹，稍摇而深之，致针骨所，以上下摩骨也。"皇甫谧在《针灸甲乙经》中指出"膝中痛，取犊鼻，以员利针，针发而间之。针大如牦，刺膝无疑"，这就是何教授灵活运用针灸的原因。《针灸大成·三衢杨氏补泻》说："烧山火，能除寒，三进一退热涌涌……"指出按本法操作，可以祛风除寒、温经通络，临床常用于治疗风寒湿邪所致的痹证。

（四）重用药物铺灸

普通灸法是对准孔穴进行，作用在一"点"上，而药物铺灸疗法以腧穴为中心进行，作用在一个"面"上，且铺灸大多以穴区为主，既有"点"孔穴的功效，又有"面"穴区的作用，可以说是"以点带面"。因其灸疗的面积大、覆盖广，对局部和整体均有很好的治疗作用。对于膝关节痛等则更有优势。药物铺灸疗法在施灸部位铺撒中药粉末，铺灸药方是根据病因、病机和辨证原则而制定的，为临床用之有效的验方，在具体应用时随证加减。药物铺灸疗法在选择隔灸物时，根据中药的性味、功能、主治与疾病的证型而定。如大部分病可用生姜，且因生姜长于散寒，故外感寒湿证则更为适宜。隔灸材料除了防止燃烧的艾炷烫伤皮肤外，本身就有治疗作用，再将铺灸药物置于下方，使药效不易向外挥发而借助温热之力向内渗透。

四、针法

主穴：鹤顶、内外膝眼、膝阳关、梁丘、膝关、曲泉、血海、委中、委阳、阴谷穴、三阴交、阳陵泉、悬钟。

操作：所有腧穴均采用常规针刺，用提插捻转泻法，得气后留针30分钟，中间行针1次。

配穴：风寒湿痹型加肾俞、腰阳关益火之源，振奋阳气而祛寒邪；风湿热痹型加大椎、曲池泻热疏风，消肿止痛；气滞血瘀型加血海、膈俞活血化瘀；肝肾亏虚型腰痛加灸命门，益肾壮腰。

五、灸法

药物铺灸部位：血海穴区、膝外穴区。

加减：风寒湿痹加命门穴区、腰阳关穴区；风湿热痹加大椎穴区；气滞血瘀型加膈俞穴区、血海穴区；肝肾亏虚加肾俞穴区、太溪穴区。

铺灸药方：风湿痹痛散（苍术、薏苡仁、川牛膝、制附片、鸡血藤、海风藤、青风藤、络石藤、伸筋车、路路通100g），上药共研细末备用。

铺灸药方加减：风寒湿痹型加桂枝、威灵仙各100g；风湿热痹型加黄柏、茯苓各100g；气滞血瘀型加丹参、当归、鸡血藤各100g；肝肾亏虚型加熟地、牛膝各100g。

铺灸方法：穴区常规消毒后，以蘸姜汁擦拭穴区施灸部位，并均匀撒铺灸药粉覆盖在姜汁擦拭过的皮肤上。制作姜泥成饼置于药粉之上，长度和宽度与药粉同。然后将艾绒制成高、宽适宜，上窄下宽的艾炷，置于姜饼之上，分部位点燃，令其自然燃烧，待患者有灼热感或不能忍受时，去掉燃烧的艾炷，更换新艾炷。最后去净艾炷，保留药粉与姜饼，以纱布及胶布固定，待没有温热感时，去掉所有铺灸材料，灸疗完成。每位患者行仰卧位或俯卧位铺灸前后穴区交替使用，每日1次，每穴区2壮，留灸1小时，治疗7天为一个疗程，疗程间休息2天。

六、中药

处方：活血止痛方。

组成：透骨草30g，鸡血藤30g，川乌（先煎）10g，乳香10g，没药10g，川芎10g，延胡索10g，桂枝10g，当归10g。

加减：风寒湿痹型加姜黄10g、赤芍10g、苍术10g、羌活10g、桂枝10g祛寒邪；风湿热痹型加黄柏10g、茯苓10g泻热疏风、消肿止痛；气滞血瘀型加党参20g、炒白术30g、丹参30g活血化瘀；肝肾亏虚型加熟地20g、牛膝10g补益肝肾。

方义：透骨草、鸡血藤、川乌疏经活络；乳香、没药活血行气、消积止痛；川芎、延胡索活血行气止痛；当归补血行血；桂枝温经通络。

七、典型病案

李某，男，42岁。初诊日期：2016年6月5日。

主诉：间断双膝关节疼痛3年，加重1周。

现病史：患者自述3年前无明显诱因自觉双膝关节疼痛，遇寒加重，活动受限，近1周因外出受凉后疼痛加重。为求中医治疗前来我科就诊。

症见：双膝关节疼痛，伴行走困难，纳可，二便调，舌质暗边有瘀斑，苔薄白，脉弦。

辅助检查：查体：血压100/74mmHg，心肺未见异常，肝脾未触及，双膝关节发凉，屈曲功能障碍以右侧尤甚。实验室检查：HLA-B27（-），血沉（ESR）48mm/h，类风湿因子（-），X线提示：双膝关节边缘及胫骨平台略变尖，关节间隙略变窄，右侧明显。

中医诊断：膝痹。证型：风寒湿痹证夹瘀。

西医诊断：双膝骨性关节炎。

治则：祛风散寒，活血止痛。

方药：活血止痛方加减：透骨草30g，鸡血藤30g，川乌（先煎）10g，乳香10g，没药10g，香附10g，延胡索10g，桂枝10g，当归10g，薏仁30g，黄芪30g，甘草6g。共7剂，水煎服，每日1剂，每日2次。

药物铺灸治疗：选取血海穴区、膝外穴区。应用药方风湿痹痛散，7天为一个疗程。

6月12日二诊：患者膝关节发凉、疼痛症状缓解，但在受凉及下楼梯时仍感疼痛明显，原方加制川乌10g（先煎）、细辛3g，继服10剂。

6月22日三诊：疼痛症状消失，稍有功能障碍。继服15剂

7月10日四诊：患者症状基本消失，活动自如。后随访无复发。

【按语】本病属于中医"骨痹"范畴,《类证治裁》曰"骨痹即寒痹、痛痹也,苦痛彻痛安肾丸",因此在治疗此病时应治病求本,在祛风散寒、活血通络的基础上,应兼顾补肾。

肩周炎

一、概述

肩周炎,中医学称之为"漏肩风",又有冻结肩、肩凝风、肩凝症等称谓。本病以肩周疼痛,夜间尤甚为特点。常因天气变化及劳累而诱发,患者肩部肌肉可有萎缩,肩前、后、外侧均有压痛,外展功能受限明显,出现典型的"扛肩"现象。本病好发于40岁以上的中老年人,女性多于男性。

二、辨证分型

(一)外邪内侵型

主症:肩部窜痛,遇风寒痛增,得温痛减,或肩部有沉重感。舌淡,苔薄白,脉弦滑或弦紧。

(二)寒凝血瘀型

主症:肩关节冷痛,得温痛减,遇寒加重,肩部活动受限,肩部肿胀,疼痛拒按,以夜间尤甚。舌暗或有瘀斑,脉弦或细涩。

(三)气血虚弱型

主症:肩部酸痛,劳累后疼痛加重,或伴头晕目眩、气短懒言、心悸失眠、四肢乏力。舌淡,苔薄白,脉细弱或沉。

三、诊治思路

(一)外邪为标,肝肾亏虚为本

肩周炎属于中医"痹证"范畴。"风、寒、湿三气杂至,合而为痹也",而风为百病之长,易兼夹他邪致病。肩部位于人体上部,风性轻扬，易袭人体上部；寒邪易伤人体阳气，寒主凝滞故见疼痛；湿性缠绵，故类似疾患难以治愈。此三类外邪为痹证常见外因。肝主筋、肾主骨，筋骨主人体运动，随着年龄的渐长，肝肾渐亏虚，加之各种劳伤等，内外相合，筋脉肌肉失于濡养，遇有外邪，使气血凝滞、阳气不布，经脉不通而致病。本病以肝肾亏虚为本，风、寒、湿外邪为标。

（二）祛风散寒除湿以治标，补益肝肾以治本

本病以肝肾亏虚为本，外邪特别是风、寒、湿为标，治以标本兼顾。针对外邪，风为百病之长，易夹他邪致病，故治疗应重视祛风，针刺治疗时可选用具有祛风散邪功效的腧穴，如风池、风府、秉风、天宗、外关等；另可循经祛风，依据症状选择手阳明大肠经、手太阳小肠经、手少阳三焦经、足太阳膀胱经等经脉。药物可选择祛风药物，如羌活、川乌、威灵仙等。痹证乃风寒湿外邪所致，三气在侵袭人体时有侧重点，若以风邪为主者，不忘散寒除湿；若以湿邪为患者，应祛风散寒；寒邪重者，应同时祛风除湿。

该病肝肾亏虚为本，针刺治疗时选择相应背俞穴及督脉、肝经、肾经、脾经、胃经腧穴为主，药物可以独活寄生汤加减变化。

（三）颈肩同治理论

何教授认为，颈部与肩部在部位上临近，所以二者中任何一方病变时均可影响到另一方的功能，治疗时应二者兼顾。颈肩部所过经脉主要有手阳明经、手太阳经、手少阳经、足太阳经，因此在取穴时可循经取穴，所谓"经脉所过，主治所及"。西医学理论认为支配肩周组织的神经主要来自中下颈部神经，尤其是 C5~T1；同时根据"双卡综合征"的观点，颈部神经根受到压迫或刺激，其敏感度增加，通过反射致肩部功能失调而发生炎症和粘连。因此颈肩同治可以取得良好疗效。针刺治疗时除选用肩关节循行经脉外，还可选择 C5~7 夹脊穴、风池、风府、大椎构成了"颈十针"，以疏调颈部筋脉，通过神经、体液调节途径改善肩关节症状。

（四）"上病下治"，整体观念与局部相结合

《灵枢·终始篇》中提出的"病在上者下取之，病在下者高取之"，循经针刺远端部位，体现了人体四肢与头面躯干的有机联系和腧穴之间的配合作用。在临床应用上，四肢部腧穴除了可治疗所在部位疾患外，又能治疗头、面、胸、腹、背部的疾患，深切符合"上病下取"的中医理论。按循经取穴的原则，选取肘膝关节以下的远道腧穴，在临床上，针刺这些部位的腧穴易于激发经气、调节脏腑经络的功能，所以四肢肘膝关节以下的腧穴主治病证的范围较远较广，不仅能治局部病，而且能治远离腧穴部位的脏腑病、头面五官病等，充分强调四肢为经气的根与本。如"中平穴"（足三里下1寸）为治疗肩周炎的经验效穴。循经针刺远端效穴，可以疏通肩部经络气血，祛风散寒，这对于缓解肩部疼痛症状、改善肩关节功能活动及控制病情进一步发展是非常有效的。

（五）药物铺灸，灸药结合

灸法具有祛风解表、散寒止痛、除湿通络、补益正气、扶正固脱的功效。药物铺灸部位以肩上穴区、肩后穴区、肩前穴区、肩臂穴区为主，借助穴区、铺灸药物、艾灸的三重功效，加强对肩关节周围的刺激，作用强大而持久，并直达病所。可有效调节神经血管的功能，改善局部血液循环，加速新陈代谢，促进炎症物质的吸收及损伤修复。

（六）古方化裁，加强疗效

《伤寒论·辨太阳病脉证》："太阳病，项背强几几，反汗出恶风者，桂枝加葛根汤主之。"其由桂枝、葛根、芍药、生姜、大枣、甘草组成，适用于表虚寒证兼有项背强痛者。在治疗颈椎病中，依据病因病机，首先要祛风，故在原方基础上加用祛风药物，如羌活、防风等；肢体关节活动不利，藤类药物具有疏经畅达作用，故尚需要加入舒筋柔筋药物，如伸筋草、鸡血藤、桑枝、海风藤、路路通等。本病急性发作时还可加入活血化瘀药物，如当归、川芎、延胡索等。

四、针法

主穴：肩髃、肩前、肩贞、极泉、阳陵泉、中平穴、阿是穴。

操作：肩前、肩贞应把握好针刺角度和方向，切忌向内斜刺、深刺；阳陵泉深刺或透向阴陵泉；余穴常规针刺。远端腧穴行针时，令患者活动肩部。

配穴：太阴经证加尺泽、云门；阳明经证加手三里、臂臑；少阳经证加臑会、支沟；太阳经证加后溪、大杼、昆仑；痛在阳明、太阳经，加条口透承山。

五、灸法

铺灸部位：肩上穴区、肩前穴区、肩后穴区、肩臂穴区。

加减：寒凝血瘀型加关元穴区、三阴交穴区；气血亏虚型加背俞中穴区、胃肠穴区。

铺灸药方：肩痛散（羌活、姜黄、川乌、草乌、桂枝、威灵仙、地龙、追地风、透骨草、伸筋草、川芎各 100g，土鳖甲 60g）。

铺灸药方加减：外邪内侵型加细辛 100g；寒凝血瘀型加当归、细辛、鸡血藤各 100g；气血亏虚型加黄芪、当归各 100g。

铺灸方法：患者选择适宜体位，穴区常规消毒后，蘸姜汁擦拭穴区施灸部位，并均匀撒铺灸药粉覆盖在姜汁擦拭过的皮肤上；将姜泥制作为适宜的姜饼置于药粉之上，将艾绒制成上窄下宽的艾炷，置于姜饼之上，分多点位点燃，令其自然燃烧。待患者有灼热感时，去掉燃烧的艾炷，更换新的艾炷。最后弃艾炷，保留药粉与姜饼，以纱布及胶布固定。待没有温热感时，去掉所有铺灸材料，灸疗完成。灸完背部穴区后再进行身体前部穴区。每日 1 次，每穴区 2 壮，留灸 1 小时，治疗 6 天为一个疗程，疗程间休息 1 天。

六、中药

处方：桂枝加葛根汤加减。

组成：桂枝 10g，白芍 10g，葛根 10g，生姜 10g，姜黄 10g，制

川乌 10g，细辛 3g，延胡索 10g，三七 10g，络石藤 20g，地龙 10g，伸筋草 20g，鸡血藤 20g，桑枝 30g，炙甘草 6g，大枣 3 枚。

加减：①瘀滞型：病久血瘀，肩凝不动，舌质暗或有瘀斑、苔白、脉弦，加当归、红花、桃仁、牛膝、川芎。②虚损型：多见于此病后期，病程迁延日久，肩关节活动受限，伴肩部肌肉萎缩等，舌淡，脉细弱或沉，加党参、白术、茯苓、熟地。

方义：方中用桂枝通阳止痛，引诸药抵达肩、臂、手指；葛根升提阳气，疏通经脉；生姜助桂枝散寒邪；桂枝、生姜辛甘合化为阳，以助卫气；芍枣酸甘化阴，以滋营阴；延胡索、三七、地龙、姜黄活血通络、行气止痛；川乌、细辛祛风散寒以止痹痛；络石藤、伸筋草、鸡血藤为藤类药物，有祛风湿通经络的作用；炙甘草不仅调和诸药，还有缓急止痛、缓和制川乌毒性作用。全方诸药合用，温经散寒、通络止痛、祛风胜湿，透达关节，缓解肩部疼痛，改善肩关节功能。

七、典型案例

郑某，男，42 岁。初诊日期：2010 年 4 月 5 日。

主诉：间断左肩部疼痛 2 月伴加重 3 天。

现病史：患者自述 2 个月前因开出租劳累后出现左肩部疼痛，肩关节活动受限，经治疗未好转。近 3 日来受凉后疼痛加重，疼痛牵扯至左颈、背部。为求进一步治疗，前来我科。

辅助检查：左肩部皮肤发凉，左肩关节活动受限，外展及抬举不利。肩髃、肩髎、中府压痛（+++）。

症见：左肩疼痛牵扯至左颈、背部，伴左上肢活动受限，夜寐差，饮食可，二便调。舌淡红，苔薄白，脉浮紧。

中医诊断：肩凝证。证型：风寒侵袭。

西医诊断：肩周炎。

治则：祛风散寒，舒筋通络。

针刺治疗：选取肩髃、肩前、肩贞、极泉、阳陵泉、外关、中平穴。操作：肩髃、肩前、肩贞用捻转泻法，中平穴提插捻转强刺激，其余腧穴平补平泻，留针 30 分钟，每日 1 次。

4 月 12 日复诊：经上方治疗后疼痛有所缓解，在原方基础上加少海。

4 月 29 日三诊：患者经治疗后左侧肩部疼痛基本消失，活动自如，外展不受限，病证痊愈。

【按语】五旬之人，正气不足，营卫渐虚，若局部感受风寒，或劳累闪挫，筋脉长期受压迫，遂因气血阻滞而成肩痹。故本病有"漏肩风""肩凝症""五十肩"之称。该患者为风寒之邪凝滞于手三阳经脉，致使经脉受邪，故取"肩三针"以疏通手三阳之经气，散三阳寒邪；极泉、阳陵泉远近相配起到行气活血、舒筋活络之功；中平穴远端取穴，通络止痛；外关疏散风邪。诸穴相配祛风散寒，舒筋活络。

颈椎病

一、概述

颈椎间盘退行性改变及其继发的病理改变刺激或压迫其临近组织（神经根、脊髓、椎动脉、交感神经、脊髓前中央动脉等），从而出现与影像学改变相关的临床症状。中医没有颈椎病病名，依据其临床表现，见于"项强""颈筋急""颈肩痛""眩晕""头痛"等病症中，好发于 40~60 中老年人。

二、辨证分型

（一）邪阻经络型

主症：颈中疼痛、僵硬、酸胀、沉重、局部发凉，肩臂及手指麻木，重者持物无力。舌苔腻，脉弦紧。

（二）气滞血瘀型

主症：颈枕部疼痛，颈肩僵硬，上肢麻木无力，或见头晕、心慌、恶心、呕吐、失眠、多梦。舌质青紫或有瘀斑，苔薄白，脉象沉涩。

（三）痰湿阻络型

主症：头闷重痛或后枕部僵硬疼痛，转侧不利，一侧或两侧肩臂及手指酸胀痛麻；或头疼牵涉至上背痛，肌肤不仁，颈椎旁可触及软组织肿胀结节。胃脘部痞满，口中黏腻，纳差。舌胖边有齿痕，苔白腻，脉弦滑。

（四）肝肾亏虚型

主症：颈部疼痛日久，局部酸重，眩晕，重则跌倒或晕厥等。上下肢无力，重则肢体发抖，持物坠落。或见耳鸣、耳聋、视物不清。舌质淡，苔薄白，脉象沉细无力。

三、诊治思路

（一）外邪侵袭为标，肝肾亏虚为本

颈椎病最常见的症状是颈项部疼痛不适，根据临床表现将其归入"痹证"的范畴。内因是发病基础，外因是条件。肝主筋，肾主骨，筋主人体的运动。随着年岁渐长，脏腑亏虚，筋骨渐柔弱，一切致病因素更易对其造成损伤。"风寒湿三气杂至，合而为痹也"，而"风为百病之长""伤于风者，上先受之"；寒主凝滞、主痛，湿邪黏腻、病程迁延。由于风、寒、湿等外邪侵入人体，留注关节筋骨使气血运行不畅，经络痹阻不通；慢性劳损、急性外伤等进一步导致筋骨肌肉病变，引起病变部位气血运行不畅、痹阻经络。颈椎病的病机其本在于肝肾亏虚，其标在于外邪的侵入和血脉瘀滞，表现为虚实夹杂的病症。

（二）祛风为先，善用风穴，标本同治

"风寒湿三气杂至，合而为痹也"，风为百病之长，易夹它邪致病；颈椎病病变部位在人体上部，"巅顶之上，唯风可及"；人以阳气为主导，阳主阴从，"阳气者，精则养神，柔则养精"。故治疗首要祛

风，常用腧穴风池、风府等，且此二穴亦位于颈部，"腧穴所在，主治所在"。本病以肝肾亏虚为本，补益肝肾则选取肝俞、肾俞、三阴交等。

（三）中西并用，重视夹脊穴

夹脊穴与太阳经、督脉等经的经气连通，且与五脏六腑的关系密切。夹脊穴处于督脉与足太阳膀胱经之间，督脉、夹脊穴、背俞穴组成了背俞带，经气相贯通，夹脊穴可通过背俞穴直接与经络脏腑经气相互流注，从而疏通足太阳经和督脉经气达到调和诸阳的作用。

颈椎病主要会产生颈部疼痛、上肢的麻木疼痛，这与臂丛神经相关，臂丛神经由颈 5~ 胸 1 神经组成，且颈椎病最常见的发病部位在颈 5~6。夹脊穴与脊神经水平相平行的比例达到了 54.4%，每个颈夹脊穴下都有相对应的脊神经的后支和与之同行的动静脉分布。针刺夹脊穴，针尖以 75° 角沿棘突的两侧刺入，不仅会影响脊神经的前后支，也会影响自主神经，最终达到神经调节作用。同时针刺夹脊穴，可以对交感神经末梢的化学物质如五 - 羟色胺、β- 内啡肽、缓激肽等物质的释放产生影响，从而改善微循环，对毛细血管的通透性进行调整，改善病变组织的缺氧、缺血状态，以消除局部炎性反应，减轻或解除神经根刺激症状。故在针刺治疗时，必选取夹脊穴，且以颈 5~7 为主。

（四）通督温阳

督脉、足太阳膀胱经循行经过颈部，而督脉是阳脉之海，总督一身之阳，痹阻督阳，则影响手足阳明、手足太阳、手足少阳经的经气不和；足太阳膀胱经为护卫人身的藩篱，"为诸阳主气"，能主持一身之阳气，主"筋"所生病；颈椎病的病变与督脉、六阳经相关，大椎穴为督脉腧穴，为诸阳经、阳气上通下达的枢纽，《针灸甲乙经》称之为"三阳，督脉之会"，位于第七颈椎脊突下凹陷中，为头颈交接之处，犹如关隘，针刺可激发经气，振奋阳气。

（五）重用灸法，加强疗效

药物铺灸疗法在一般灸法的治疗作用基础上，将腧穴相组合、配伍形成穴区，将穴点扩大为面，扩大了治疗作用，加强了治疗强度，提高了疗效。药物铺灸治疗颈椎病，铺灸药物是以桂枝加葛根汤为基础方加减，具有祛风散寒、疏经通络之功效；铺灸穴区，常选取病变部位颈 3~ 胸 1 穴区、背俞中穴区、合谷穴区，众穴区合用以发挥散寒祛风，通络止痛功效。

（六）古方今用，辨证加减

桂枝加葛根汤源于《伤寒论·辨太阳病脉证》："太阳病，项背强几几，反汗出恶风者，桂枝加葛根汤主之。"组方由桂枝、葛根、芍药、生姜、大枣、甘草六味药组成，适用于表虚寒证兼有项背强痛者，即柔痉。原方葛根以生津舒筋；桂枝解肌发表，调和营卫；芍药、甘草酸甘生阴；生姜、大枣调和脾胃以鼓舞生发之气。在治疗颈椎病中，依据病因病机，"风寒湿三气杂至合而为痹也""风为百病之长"，故痹证首先要祛风，故在原方基础上加用祛风药物，如羌活、防风；痹者，肢体关节活动不利，藤类药物具有疏经畅达作用，故尚需要加入舒经柔筋药物，如伸筋草、鸡血藤、海风藤、路路通等。

四、针法

主穴：风府、风池、颈 5~7 夹脊穴、大椎。

操作：夹脊穴直刺或向颈椎斜刺，行平补平泻法，以针感向肩背部、上肢传导为佳；余穴均常规针刺。

配穴：邪阻经络型加风门；气滞血瘀型加膈俞、血海、合谷、太冲；痰湿阻络型加脾俞、中脘、气海、丰隆；肝肾亏虚型加肝俞、肾俞、足三里；肩部疼痛不适明显者加肩井透巨骨、肩三针（肩髃、肩前、肩后）；上肢疼痛麻木加肩三针、臂臑、曲池、外关、合谷；眩晕加悬钟、百会、太阳；恶心加中脘、内关、公孙、天突等。

五、灸法

铺灸部位：颈 3~ 胸 1 穴区、背俞中穴区、合谷穴区。

加减：邪阻经络型加外关穴区；气滞血瘀型加外关穴区；痰湿阻络型加背俞中穴区、胃肠穴区、三阴交穴区；肝肾亏虚型加背俞中穴区、背俞下穴区。

铺灸药方：颈痛散（桂枝、葛根、川芎、威灵仙、乳香、没药、伸筋草、地龙、木瓜、羌活各 100g，木香 60g，冰片 5g）。

铺灸药方加减：气滞血瘀型加路路通、丝瓜络 100g；痰湿阻络型加半夏、胆南星各 60g；肝肾亏虚型加补骨脂、透骨草各 100g。

铺灸方法：患者俯卧位，常规消毒后，蘸姜汁擦拭穴区施灸部位，并均匀撒铺灸药粉覆盖在姜汁擦拭过的皮肤上。再将姜泥拍成饼置于药粉之上，厚约 0.5cm，长度和宽度与药粉同。然后将艾绒制成高、宽各约 5cm，上窄下宽的艾炷，置于姜饼之上，分多点位点燃，令其自然燃烧。待患者有灼热感或不能忍受时，去掉燃烧的艾炷，更换新艾炷。最后去净艾炷，保留药粉与姜饼，以纱布及胶布固定。待没有温热感时，去掉所有铺灸材料，灸疗完成。前后穴区交替使用，每日 1 次，每穴区 2 壮，留灸 1 小时，治疗 7 天为一个疗程，疗程间休息 2 天。

六、中药

处方：桂枝加葛根汤合五藤饮加减。

组成：桂枝 12g，葛根 10g，白芍 12g，生姜 6g，防风 12g，羌活 12g，伸筋草 20g，鸡血藤 20g，络石藤 20g，桑枝 30g，川芎 12g，延胡索 12g，大枣 4 枚，炙甘草 6g。

方义："风寒湿三气杂至合而为痹也""风为百病之长"，故痹证首先要祛风。葛根升津布输；桂枝温经散寒；白芍生津柔肝；防风、羌活祛风散寒，羌活尤其适用于上半身痹证；羌活味苦、辛、性温，具有散表寒去风湿、利关节之功效；加川芎治足太阳、少阴头痛、透关利节，又治风湿。伸筋草、鸡血藤、桑枝、络石藤疏经通络止痛，为五藤饮加减变化；川芎、延胡索活血行气止痛，延胡索辛散、苦泄、温通，既入血分，又入气分，既能行血中之气，又能行气中之血。

七、典型案例

周某，男，48岁。初诊日期：2007年1月5日。

主诉：颈部伴左上肢疼痛不适2月余。

现病史：患者自述2个月前，因劳累自觉颈项部疼痛僵硬，伴左上肢放射性痛，活动障碍。遇寒加重，无恶心、呕吐。为求系统治疗前来我科就诊。

症见：颈项部僵硬伴左上肢疼痛，夜寐一般，饮食可，二便调。舌质红，苔薄白，脉弦滑。

辅助检查：颈椎序列、生理曲度存在，颈部功能活动受限，前屈、后仰、侧屈均小于10°，颈3、4、5椎压痛（+），叩顶试验（-），旋颈试验（-），左侧臂丛神经牵拉试验（+），曲颈试验（+）。颈部X片示：颈椎病。

中医诊断：项痹。证型：风寒痹阻。

西医诊断：颈椎病（神经根型）。

治则：祛风散寒，疏经通络止痛。

针刺治疗：选取颈十针，依据症状及查体，选取颈3~5夹脊穴，双侧风池、风府，配合上肢相关肩髃、肩髎、臂臑、曲池、外关、合谷。以上腧穴施以平补平泻法，留针30分钟，每15分钟行针1次，并配合拔罐，留罐10分钟，每日1次。经治疗1周后患者颈部及左上肢疼痛明显缓解。

1月12日二诊：患者症状较前好转，但颈项部皮温低，遇寒则隐隐疼痛，遂在上方的基础上加药物铺灸，部位选择颈3~胸1穴区、背俞中穴区、合谷穴区、外关穴区，铺灸药方以颈痛散为主，连续治疗1周。治疗1周后，患者颈部活动灵活，左上肢疼痛消失。

1月19日三诊：患者不适症状全部消失，为巩固疗效再次治疗。遂于上方案中药物铺灸穴区加背俞中穴区，继续治疗1周。后随访患者工作生活均良好，未再复发。

【按语】《素问·痹论》言："风寒湿三气杂至，合而为痹也。"风为百病之长，易兼他邪侵犯人体，故痹病治以祛风散寒除湿，疏经通络。从解剖学角度出发，上肢受臂丛神经的支配，来源于 C5~8 神经前支与 T1 神经前支的大部分组成；从生物力学角度分析，颈椎病好发于 C5~7；其神经根受压从而出现上肢的疼痛麻木。颈十针治疗颈椎病，中西医理论结合运用，有较好的临床疗效。中药汤剂可选择桂枝加葛根汤加减，同时还可以结合颈椎保健操等方法。

梨状肌综合征

一、概述

梨状肌综合征是由于梨状肌损伤、炎症，刺激或压迫坐骨神经引起臀及下肢痛。其主要症状是臀部疼痛，可向小腹部、大腿后侧及小腿外侧放射。多由间接外力所致，如闪挫、扭伤等，或感受风寒侵袭等引起，是引起急慢性坐骨神经痛的常见疾病。疼痛是本病的主要表现，以臀部为主，严重时臀部呈现"刀割样"或"灼烧样"的疼痛，双腿屈曲困难，双膝跪卧，疼痛并可向下肢放射，严重时不能行走或行走一段距离后疼痛剧烈，需休息片刻后才能继续行走。大小便、咳嗽、打喷嚏时因腹压增加而使患侧肢体的窜痛感加重。本病类似于中医"腰痛""腰腿痛""痹证"范畴。

二、辨证分型

（一）寒湿痹痛

主症：臀腿部冷痛重浊，运动不灵，逐渐加重，静则痛不减，遇阴雨天加重。苔白腻，脉沉而迟缓。

（二）湿热痹痛

主症：臀腿部重痛，痛处伴有热感，热天或雨天疼痛加重，活动后或可减轻，小便短赤。苔黄腻，脉濡数或弦数。

（三）瘀血痹痛

主症：臀腿部刺痛，痛有定处，日轻夜重。舌质紫暗，或有瘀斑，脉涩。部分患者有外伤史。

三、诊治思路

（一）气血瘀滞、寒湿痹阻为基本病机

疼痛是本病的主要症状，"通则不痛，不通则痛"。多种因素致使气血运行不畅，阻滞于经脉，不能发挥营养作用；机体感受寒湿，损伤阳气，不能发挥卫阳温通作用；湿热耗损阴气，热邪易炼液灼阴，湿性黏腻，湿热之邪相裹挟，病久难愈；跌扑损伤，甚至损伤经脉，"离经之血便为瘀"，瘀易耗损气血、阻滞经脉气血运行，不通则痛。

（二）治以散寒、除湿、化瘀通络

本病以寒湿、湿热、瘀血为病理因素，治以散寒、除湿、化瘀通络。中药汤剂可选择四妙散、桃红四物汤、独活寄生汤、肾着汤等加减。药物选择上，川芎、延胡索、伸筋草、鸡血藤、路路通、金毛狗脊、千年健、桑寄生、牛膝是治疗腰腿痛的经验用药。灸法具有温阳、散寒、除湿、化瘀通络、补益先后天之功效，可选择药物铺灸，穴区以病变部位环跳穴区、委中穴区、腰骶脊穴区为主。放血疗法具有清热泻火、活血化瘀、消肿止痛的功效，对委中穴刺络放血可化瘀通络。

（三）腰、骶、腿同治

本病以臀部及下肢疼痛为常见症状。梨状肌位于臀部，起自骶骨前面，经坐骨大孔向外，止于股骨大转子内上方，是髋关节的外旋肌，并有助于外展后伸的作用。该肌受骶1、2神经支配，在梨状肌的上孔有臀上动脉、静脉及臀上神经；梨状肌的下孔有阴部神经、股后皮神经、坐骨神经、臀下神经及臀下动静脉通过。坐骨神经一般从梨状肌下缘出骨盆，在臀大肌下面降至大腿后面，在该处分为胫神经及腓总神经，传导小腿、足部的感觉以及支配运动。从解剖上分析，腿部的症状是由于梨状肌发生病变所致。

下肢循行的经脉主要有足太阳膀胱经、足少阳胆经等，"经脉所过，主治所及"；膀胱经经脉循行路线最长，其背俞穴可调节脏腑功能；夹脊穴可以解除周围组织对神经的压迫，促进周围神经的血液循环；能调节神经根周围的酸碱度，消除神经周围组织无菌性炎症，促进神经细胞的修复。故梨状肌综合征患者，除针刺下肢腧穴外，尚需配合腰骶部腧穴。

（四）灸药协同，提高疗效

梨状肌综合征是临床上的常见病和多发病。其病因不外乎寒湿湿热与瘀血，治以散寒除湿、清热利湿、活血化瘀、通络止痛为法。配合应用灸法效果明显。所选腰骶穴区，可补益肝肾，活血化瘀，通经止痛，腰骶部发出的神经根组成坐骨神经通于臀部，能调节其部位的神经血管功能，达消炎镇痛之功；环跳穴区，在梨状肌部位，灸之可祛风寒湿邪，活血化瘀，通络止痛；配风市穴区，祛风散寒利湿；配委中穴区、殷门穴位，属膀胱经腧穴，为治疗腰、臀腿痛常用穴；配血海穴区，活血化瘀，通络止痛。

铺灸药方应用风湿痹痛散，方中防风、海风藤、寻骨风祛风为主，又能散寒利湿；川乌、草乌、土鳖虫温经散寒为主，又有很好的止痛作用；桂枝、威灵仙、豨莶草舒筋通脉，可祛除在经之风寒湿邪，发挥通络止痛之效；淫羊藿补肾壮阳，以治痹痛日久入骨，久病不愈之症；白花蛇舌草清热利湿；川芎、白芷祛风活血，以活血通络，搜血中之风。又根据辨证，寒湿痹痛者，加伸筋草、肉桂，温经散寒利湿；湿热痹痛者，加苍术、黄柏、牛膝，清利湿热；血瘀痹痛者，加乳香、没药、红花活血化瘀。诸药合用，共奏祛风寒湿、通络止痛之功。

四、针法

主穴：腰 2~4 夹脊穴、环跳、居髎、风市、委中。

操作：常规消毒后，腰 2~4 夹脊穴针尖 75° 角向脊神经根方向斜刺，环跳穴深刺直达病所，行提插捻转手法，出现较强烈的酸、麻、胀、痛针感，沿坐骨神经方向向下、足背传递；委中可刺络放血；余穴常规针刺。

配穴：寒湿痹痛证加命门、腰阳关；湿热痹痛证加阴陵泉；瘀血阻络证加血海、三阴交。

五、灸法

铺灸药方：风湿痹痛散（防风、桂枝、威灵仙、豨莶草、海风藤、川乌、草乌、寻骨风、淫羊藿、川芎、白芷、白花蛇舌草各 50g，土鳖虫 2g，等）。

铺灸部位：腰脊穴区、骶脊穴区、环跳穴区。

加减：寒湿痹痛证、湿热痹痛证加风市穴区；瘀血腰痛证加殷门穴区、委中穴区、血海穴区。

铺灸药方加减：寒湿痹痛证加伸筋草、肉桂各 100g；湿热痹痛证加苍术、黄柏、牛膝、薏苡仁各 100g；瘀血痹痛证加红花、乳香、没药各 100g。

铺灸方法：常规消毒后，蘸姜汁擦拭穴区施灸部位，并均匀撒铺灸药粉覆盖在姜汁擦拭过的皮肤上。再将姜泥拍成饼置于药粉之上，厚约 0.5cm，长度和宽度与药粉同。然后将艾绒制成高、宽各约 5cm，上窄下宽的艾炷，置于姜饼之上，分多点位点燃，令其自然燃烧。待患者有灼热感或不能忍受时，去掉燃烧的艾炷，更换新艾炷。最后去净艾炷，保留药粉与姜饼，以纱布及胶布固定。待没有温热感时，去掉所有铺灸材料，灸疗完成。每位患者行俯卧位或侧卧位铺灸。每日 1 次，湿热型不留灸，寒湿型及瘀血痹痛用留灸 1~2 小时，7 次为一个疗程。

六、中药

处方：独活寄生汤加减。

组成：独活 10g，桑寄生 10g，杜仲 10g，细辛 3g，牛膝 10g，金

毛狗脊 10g，千年健 10g，川芎 10g，延胡索 10g，鸡血藤 20g，伸筋草 20g，路路通 10g，甘草 10g。

加减：寒湿痹痛证加干姜、茯苓、白术；湿热痹痛证加苍术、黄柏、牛膝、薏苡仁；瘀血痹痛证加红花、当归。

方义：独活辛苦微温，善治伏风、除痹，性善下行，以祛下焦与筋间的风寒湿邪；细辛入少阴肾经，长于搜剔阴经之风寒湿邪，又除经络留湿；桑寄生、杜仲、牛膝、金毛狗脊、千年健以补益肝肾而强壮筋骨，且桑寄生兼可祛风湿，牛膝尚能活血以通利肢节筋脉；川芎、延胡索活血行气止痛；鸡血藤、伸筋草、路路通以舒经活络；甘草调和诸药。

七、典型案例

李某，男，30 岁。初诊日期：2008 年 4 月 18 日。

主诉：腰背痛伴右下肢酸困不适 10 天。

现病史：患者自述 10 天前因劳累后出现腰痛不适，伴右下肢不适，久坐劳累后加重，休息后可缓解，为求系统治疗前来我院门诊。

症见：腰背痛伴右下肢酸困，夜寐可，饮食一般，二便调。舌质紫暗，苔白腻，脉涩。

辅助检查：腰椎、骨盆 DR：移行椎，骨盆未见明显异常。查体：梨状肌处压痛，直腿抬高试验阳性，梨状肌紧张试验阳性。

中医诊断：痹证。证型：瘀血痹痛。

西医诊断：梨状肌综合征。

治则：活血化瘀，通络止痛。

针刺治疗：取穴：八髎穴、肾俞、环跳、承扶、殷门、委中、阳陵泉、合谷、太冲、三阴交、血海。每日 1 次，每次 30 分钟，中间行针 1 次，10 次为一个疗程。

药物铺灸：方以风湿痹痛散加乳香、没药、木香各 80g，每日 1 次，10 次为一个疗程。

1 个疗程后患者臀部以及右下肢疼痛稍缓解，3 个疗程后患者临床症状消失，腰背部及右腿无不适，未再复发。

　　【按语】 梨状肌损伤是导致梨状肌综合征的主要原因，大部分患者都有外伤史，如闪、扭、跨越、站立、肩扛重物下蹲、负重行走及受凉等，因此需要注意避免不良姿势。纠正站姿坐姿，脊柱自然挺直，均匀分布梨状肌压力。本病中医治疗除了针刺、灸法、中药汤剂内服等，尚有推拿手法、药物热敷等，可依据患者具体情况选择。

强直性脊柱炎

一、概述

　　强直性脊柱炎属于风湿病范畴，是血清阴性脊柱关节病中的一种。研究表明，该病原因尚不很明确。本病是以脊柱为主要病变的慢性疾病，常累及骶髂关节，引起脊柱强直和纤维化，造成弯腰、行走活动受限，并可有不同程度的眼、肺、肌肉、骨骼的病变，以及自身免疫功能的紊乱，所以又属自身免疫性疾病。属于中医学"痹证""腰痛""肾痹"等范畴。

二、辨证分型

（一）寒湿痹阻型

　　主症：腰骶疼痛，脊背疼痛，腰脊活动受限，晨僵遇寒加重，遇热减轻。舌淡，苔白或水滑，脉弦滑。

（二）湿热浸淫型

　　主症：腰骶疼痛，脊背疼痛，腰脊活动受限，晨僵，发热，四肢关节红肿热痛，目赤肿痛。舌红，苔黄或黄厚腻，脉滑数。

（三）瘀血阻络型

　　主症：腰骶疼痛，脊背疼痛，腰脊活动受限，晨僵，疼痛夜重，或刺痛。舌暗或有瘀斑，脉沉细或涩。

（四）肾精亏虚型

主症：腰疼痛，脊背疼痛，腰脊活动受限，晨僵，局部冷痛，畏寒喜暖，手足不温，足跟痛。舌淡，苔白，脉沉细。

三、诊治思路

（一）肾虚督亏为本病发生的基本病机

肾为先天之本，主骨生髓，脊柱为一身之主骨，骨的生长发育又全赖骨髓的滋养。若肾精充足，骨髓充盈，则骨骼发育正常，坚固有力。肾中精气不足，骨髓空虚，则骨质疏松，酸软无力。《素问·脉要精微论》曰："腰者肾之府。"《灵枢·经脉》："肾足少阴之脉……贯脊属肾。"《医学入门》曰："腰痛新久总肾虚。"故腰脊强痛之病为肾之所属。督脉"循背而行于身后，为阳脉之总督。督之为病，脊强而厥"，强直性脊柱炎主要累及以脊柱为主的中轴关节，亦即是督脉循行之部位。说明强直性脊柱炎又和督脉为病有着密切的关系。另外，肾虚先天不足则外邪便有可乘之机。故而肾虚督亏乃是本病发病的基本病机。

（二）正虚受邪是发病之因

痹证的内因是气血阴阳、脏腑功能的失调，同时与居处环境、营养状况、先天禀赋、饮食劳倦、妇女经产等因素有一定关系。人如果阴平阳秘，腠理致密，虽有大风苛毒不能为害。"邪之所凑，其气必虚"，弱者着而为病，阴虚于内，阳虚于外，营卫气血虚于经络脏腑，腠理空疏，玄府大开，风借寒凛冽之势，寒借风窜透之力，湿得风寒之能，相互掺揉，直袭肌肉关节，导致经气不畅，气血不通而病痹，痹缘于正虚。

痹证外因责之风寒湿热四邪或外伤。正如《素问·痹论》所云："风寒湿三气杂至，合而为痹"；"所谓痹者，各以其时重感于风寒湿之气也。"何教授秉承经典论述，从内外两端，辨虚实之异，宗正虚受邪之说，认为正虚受邪是导致本病的主要原因，《灵枢·五癃津液别》云"虚故腰背痛而胻酸"，巢元方《诸病源候论·腰痛诸候》言腰痛"肾经虚损，风冷乘之""劳损于肾，动伤经络，又为风冷所侵，血气相搏，故腰痛也"。四气之中，风邪易外散，寒邪易温除，热邪易清解，唯湿邪难骤去。病因之根在湿，湿为主令，属阴邪，与风寒相合伤人营卫，湿从热化伤人气阴。临床上不论寒痹、热痹、风痹每必夹湿，无湿则风寒不能独为痹。湿遏气机而成瘀，湿浊久聚而成痰，痰瘀互结则痹痛缠绵难愈。所以邪气之中"湿"是一个重点，祛湿之法是治痹的通法。

（三）早中期当以祛风除湿为主

本病早期多以腰背部或下肢大关节的疼痛为主要表现，血沉、CRP 等炎症指标升高。在疾病活动期，西医往往以非甾体抗炎药、激素及免疫抑制剂等治疗为主。但部分病人疗效不佳，采用中医辨证施治，可以提高临床疗效，改善病情。何教授认为，强直性脊柱炎早中期多为邪盛而正虚不著之证，治疗以祛风除湿为主。早中期使用祛风除湿药可以有效控制炎症，达到缓解病情的目的。常用的祛风湿药有独活、海风藤、防风、威灵仙等。独活辛、苦，微温，具有祛风除湿、通痹止痛的功效。《药品化义》称："能宣通气道，自顶至膝，以散肾经伏风，凡颈项难舒，臀腿疼痛，两足痿痹，不能动移，非此莫能效也。"国医大师朱良春认为其不仅具有祛风止痛之功，还具有镇痛、抗炎、镇静、催眠作用。海风藤味辛、苦，性微温，具有祛风湿，通经络，止痹痛之功。《中华本草》认为其"主风寒湿痹，肢节疼痛，筋脉拘挛"。防风辛、甘，温，具有祛风散寒，除湿止痛的作用。《本经》称其"主大风头眩痛，恶风，风邪，目盲无所见，风行周身，骨节疼痹，烦满"。威灵仙辛、咸，温，其善行，能通行十二经络，故对全身游走性风湿疼痛尤为适宜。《开宝本草》称："主诸风，宣通五脏，去腹内冷滞，心膈痰水久积，癥瘕痃癖气块，膀胱宿脓恶水，腰膝冷疼及疗折伤。"何教授强调祛风湿药多辛香温燥，多用必耗伤阴血，故临床上常配以当归、鸡血藤、桃仁等养血活血之品。

（四）晚期当以补肾强督、化痰散瘀为要

本病晚期常以脊柱、肌腱、韧带的强直疼痛，关节融合、变形

为主要表现。典型的晚期表现是出现椎体方形变、韧带钙化、脊柱竹节样改变等，严重者可发生骨折。非甾体抗炎药、免疫抑制剂对于本病晚期的患者疗效不确切。相比而言，中医药对于强直性脊柱炎晚期的治疗具有明显的优势，通过使用一些补肾柔肝、化痰散瘀的中药可以缓解症状，延缓病情。何教授认为，本病晚期的病机主要为肾虚督空，痰瘀痹阻，治疗上应以补肾强督、化痰散瘀为主。常用药如仙灵脾、鹿角片、狗脊、熟地、当归、白芍、木瓜、生苡仁、白芥子、浙贝、牡蛎、全蝎、僵蚕、蜈蚣、红花、桃仁等。对于活动期的治疗，在补肾强督、化痰舒筋的基础上，要适当加用祛风除湿药，如秦艽、防风、威灵仙、雷公藤等。

四、针法

主穴： 胸 3~9 夹脊穴、腰 2~4 夹脊穴、肾俞。

操作： 嘱患者俯卧位，取直径 0.30mm、长 25~50mm 毫针，局部常规消毒后，夹脊穴针尖 75° 角向脊神经根方向斜刺，肾俞直刺，行捻转补法。

配穴： 寒湿痹阻型加腰阳关、命门；湿热浸淫型加三阴交、阴陵泉穴；瘀血阻络型加膈俞、血海；肾精亏虚型加太溪、阴谷。

五、灸法

铺灸部位： 胸脊穴区至骶脊穴区。

加减： 寒湿痹阻型、湿热浸淫型加阴陵泉穴区；瘀血阻络型加三阴交穴区；肾精亏虚型加涌泉穴区。

铺灸药方： 固肾补脊方（补骨脂、桑寄生、杜仲、狗脊、草乌、透骨草、追地风、川芎、乳香、没药、穿山甲、土鳖虫各 100g，炙甘草 60g）。

铺灸方法： 常规消毒后，蘸姜汁擦拭穴区施灸部位，并均匀撒铺灸药粉覆盖在姜汁擦拭过的皮肤上。再将姜泥拍成饼置于药粉之上，厚约 0.5cm，长度和宽度与药粉同。然后将艾绒制成高、宽各约 5cm，上窄下宽的艾炷，置于姜饼之上，分多点位点燃，令其自然燃烧，待有灼热感或不能忍受时，去掉燃烧的艾炷，更换新艾炷。最后去净艾炷，保留药粉与姜饼，以纱布及胶布固定。待没有温热感时，去掉所有铺灸材料，灸疗完成。每位患者行仰卧位或俯卧位铺灸。前后穴区交替使用，每日1次，每次3壮，留灸1小时，治疗10天为一个疗程，疗程间休息2天。

六、中药

处方：强直性脊柱炎方。

组成：续断10g，牛膝10g，桑寄生20g，杜仲10g，金毛狗脊10g，千年健10g，延胡索10g，三七10g，络石藤20g，雷公藤10g，青风藤20g，忍冬藤20g，威灵仙10g，补骨脂10g，透骨草20g，伸筋草20g，鸡血藤20g，巴戟天10g。

加减：寒湿痹阻型加羌活、防风；湿热浸淫型加石膏、山豆根；瘀血阻络型加当归、川芎；肾精亏虚型加牛膝、杜仲。

方义：续断、牛膝、桑寄生、杜仲、金毛狗脊、千年健补肝肾、强筋骨，桑寄生、金毛狗脊、千年健兼祛风湿，牛膝尚能活血以通利肢节筋脉；延胡索、三七活血止痛，对疼痛较重之症有很好疗效；络石藤、雷公藤、青风藤、忍冬藤祛风通络、活血止痛；威灵仙祛风湿，通络止痛；透骨草、伸筋草、鸡血藤舒筋活络；补骨脂、巴戟天配伍补肾壮阳，增强祛风胜湿、强健筋骨之效。诸药合用，共奏通络止痛、补肾强肝之效。

七、典型案例

冉某，男，17岁。初诊日期：2015年6月10日。

主诉：腰背疼痛2年余。

现病史：患者自述2年前无明显诱因自觉腰酸背痛，晚上加重影响睡眠，晨僵明显，活动后缓解，左下肢无力，腰部直立困难，遂就诊于某中医院做针灸推拿，疗效不佳，行腰部MRI，检查结果提示强直性脊柱炎。服用塞来昔布效果不显，近期症状加重，为进一步治疗遂来门诊就诊。

症见：腰背疼痛异常，伴面色萎黄，眠差，饮食差，二便调。舌红苔少伴有裂纹，脉沉涩。

辅助检查：腰椎凹陷，双侧骶髂关节压痛、叩击痛，腰部活动范围：前屈30°，后伸20°，左侧屈20°，右侧屈20°，双侧"4"字试验（+），骨盆挤压试验（+）。

中医诊断：痹证。证型：寒湿痹阻。

西医诊断：强直性脊柱炎。

治则：祛湿散寒止痛。

针灸治疗：双侧华佗夹脊穴、足三里、三阴交、阴陵泉、太冲、太溪、合谷、腰骶部阿是穴。常规操作，每次30分钟，期间行针1次，每日1次，10天为一个疗程。

药物铺灸治疗：以骨质增生散加川芎、当归、鸡血藤各80g，生姜汁、生姜泥，先取俯卧位灸腰脊穴区、骶脊穴区，后取侧卧位灸环跳穴区、绝骨穴区。按操作方法进行，每日1次，每次3~5壮，用补法，留灸1~3小时，10次为一个疗程。

方药：以强直性脊柱炎方加减：续断10g，牛膝10g，桑寄生20g，三七10g，络石藤20g，雷公藤9g，青风藤20g，忍冬藤20g，威灵仙10g，补骨脂10g，透骨草20g，伸筋草20g，鸡血藤20g，巴戟天10g，杜仲10g，丹参20g。每日1剂，水煎服300ml早晚温服。共10剂。

5个疗程后疼痛明显缓解，患者下肢行走距离增加，腰部活动尚可。继续治疗5个疗程，腰部活动逐渐灵活，下肢行走正常，腰骶部无明显疼痛，追踪治疗观察至今，未见病情反复，可正常工作和生活。

【按语】强直性脊柱炎病因极为复杂，风、寒、湿、热、痰、瘀之邪常相互夹兼夹，主要病机为肾虚督空。早中期治疗当以祛风除湿、蠲痹通络为主，晚期则当补肾强督，化痰散瘀。目前对本病的治疗尚缺乏根治方法，临床常需要多种方法相互并用，以有效地控制炎症，减轻或缓解症状，维持正常姿势和防止畸形的发生。

痛　风

一、概述

痛风是长期嘌呤代谢和（或）尿酸排泄减少所引起的一组异质性、代谢性疾病，特点是高尿酸血症、反复发作的急性关节炎、痛风石沉积、痛风石慢性关节炎和关节畸形，累及肾脏引起慢性间质性肾炎和肾结石。而临床痛风的急性期，主要症状为突发的下肢远端关节红、肿、热、痛及功能障碍，以踇趾及第一跖趾关节最为常见。

二、辨证分型

（一）风寒湿痹型

主症：肢体关节疼痛，痛势较剧，部位固定，遇寒则痛甚，得热则缓，局部皮肤或有冷感。舌质淡，舌苔薄白，脉弦紧。

（二）湿热痹阻型

主症：下肢小关节卒然红肿热痛、拒按，触之局部灼热，得凉则舒，伴发热口渴，心烦不安，小便黄，舌红、苔黄腻，脉滑数。

（三）痰瘀痹阻型

主症：关节红肿刺痛，局部肿胀变形，屈伸不利，肌肤色紫暗，按之稍硬，病灶周围或有块瘰硬结，肌肤干燥，皮色暗鬶。舌质紫暗或有瘀斑、苔薄黄，脉细涩或沉弦。

（四）气血亏虚型

主症：病久屡发，关节痛如被杖，局部关节变形，昼轻夜重，肌肤麻木不仁，步履艰难，筋脉拘急，屈伸不利，伴头晕、耳鸣、颧红口干。舌红、少苔，脉弦细或细数。

三、诊治思路

（一）以古立法，辨明病机

早在《素问·四时刺逆论》就有相关记载如"厥阴有余病阴痹；不足病热痹"，《素问·痹论》中有"风寒湿三气杂至，合而为痹"。且隋·巢元方在《诸病源候论·历节风候》中认为其病机为："此由风毒之气伤之，与血气相击，故痛而结卯不散。"故本病病机为风湿热邪和浊毒阻滞经脉，气血闭阻不通，不通则痛，以邪实为主。本病病因复杂，多由饮食不节，嗜酒肥甘，或劳欲过度，七情内伤，感受风寒湿热之邪等诱发。正如明·张景岳在《景岳全书·脚气》中对痛风的病因的描述为"外是阴寒水湿，今湿邪袭人皮肉筋脉，内由平素肥甘过度，湿热下焦，寒与湿邪相结郁而化热，停留肌肤……病变部位红肿潮热，久则骨蚀"。临床急性痛风性关节以湿热夹瘀型常见，素体阳盛者外感风寒湿邪郁而化热，或风湿热邪致湿浊热毒阻滞经络，气滞血瘀，不通则痛。治则为祛邪通络，治法为清热排毒、祛风止痛、活血化瘀。

（二）急则治标，直达病所

《医学正传》记载"夫古之所谓痛痹者，即今之痛风也。诸方书又谓之白虎历节风，以其走痛于四肢骨节，如虎咬之状，而以其名之耳"。临床痛风急性期患者主要症状为突发的下肢远端关节红、肿、热、痛及功能障碍，以踇趾及第一跖趾关节最为常见，患者常常疼痛难忍。何教授在针刺治疗时主张"以通为用"，根据"以痛为输"和"菀陈则除之"的原则，取近端阿是穴刺络放血，不仅疏经通络、通行气血，还给邪以出路。

（三）清热排毒，标本兼治

何教授根据多年临床经验，总结出治疗急性痛风性关节炎的经验方——清热排毒方。本方以四妙散合五藤饮加减而成。方中四妙散为君；苍术主入脾胃，内燥脾湿外散湿邪；黄柏主入下焦，清热燥湿；川牛膝引药下行；炒薏仁健脾利湿。四药共奏清热利湿、泄浊之效。五藤饮为臣，忍冬藤、络石藤、青风藤、海风藤、鸡血藤合用达到祛风通络、养血活血止痛的作用。萆薢合猪苓有利湿泄浊解毒之效，祛湿邪、排浊毒以小便为出路，其中黄柏、薏苡仁、萆薢、土茯苓等药多具有抗炎、解热、镇痛作用，同时促进尿酸排泄。防己、独活合用有祛风胜湿、止痛之效，而川芎、赤芍合用，助君臣活血行气之功，即所谓"治风先治血，血行风自灭"，透骨草引诸药直达病所，生甘草调和诸药，诸药合用达到清热排毒、祛风止痛、活血化瘀的作用。

（四）自制铺灸药方痛风散

痛风散以祛风为先，以防风、追地风、海风藤祛风通络；辅以川乌、草乌，散寒利湿止痛、逐瘀痛痹；痛风日久，累及肝肾，肝主筋，肾主骨，用补骨脂、透骨草，补肝肾、强筋骨，以扶正祛邪；本病疼痛较剧，用祖师麻、土鳖甲、川芎，活血化瘀、通络止痛；人工麝香芳香渗透，祛邪而引药入里，直达病所。根据辨证的不同，湿热痹阻型，加苍术、黄柏、忍冬藤以清热利湿；痰瘀痹阻型，加半夏、肉桂以温阳化痰；气血亏虚型，加黄芪、当归以补益气血。上药共奏扶正祛邪之功。通过灸疗与药物的作用，扶正祛邪，可促进嘌呤代谢，又可有效缓解症状。

四、针法

主穴：足三里、三阴交、阴陵泉、丰隆、血海、曲池、合谷、太冲、局部阿是穴。

操作：气海、足三里、三阴交、血海使用捻转提插补法，阴陵泉、丰隆、血海、曲池、合谷、太冲使用捻转提插泻法，局部阿是穴使用平补平泻，每次留针30分钟，留针期间每隔15分钟行针1次，取针后在阿是穴刺络放血。

配穴：风寒甚者加风池、大椎；湿热重者加脾俞、水道；痰瘀者加膈俞、肝俞；气血亏虚者加气海、关元。

五、灸法

铺灸部位： 主穴区：腰脊穴区（由 L1~L5 督脉线、悬枢、命门、腰阳关、L1~L5 夹脊穴组成），隔灸药物覆盖约长 9cm、宽 6cm 的区域。

加减： 风寒湿痹型、湿热痹阻型配疼痛部位；痰瘀痹阻型配血海穴区（由血海穴及周围区域组成，隔灸药物覆盖约长 5cm、宽 5cm 的区域），丰隆穴区（由丰隆、条口、下巨虚穴组成，约长 5cm、宽 3cm 的区域）及疼痛部位；气血亏虚型配背俞中穴区（由膈俞、肝俞、胆俞、脾俞、胃俞穴组成，约长 18cm、宽 6cm 的区域），背俞下穴区（由三焦俞、肾俞、气海俞、大肠俞、关元俞、小肠俞、膀胱俞穴组成，约长 20cm、宽 6c m 的区域），胃肠穴区（由任脉的上脘、中脘、建里、下脘穴，足少阴肾经的腹通谷、阴都、石关、商曲穴组成，约长 10cm、宽 6cm 的区域），三阴交穴区（由三阴交穴及其周围区域组成，使隔灸物覆盖约长 5cm、宽 4cm 的区域）及疼痛部位。

铺灸药方： 痛风散（防风、追地风、海风藤、补骨脂、透骨草、川芎、川乌、草乌各 100g，祖师麻、土鳖虫各 50g，麝香 1g）。

铺灸药方加减： 风寒甚者加秦艽、苍术、肉桂各 100g；湿热重者加苍术、黄柏、忍冬藤各 100g；痰瘀者加半夏、肉桂各 100g；气血亏虚者加黄芪、当归、杜仲、牛膝各 100g。

铺灸方法： 先灸背俞穴区，再灸局部阿是穴区。背俞穴区铺灸法：让患者俯卧于床上，裸露背部，姜汁擦拭施灸部位后，将中药末均匀撒在擦有姜汁的部位（厚度约为 1mm 左右），然后将姜泥制成长方形饼状体铺在药末之上，厚约 0.5cm，长度和宽度依据病人体质情况灵活掌握（宜恰好覆盖施术部位）；再将艾绒制成三棱锥体艾炷，置于姜泥之上如长蛇状，从三棱锥体艾炷上缘分多点位点燃，让其自然燃烧。待患者有灼热感时，将艾炷去掉，换上新的艾炷，最后取掉艾炷，保留尚有余热的药末与姜泥，以胶布固定。待没有温热感时，取尽所有铺灸材料，灸疗完成。隔日铺灸 1 次，每次 3~5 壮，7 次为一个疗程。局部阿是穴区铺灸法：让患者选适宜铺灸的体位，并裸露施穴区，其余操作同上。

六、中药

处方：痛风方。

组成：黄柏 10g，牛膝 10g，炒薏仁 30g，苍术 10g，青风藤 20g，海风藤 10g，络石藤 20g，鸡血藤 30g，忍冬藤 20g，猪苓 10g，透骨草 15g，川芎 10g，独活 10g，赤芍 10g，防己 10g，萆薢 10g，土茯苓 30g，生甘草 6g。

加减：风寒湿痹型加羌活、防风；湿热痹阻型加茯苓；痰瘀痹阻型加半夏、肉桂；气血亏虚型加杜仲、黄芪。

七、典型案例

张某，男，56 岁。初诊日期：2019 年 1 月 20 日。

主诉：反复左脚大蹈趾疼痛 3 年，加重 1 周。

现病史：患者生活于广东湛江，靠近大海，长期食用海鲜等高嘌呤食物，3 年来反复左脚大蹈趾疼痛，未给予重视。近 1 周喝酒后疼痛加重明显，自觉脚趾发热，伴下肢疼痛，间断性跛行，为求规范治疗，遂就诊于我科门诊。

症见：左侧大蹈趾疼痛伴发热口渴，心烦不安，小便黄，大便秘结。舌红，苔黄腻，脉滑数。

辅助检查：血常规：白细胞：14.55×10^9/L，中性粒细胞百分比：85.30%，生化：肌酐：212μmol/L，丙氨酸氨基转氨酶：12.1U/L，天冬氨酸氨基转氨酶：19.8U/L。

中医诊断：痹证。证型：湿热痹阻证。

西医诊断：痛风性关节炎。

方药：以痛风方加减：黄柏 10g，牛膝 10g，炒薏仁 30g，苍术 10g，青风藤 20g，络石藤 20g，鸡血藤 30g，忍冬藤 20g，猪苓 10g，茯苓 10g，透骨草 15g，川芎 10g，独活 10g，赤芍 10g，防己 10g，萆薢 10g，土茯苓 30g，生甘草 6g。10 剂，水煎服取汁 300ml，日 1 剂，日 2 次。共 10 剂。

药物铺灸治疗：痛风散加苍术、黄柏、忍冬藤各 100g，选取胃肠穴、三阴交穴区、局部疼痛区。方法同上。隔日1次，5次为一个疗程。

1个疗程后左脚大踇趾疼痛稍有减轻，局部肿胀消退，无下肢行走跛行，继续当前治疗方案，2个疗程后患者左脚大踇趾疼痛明显缓解，无局部肿胀，继服5剂中药，患者临床症状消失，无其他不适。随访至今无症状反复发作。嘱其规律饮食，多食绿色健康蔬菜。

腰椎间盘突出症

一、概述

腰椎间盘突出症是因椎间盘变性、纤维环破裂、髓核突出刺激或压迫神经根、马尾神经所表现的一种综合征，是腰腿痛最常见的原因之一。腰椎间盘突出症以腰4~5、腰5~骶1发病率最高。

本病在中医属于"腰痛""腰脊痛"范畴，是指腰部感受外邪，或因劳伤，或由肾虚而引起气血运行失调，脉络绌急，腰府失养所致的以腰部一侧或两侧疼痛为主要症状的一类病证。

二、辨证分型

（一）血瘀型

主症：腰腿痛如针刺，痛有定处，日轻夜重，腰部板硬，俯仰旋转受限，痛处拒按。舌质紫暗，或有瘀斑，脉弦紧或涩。

（二）寒湿型

主症：腰腿冷痛重着，转侧不利，静卧痛不减，受寒及阴雨加重，肢体发凉。舌质淡，苔白或腻，脉沉紧或濡缓。

（三）湿热型

主症：腰部疼痛，腿软无力，痛处伴有热感，遇热或雨天痛增，活动后痛减，恶热口渴，小便短赤。苔黄腻，脉濡数或弦数。

（四）肝肾亏虚型

主症：腰酸痛，腿膝无力，劳累更甚，卧则减轻。偏阳虚者面色㿠白，手足不温，少气懒言，腰腿发凉，或有阳痿、早泄，妇女带下清稀，舌质淡，脉沉细；偏阴虚者，咽干口渴，面色潮红，怠倦乏力，心烦失眠，多梦或有遗精，妇女带下色黄味臭，舌红少苔，脉弦细数。

三、诊治思路

（一）分段析因

腰椎间盘突出症在各年龄阶段均可发病，但是何教授认为，不同年龄患者的病因却有根本的不同。从多年临床实践来看，30岁以下的青少年主要是由于跌仆闪挫、外伤和过劳损伤引起。这些患者往往是在年龄较小、腰部肌肉尚未发育完全、对脊柱保护作用较弱或有先天腰部解剖异常时，腰部受到一次较重损伤或反复多次的轻伤形成。临床上腰椎间盘突出症大多数患者是中老年人，这部分患者除了腰腿疼痛外，常伴有劳累更甚、卧则减轻、记忆力差，或男子阳痿、早泄、遗精，妇女经带不调等肝肾虚征象。故何教授认为肝肾亏虚是本病发病的根本原因，而且贯穿于整个疾病过程中。这是由于中老年人随着年龄的增长肾气渐亏，再加上或素体禀赋不足，或久病体虚，或劳累等，致肾气亏损，经脉和筋骨失于濡养，筋骨脆弱，易受风寒湿热外邪和外伤而发病。总之，何教授以内因和外因概括本病的病因：青少年以腰部有先天解剖弱点或肌肉尚未发育完全为内因，跌仆闪挫外伤和过劳损伤是其外因；肝肾虚是中老年发病的内因，外感风寒湿热和劳损外伤是其发病的外因。

（二）分期论因

腰椎间盘突出症急性期，主要症状为腰腿剧烈疼痛，因此本病急性期主要病机为腰部损伤导致瘀血停留、阻滞经络，发为疼痛，疼痛程度与病损瘀血轻重呈一致性，所以瘀血阻络是其主证，或伴有肾虚证、寒湿证和湿热证，均为兼证。而在缓解期，疼痛不明显，中老年主要表现为疼痛慢性发作或反复发作。因此，此期主要病机为肾虚和血瘀，虚实兼夹，虚实并重，且易兼夹风寒湿热外邪。

（三）分期辨证，审证论治

何教授把本病分为急性期、缓解期和恢复期。由于在不同病期病机不尽相同，何教授主张分期辨证、审证论治。在急性期以辨邪气为主，缓解期则正邪同辨，恢复期以辨正气为主。急性期瘀血阻络是此期的主证，故急性期宜活血祛瘀、通络镇痛为主以治其标。缓解期，此期青少年患者血瘀证仍是其主证，而中老年人肾虚和血瘀是主证，何教授强调不管是中老年人还是青少年均应补肾壮腰、强筋壮骨，治疗宜扶正和祛邪并重，补肾和活血兼施为主以标本同治。恢复期是治疗本病的关键时期，能否痊愈，不再复发，主要在于此期的治疗。此期中老年患者虽无明显疼痛症状，但以肾虚为主证，治疗宜补肝肾强筋骨为要。青少年患者调养即可，无须治疗。这既体现了中医学"治病求本"的主导思想，又蕴含着主要矛盾和次要矛盾的学术思想。

（四）注重整体，标本兼治

目前不管是西医还是中医治疗本病，均过分集中在突出的腰椎间盘，很少整体考虑本病的成因和对因治疗，因而复发率高。何教授治疗本病不仅考虑局部突出的椎间盘，更注重全身整体，通过细辨全身症状和体征，总结出肾虚是发病的根本原因，外伤劳损和风寒湿热外邪是发病的诱因。治疗既要活血定痛以治标，又要补肾强筋以治本，只有标本兼治，才会防止复发，取得较好的远期疗效。

（五）通督调经

腰为肾之府，循行经过于腰部的经络产生病变以致腰腿部不适。督脉循行于人体背部正中，督脉总督一身之阳，为阳脉之海，命门、腰阳关可振奋督阳、温补肾阳；足太阳膀胱经经脉亦循行经过于背部，太阳为巨阳，且足太阳膀胱经第一侧线腰部腧穴可调理脏腑；由督脉腧穴、夹脊穴、膀胱经第一侧线腧穴组成背俞带，针刺夹脊穴可以调理督脉、膀胱经背俞穴经气。

（六）扶正通络，排针针刺

本病虚实夹杂，何教授临证擅用针刺手法，补虚泻实。针刺治疗本病，采用何教授创立的"扶正通络，排针针刺"疗法。针刺取穴主穴以督脉、夹脊穴、膀胱经第一侧线腰部腧穴为主。督脉腧穴针刺要求针尖深达椎体椎板，用平补平泻法。腰夹脊穴，急性期为实证，针刺华佗夹脊穴以泻法；缓解期虚实并重，针刺华佗夹脊穴以平补平泻法。恢复期，以肾虚为主，针刺华佗夹脊穴以热补法；并且针尖朝向脊柱斜刺进针，刺向腰椎神经根。膀胱经腧穴直刺进针，针用补法，以局部酸胀感为宜。督脉、夹脊穴、膀胱经背俞穴合用，共奏扶助正气、疏经通络止痛之功。

（七）灸药结合

铺灸疗法治疗腰椎间盘突出有较佳的临床疗效。铺灸主穴区选择腰脊穴区（腰 1~5 督脉线、悬枢、命门、腰阳关、腰 1~5 夹脊穴）、骶脊穴区（腰 5~ 骶 4 督脉线、腰俞、上髎、次髎、中髎、下髎）、背俞下穴区（三焦俞、肾俞、气海俞、大肠俞、关元俞、小肠俞、膀胱俞）。铺灸所选部位在腰骶穴区，穴下正是脊髓与椎体，位于督脉与肾之间，灸之可补益肝肾，活血化瘀通络，以祛除病邪，加强血液循环，直接作用于病变部位。腰椎间盘突出症可压迫神经根，是腰痛的主要原因，穴区下华佗夹脊穴正是神经根与血管丛所在部位，灸之可消除对神经根的压迫，使炎性水肿消散；背俞下穴区属于膀胱经，穴区下属于肾与腰肌所在，灸之可缓解腰痛及腰肌劳损，对腰椎间盘的恢复有利。又可根据相关症状，辨证选取其他相关穴区，起局部与整体的治疗作用。铺灸药方选择自拟的腰突散。该散剂由补骨脂、菟丝子、怀牛膝、金毛狗脊、川乌、草乌、威灵仙、透骨草、伸筋草、川芎各 100g，血竭、马钱子、土鳖虫各 30g，麝香 3g 组成。此方主要是以补益肝肾、疏经通络药物为主。肝主筋、肾主骨，腰为肾之府，病位在肝、肾、督脉。方中补骨脂、菟丝子、怀牛膝、金毛狗脊补肝肾、强筋骨；金毛狗脊、川乌、草乌、威灵仙、透骨草、伸筋草祛风散寒除湿，舒筋活络；川芎、血竭活血化瘀，通利经脉，增强血液循环，可解除椎体的炎性水肿与压迫；马钱子、土鳖虫散寒通络，消肿止痛，对缓解腰腿痛有良效；麝香通络祛邪，芳香渗透，引药直达病所。通过铺灸病变部位，起直接治疗作用，并缓解了神经根炎性水肿与压迫，又缓解了腰肌的劳损及紧张，三者结合，以使腰椎间盘还纳。

（八）养治结合，防止复发

何教授认为疾病都是内因和外因相互作用的结果，内因要积极地治疗，外因要谨慎避免，只有解除病因，才能防止疾病复发。而对于本病，何教授提出平时要睡硬板床，同时要避免外伤、劳损和重体力劳动等诱因；在恢复期要积极治疗肾虚证，虚证不易恢复，只有长时间坚持治疗才能解除发病的根本原因。

四、针法

主穴：腰2~5棘突下、夹脊穴（腰2~5）（双）、肾俞（双）、气海俞（双）、大肠俞（双）、委中、三阴交。

操作：督脉腧穴针刺要求针尖深达椎体椎板，用平补平泻法。腰夹脊穴，急性期以泻法，缓解期以平补平泻法，恢复期以热补法，并且针尖朝向脊柱斜刺进针，刺向腰椎神经根。膀胱经腧穴直刺进针，针用补法，以局部酸胀感为宜。委中可以刺络放血。余穴常规针刺。

配穴：血瘀型加血海、膈俞；寒湿型加阴陵泉、至阳；湿热型加阴陵泉；肾阳虚证加关元、气海、脾俞；肾阴虚型加太溪；兼有坐骨神经痛，以足太阳膀胱经痛为主者加殷门、承扶、阳陵泉、承山、昆仑，以足少阳胆经痛为主者加环跳、风市、阳陵泉、膝阳关、阳辅、悬钟、足临泣。

五、灸法

铺灸部位：腰脊穴区、骶脊穴区、背俞下穴区。

加减：血瘀型加血海穴区；寒湿型加阴陵泉穴区；湿热型加阴陵

泉穴区；肝肾亏虚型加关元穴区；臀部疼痛者加环跳穴区；下肢后侧疼痛者，加委中穴区、承山穴区、足踝穴区；下肢外侧疼痛者加风市穴区、胆囊穴区、足背穴区。

铺灸药方：腰突散（补骨脂、菟丝子、怀牛膝、金毛狗脊、川乌、草乌、威灵仙、透骨草、伸筋草、川芎各 100g，血竭、马钱子、土鳖虫各 30g，麝香 3g）。

铺灸药方加减：血瘀型加丹参、当归各 100g；寒湿型加肉桂、秦艽各 100g；湿热型加黄柏、苍术各 100g；肝肾亏虚型加桑寄生、杜仲各 100g。

铺灸方法：常规消毒后，蘸姜汁擦拭穴区施灸部位，并均匀撒铺灸药粉覆盖在姜汁擦拭过的皮肤上。再将姜泥拍成饼置于药粉之上，厚约 0.5cm，长度和宽度与药粉同。然后将艾绒制成高、宽各约 5cm，上窄下宽的艾炷，置于姜饼之上，分多点位点燃，令其自然燃烧，待患者有灼热感或不能忍受时，去掉燃烧的艾炷，更换新艾炷。最后去净艾炷，保留药粉与姜饼，以纱布及胶布固定。待没有温热感时，去掉所有铺灸材料，灸疗完成。每位患者行仰卧位或俯卧位铺灸。前后穴区交替使用，每日 1 次，每穴区 2 壮，留灸 1 小时，治疗 7 天为一个疗程，疗程间休息 2 天。

六、中药

（一）急性期：活血化瘀

处方：活血化瘀方。

组成：当归 10g，桃仁 10g，红花 10g，川芎 10g，白芍 10g，川牛膝 10g，乳香 10g，没药 10g，香附 10g，威灵仙 10g，秦艽 20g，地龙 10g，三七粉 10g，金毛狗脊 20g，千年健 20g。

方义：瘀血阻络是此期的主证，处方用药以活血化瘀通络为主。桃仁、红花相配伍以活血化瘀通络，当归、川芎行血补血，防治桃仁破血伤正；赤芍、乳香、没药活血散瘀止痛，乳香、没药同为伤科之要药，乳香辛散可散血化瘀，没药行气活血；香附性质平和偏于行气止痛；川牛膝、三七粉、地龙加强通络止痛的功效，川牛膝既可活血化瘀，又能补肝肾以强筋骨；三七粉在急性期使用，一方面化瘀止血，另一方面可有止血之功；金毛狗脊、千年健、秦艽、威灵仙祛风湿而止痹痛，威灵仙性猛善走，通十二经，既能祛风湿，又能通经络而止痛。全方以活血化瘀为主，辅以通络而止痛。

（二）缓解期

处方：益肾腰痛方。

组成：川断 10g，杜仲 10g，怀牛膝 10g，桑寄生 20g，延胡索 10g，三七粉 10g，狗脊 10g，千年健 10g，鸡血藤 20g，伸筋草 20g，地龙 10g，川芎 10g，白芍 10g，独活 10g，络石藤 20g，炙甘草 6g。

加减：湿热型加秦艽 10g、知母 10g、黄柏 10g、薏苡仁 30g；寒湿型加制附子 10g、肉桂 10g、细辛 3g、威灵仙 20g；肾阳虚型加制附子 10g、桂枝 10g；肾阴虚型加山药 10g、枸杞 10g、熟地 10g。

方义：川断、杜仲、怀牛膝、狗脊、千年健、桑寄生益肝肾、强腰膝、强筋壮骨，狗脊、千年健均性温，亦可温散风寒湿邪；延胡索、三七粉活血行气止痛；鸡血藤、伸筋草、络石藤、地龙舒筋活络，伸筋草辛散、苦燥、温通，还可以祛风湿；独活辛、苦、微温，祛风湿，性善下行，为治风湿痹痛要药；川芎为血中气药，行血补血；白芍缓急止痛；炙甘草调和诸药。全方补肾药与祛风湿活血药相伍，共奏补肾益精、强筋壮骨、通络止痛之功。

七、典型案例

韩某，男，42 岁。初诊日期：2017 年 3 月 13 日。

主诉：腰部伴左下肢放射痛 3 天。

现病史：患者平时自觉腰部发凉，3 日前因劳累后出现腰部疼痛不适，伴有左下肢外侧放射性疼痛，平卧休息后无明显改善，自服"芬必得"后疼痛可缓解 1 小时左右，翻身、咳嗽、下床活动时腰部疼痛加重。

症见：腰部伴左下肢放射性疼痛，伴活动受限，夜寐差，饮食可，二便调。舌质暗，苔薄白，脉弦涩。

辅助检查：脊柱生理曲度正常，腰部活动度可，L3~4、L4~5、L5~S1 棘突间隙压痛（＋），直腿抬高试验及加强试验左（＋），右（－），双侧"4"字试验（－）。双下肢皮肤触觉、肤温无减退，腘动脉、胫后动脉、足背动脉搏动良好，四肢肌力、肌张力正常。腰部 CT 示：L3~4、L4~5 椎间盘突出。

中医诊断：腰痛。证型：气滞血瘀。

西医诊断：腰椎间盘突出症。

治则：扶正通络，活血止痛。

针刺治疗：取腰 2~5 棘突下、夹脊穴（腰 2~5）（双）、肾俞（双）、气海俞（双）、大肠俞（双）、委中（双）、环跳（左）、风市（左）、阳陵泉（左）、膝阳关（左）、阳辅（左）、悬钟（左）、足临泣（左），每日 1 次，每次留针 30 分钟，6 次为一个疗程。配合腰背部膀胱经拔罐，隔日 1 次，每次 10 分钟。

药物铺灸治疗：部位选择腰脊穴区、骶脊穴区、背俞下穴区、风市穴区、胆囊穴区、足背穴区。铺灸药方以腰突散为主，加丹参、杜仲各 100g。按照铺灸方法进行，每日 1 次，6 次为一个疗程，休息 1 天继续下一疗程。

1 个疗程后患者自觉腰部疼痛减轻，左下肢放射痛稍减轻；依照上述方法继续 3 个疗程治疗，患者腰部及左下肢疼痛消失。随访无复发。

【按语】腰椎间盘突出症是临床常见病，常见于中医的"腰痛""腰腿痛"等。"通则不痛""不通则痛"，经脉失于气血濡养或邪气阻滞则见疼痛。用扶正通络、排针刺法治疗腰椎间盘突出症：腰痛病属于督脉病，针刺督脉腧穴，并深达椎板，可直达病所；下肢疼痛、感觉异常、乏力等症状，均是由于腰椎神经根压迫所致，故针刺夹脊穴，针用泻法，可以疏通腰部经络气血，从而缓解神经根压迫，改善腰部及下肢神经营养，治疗腰及下肢的多种不适；腰椎间盘突出症是在腰椎间盘基础病变的基础上，加之劳损、外力等损伤而致，具有肾虚的基础病变，故背俞穴针用补法，以补益肾气，强壮腰脊。综合治疗以加强疏调腰部经络气血，从而改善腰椎间盘突出症各种症状。另外，腰椎骨质增生、腰肌劳损等采用本法治疗也有很好的临床疗效。

足跟痛

一、概述

足跟痛是由于急性或慢性损伤所引起的以足跟疼痛为主要症状的病症。患者多在中年以上，有急性或慢性足跟部损伤史。站立或走路时，足跟及足底疼痛，不敢着地。疼痛可向前扩散到前脚掌，运动及行走后疼痛加重休息减轻。足跟痛属中医"痹证"的范围。

二、辨证分型

（一）风邪侵袭型

主症：足跟局部疼痛，行走不利，行走则疼痛加剧，或伴畏风。舌淡苔薄白，脉浮。

（二）寒邪阻滞型

主症：足跟局部疼痛，疼痛固定不移，行走不利，行走则疼痛加剧，得热痛减，遇寒则甚，或伴关节屈伸不利。舌淡苔白，脉弦紧。

（三）湿邪重着型

主症：局部疼痛，行走不利，疼痛固定，行走则疼痛加剧，或伴下肢麻木，手足沉重，屈伸不利。舌淡苔白腻，脉濡缓。

（四）湿热阻滞型

主症：局部灼热疼痛，疼痛固定不移，行走不利，行走则疼痛加剧，伴口渴胸闷，小便短黄，大便秘结。舌红苔黄燥，脉滑数。

（五）痰瘀阻滞型

主症：局部疼痛，疼痛时轻时重，固定不移，行走不利，行走则疼痛加剧。舌质紫暗或见瘀点瘀斑、苔白腻，脉细涩。

（六）气血亏虚型

主症：局部疼痛，疼痛反复发作，日久不愈，固定不移，行走不利，行走则疼痛加剧，或伴头晕心悸，失眠多梦，肢体乏力，面色无华，肢体倦怠。舌淡苔薄白，脉细弱。

（七）肝肾不足型

主症：见局部疼痛，疼痛固定不移，行走不利，行走则疼痛加剧，或伴头目眩晕，腰膝酸软，肢软乏力。舌淡苔薄白，脉细弱。

（八）肝肾阴虚型

主症：局部疼痛，疼痛固定不移，行走不利，行走则疼痛加剧，或伴头目眩晕，腰膝酸软，五心烦热，眼目干涩。舌红苔薄黄，脉细数。

三、诊治思路

（一）理贯古今中西，认清发病机制

足跟痛医学上称之"跟痛症"，是由于跟骨及周围组织损伤造成无菌性炎症引起的一种以足跟疼痛为主要症状的常见病症。导致足跟痛有多方面的原因，可由不同的疾病引起，较为常见者有跟骨骨刺、跟下脂肪垫炎、跖筋膜炎、跟腱止点滑囊炎、跟骨骨骺炎、跟骨高压与跟骨周围筋膜炎等，均可以导致足跟部疼痛。足跟痛影响人的正常行走，给生活带来不便。多因久站、负重行走、爬山等原因使跟骨下方着力处损伤，发生出血、水肿及变性等病变，这些骨质的改变与软组织损伤协同发展，当软组织病变时可促使骨质损伤和骨突形成，而骨质发生病变后可刺激、挤压软组织，致使疼痛加重。临床老年人多发，由于老人足跟部皮下脂肪减少，"纤维垫"变薄，足跟滑囊得不到纤维垫的保护，行走时受到摩擦、外伤、挤压会引起滑囊炎，特别是鞋不合适就更容易引起跟部肿胀压痛。

足跟痛属中医学"痹证"范畴。隋代巢元方在《诸病源候论》中，称足跟痛为"脚根颓"，书云："脚根颓者脚跟忽痛，不得着也，世俗

呼为脚根颓。"元代朱丹溪在《丹溪心法》中始称之为"足跟痛"。何教授认为肝肾亏虚是导致足跟痛的内因，受寒、劳损、扭伤等为诱发因素，痰瘀互结是导致足跟痛难愈的根源。肝主筋，肾主骨，且足少阴肾经"起于小趾之下，斜出足心，出于然骨之下，循内踝之后，别入跟中"，《诸病源候论》曰："夫劳伤之人，肾气虚损，而肾主腰脚。"足厥阴肝经"起于大趾丛毛之际，上循足跗上廉，去内踝一寸，上踝八寸，交出太阴之后"，肾虚不能生髓壮骨，肾虚骨软无力，肝阴虚则血不能荣筋，故筋脉疼痛。

（二）肾虚为本，寒湿为标

肾藏精主骨生髓，且足少阴肾经经脉循行"入跟中"，因此足跟痛与人体肾阴肾阳的虚损有密切关系，这也是足跟痛多发生于老年人的原因之所在。因此足跟痛发病最基本原因是肾气亏虚，除了肾虚因素，何教授认为治疗足跟痛还要重视血瘀与风寒湿邪等因素，湿为阴邪，其性趋下，重浊黏滞，易阻遏气机，损伤阳气，且足居人体最下部为阴，两阴相感，容易受到寒湿之邪的侵袭，经络阻滞不通，气血运行不畅，不通则痛。正如《素问·举痛论》中提到："经脉流行不止，环周不休，寒气入经而稽迟，泣而不行，……故卒然而痛……脉泣则血虚，血虚则痛。"《素问·痹论》曰："风、寒、湿三气杂至，合而为痹。其风气胜者为行痹，寒气胜者为痛痹，湿气胜者为着痹也。"故治疗足跟痛除当补肾壮骨外，还需施以活血通络、祛风散寒、利湿蠲痹的药物。若寒湿之邪郁久化热则又须配以清热利湿药物，方可获全功。用丹参、赤芍、川芎以活血通络；补骨脂、桑寄生、杜仲、狗脊、寻骨风、透骨草以补益肝肾，从而达到祛寒湿、通血脉、消炎止痛的效果。因"肾主骨"，而足少阴肾经循足内踝，故针灸治疗多以足内踝周围取穴为主，例如太溪、照海、大钟、申脉等穴，同时配合取督脉之命门与膀胱经之肾俞，补肾壮阳，壮骨益髓。透刺夹脊穴通经活络，活血化瘀，散寒利湿。腰骶夹脊穴处的脊神经通行于下肢至足跟，支配其功能活动。针刺之可调节神经功能，减轻神经及软组织炎症与压迫，促进血液循环和局部营养及新陈代谢，以达到治疗作用。

（三）定向透药，结合灸法疗效显著

中医外治法通过不同的给药方法，可直接作用于局部，取效快，有其独特的优势。在临床上通过多年研究，何教授研制出治疗痹证的定向透药膏，针对病情，准确选取病位与穴区，做到了精准治疗，直接作用于病灶，疗效更为显著。涂好药膏（厚约 2~3mm），针对足跟病灶的重点部位与相关穴区涂抹药膏后用 TDP 进行照射或用艾灸仪、悬灸法进行治疗；结束后用膏药布固定，保持 30 分钟至 2 小时，去掉药膏，用干净湿巾擦净皮肤即可。每次 10~30 分钟，每日 1 次。同时结合铺灸疗法，因本病与风寒湿之邪密切相关，治疗须针灸结合或灸药结合，取其协同作用，提高临床治疗效果。何教授配合应用"何氏药物铺灸"特色疗法，将验方跟痛散（由补骨脂、桑寄生、杜仲、狗脊、寻骨风、透骨草、川芎、草乌、乳香、没药、穿山甲、地龙等组成）制成散剂，铺敷于施灸部位，并将鲜生姜捣烂如泥，铺置于药物之上，再在其上铺设不同规格的艾炷进行施灸，本法将药物与灸法相结合，通过灸疗使药物经皮吸收与渗透，直达病所，增强治疗作用，使机体脏腑阴阳恢复平衡。

四、针法

主穴：命门、肾俞穴。

操作：患者取俯卧位，命门、肾俞穴常规消毒后，取 2 寸毫针，先从命门穴进针，进针后针尖与皮肤呈 60° 角刺向夹脊穴；再从肾俞穴进针，向夹脊穴由浅入深透刺，至夹脊穴深度为 1.5 寸左右。单侧足跟痛只透刺患侧，双侧足跟痛透刺完一侧再透刺另一侧。用平补平泻法，得气后留针 30 分钟，中间行针 1 次。每日针 1 次，10 次为一个疗程。

配穴：风邪侵袭型加风池、风市；寒邪阻滞型加关元、至阳；湿邪重着型加太白、阴陵泉；湿热阻滞型加三阴交、解溪；痰瘀阻滞型加丰隆、膈俞；气血亏虚型加血海、气海；肝肾不足型加曲泉、太溪；肝肾阴虚型加肝俞、照海。

五、灸法

铺灸部位：以 L2-S1 椎体为中心，左右涉及膀胱经第一侧线。局部阿是穴区：以病变局部阿是穴为中点，向四方延伸，尽可能覆盖所有疼痛范围。

加减：风邪侵袭型加风市穴区；寒邪阻滞型加关元穴区；湿邪重着型加阴陵泉穴区；湿热阻滞型加三阴交穴区；痰瘀阻滞型加丰隆穴区；气血亏虚型加气海穴区；肝肾不足及肝肾阴虚型加夹脊下穴区。

铺灸药方：跟痛散（补骨脂、桑寄生、杜仲、狗脊、寻骨风、透骨草各 100g，川芎、草乌、乳香、没药各 60g，穿山甲、地龙各 30g）。上药共研细末备用。

铺灸药方加减：风邪侵袭型加麻黄、桂枝各 100g；寒邪阻滞型加干姜、细辛各 100g；湿邪重着型加苍术、薏苡仁各 100g；湿热阻滞型加苍术、黄柏各 100g；痰瘀阻滞型加鸡血藤、路路通各 100g；气血亏虚型加黄芪、当归各 100g；肝肾不足型加巴戟天、牛膝各 100g；肝肾阴虚型加熟地黄、山茱萸各 100g。

铺灸方法：先灸背俞穴区，再灸局部阿是穴区。背俞穴区铺灸法：让患者俯卧于床上，裸露背部，姜汁擦拭施灸部位后，将中药末均匀撒在擦有姜汁的部位（厚度约为 1mm 左右），然后将姜泥制成长方形饼状体铺在药末之上，厚约 0.5cm，长度和宽度依据病人体质情况灵活掌握（宜恰好覆盖施术部位）；再将艾绒制成三棱锥体艾炷，置于姜泥之上如长蛇状，从三棱锥体艾炷上缘分多点位点燃，让其自然燃烧。待患者有灼热感时，将艾炷去掉，换上新的艾炷，最后取掉艾炷，保留尚有余热的药末与姜泥，以胶布固定。待没有温热感时，取尽所有铺灸材料，灸疗完成。隔日铺灸 1 次，每次 3~5 壮，7 次为一个疗程。局部阿是穴区铺灸法：让患者选适宜铺灸的体位，并裸露施穴区，其余操作同上。

六、中药

处方：跟痛方。

组成： 桑寄生 10g，补骨脂 10g，枸杞子 10g，菟丝子 10g，川牛膝 10g，杜仲 10g，鸡血藤 15g，威灵仙 10g，丹参 10g，赤芍 10g，甘草 9g。

加减： 风邪侵袭型加麻黄、桂枝；寒邪阻滞型加干姜、细辛；湿邪重着型加苍术、薏苡仁；湿热阻滞型加苍术、黄柏；痰瘀阻滞型加僵蚕、土鳖虫；气血亏虚型加黄芪、当归；肝肾不足型加鹿茸、海龙；肝肾阴虚型加熟地黄、山茱萸。

方义： 方中桑寄生、补骨脂、枸杞子、菟丝子、川牛膝、杜仲补益肝肾、强筋骨，鸡血藤、威灵仙透骨舒筋、通络止痛；丹参、赤芍活血通络止痛。

七、典型案例

案 1. 患者，男，46 岁，马达加斯加人。初诊日期：2000 年 8 月 2 日。

主诉： 双侧足跟痛 5 年。

现病史： 患者于 5 年前开始足跟痛，并逐渐加重，不能长时间走路，严重时足跟不敢着地，表现为刺痛或灼痛。经当地医师治疗口服法国产西药无效，特来医疗队要求针灸治疗。

症见： 双侧足跟疼痛伴行走困难，夜寐尚可，二便调。舌质暗，苔薄白，脉弦涩。

辅助检查： 双侧足跟部压痛明显，X 线拍片检查未见异常。

中医诊断： 痹证。证型：瘀血阻络。

西医诊断： 足跟痛。

针灸治疗： 选取命门、肾俞、局部阿是穴，针刺方法：阿是穴行强刺激泻法，命门、肾俞捻转补法。1 次后疼痛明显减轻，治疗 3 次后疼痛完全消失，行走自如，随访半年无复发。

案 2. 李某，女，66 岁。初诊日期：2017 年 10 月 21 日。

主诉： 双侧足跟痛 1 年余。

现病史： 一年前自觉双侧足跟疼痛，严重时疼痛难忍，不能着地，影响远行，之后症状逐渐加重，伴见腰膝酸软，双脚沉重无力，时有麻木感。疼痛难忍时口服去痛片、贴敷膏药，疼痛尚能缓解，但反复发作。尤其与天气变化密切相关。X线拍片检查未见异常。

症见：双侧足跟疼痛，夜寐差，饮食尚可，二便调。舌红苔少，脉细数。

中医诊断：痹证。证型：肝肾亏虚。

西医诊断：足跟痛。

方药：以跟痛方加减：桑寄生10g，补骨脂10g，枸杞子10g，菟丝子10g，川牛膝10g，杜仲10g，鸡血藤15g，威灵仙10g，丹参10g，赤芍10g，鹿茸10g，海龙10g，甘草9g，共7剂。水煎分服，一日1剂，分2次口服。

药物铺灸治疗：以跟痛散加巴戟天、牛膝各100g，共研细末。选取局部阿是穴区、夹脊下穴区。按照铺灸方法治疗。经治疗2个疗程后，患者疼痛症状明显消失，随访半年，无复发。

【按语】足跟痛的发生与体质因素、生活环境、饮食习惯、气候等有较大的关系。正气不足是本病发生的内在基础，感受外邪是痹证发生的外在条件，邪气痹阻经脉和气血不足为其病机的根本。治疗期间嘱患者尽量减少足跟部负重刺激，让足跟部充分休息，以利于损伤的愈合和炎症的吸收。穿缓冲力较好的鞋或软底拖鞋，以防对足跟造成新的损伤，其保护作用对提高治愈率及防止复发，尤有益处。

坐骨神经痛

一、概述

坐骨神经痛是指沿着坐骨神经通络（腰部、臀部、大腿后侧、小腿后外侧及足外侧）以放射性疼痛为主要特点的综合征。坐骨神经痛的病因分为原发性和继发性两大类。原发性坐骨神经痛即坐骨神经炎，临床上少见，主要是坐骨神经的间质炎，多由牙齿、鼻旁窦、扁桃体等病灶感染，经血液而侵及神经外膜引起，多与肌炎和纤维组织炎相伴同时发生，寒冷、潮湿常为诱发因素。继发性坐骨神经痛临床上常见，主要在坐骨神经通路中遭受临近组织病变刺激、压迫或全身性疾病所引起，常见病因有脊柱疾患，如腰椎间盘突出，腰椎椎管狭窄等；椎管内疾患，如脊髓和马尾的炎症、肿瘤；骨盆疾患，如梨状肌病变、骶髂关节炎；盆腔疾患，如慢性盆腔炎、附件炎等。而继发性坐骨神经痛又可以分为根性坐骨神经痛和干性坐骨神经痛。

中医学对本病已有认识，古代文献中称为"臀风""腿股风""腰腿痛"等。在《灵枢·经脉》记载足太阳膀胱经的病候中有"脊痛，腰似折，髀不以曲，腘如结……"，形象地描述了本病的临床表现。

本文主要涉及继发性坐骨神经痛。

二、辨证分型

（一）风寒湿痹型

主症：下肢疼痛较剧，有电掣感，呈游走性，时甚时缓，或肌肉胀痛，重着麻木，可因风寒湿邪外侵而诱发或加重。舌淡，苔白，脉弦紧。

（二）湿热蕴郁型

主症：多因患者外伤感染、化脓、炎性包括压迫而致，发病急，下肢疼痛较剧，患处发热肿胀，得热痛甚，遇凉痛减。舌红，苔黄腻，脉滑数。

（三）瘀血阻滞型

主症：多有腰部基础疾患，或外伤史，常有慢性腰痛，疼痛固定不移，僵直，起卧时痛甚，患肢有电掣感，麻木感。舌紫暗或有瘀斑，脉沉细涩。

（四）肝肾亏虚型

主症：下肢疼痛时间较长，反复发作，痛喜按揉，伴腰膝酸软。舌质淡红或暗淡，亦可有瘀点、瘀斑，脉象细涩。

三、诊治思路

（一）肝肾亏虚为本

坐骨神经痛表现为下肢的麻木疼痛，主要是下肢外侧及后侧。肝主筋，筋主人体的运动、正常姿势的保持；肾主骨，骨骼强壮，则运动敏捷。随着年岁渐长，肝肾虚衰，筋骨渐不足，同时气血亏虚，肢体经脉失于濡养，故见肢体疼痛麻木、活动不利；腰部闪挫、劳损、外伤等原因，可损伤经脉，致气血瘀滞，不通则通；久居湿地，或感受风寒湿邪，引起气血运行不畅，经络阻滞于腰腿部而引起疼痛。本病以肝肾亏虚为本，外伤、劳损、风寒湿邪为标，引起经脉气血运行不畅或失于濡养，从而引起肢体疼痛。

（二）腰腿同治，标本兼治

坐骨神经由第4腰神经前支一部分和第5腰神经前支以及全部骶、尾神经前支组成，经梨状肌下孔出骨盆，在臀大肌深面，经大转子与坐骨结节之间至大腿前后面，在股二头肌长头深面继续下行，多在腘窝上角附近，分为胫神经和腓总神经。继发性坐骨神经痛有根性和干性坐骨神经痛之分。根性坐骨神经痛病变部位在椎管内脊神经根处，干性坐骨神经痛病变部位在椎管外沿坐骨神经分布区。不论是根性还是干性坐骨神经痛，都与坐骨神经的发源走行密切相关。下肢的经脉有足太阳膀胱经、足少阳胆经、足阳明胃经以及足少阴肾经等，督脉为阳脉之海，总督一身之阳；足太阳膀胱经调理脏腑，其经脉为人体循行最长的经脉；夹脊穴位于督脉、膀胱经之间，可调理二者，同时依据现代研究可通过神经、体液调节对穴下组织结构及远端部位产生影响。

何教授治疗本病不仅考虑局部下肢的疼痛，更注重整体，特别是在针刺治疗、灸法时选用督脉、夹脊穴、足太阳膀胱经腧穴或者穴区，只有标本兼治，才会防止复发，取得较好的远期疗效。

（三）擅用针法，扶正通络，排针针刺

针刺治疗本病，采用何教授创立的"扶正通络，排针针刺"疗法。

针刺取穴主穴以督脉、夹脊穴、膀胱经第一侧线背俞穴为主。督脉为阳脉之海，可温阳通督，取穴如腰俞、腰阳关、命门、悬枢；督脉腧穴针刺要求针尖深达椎体椎板，用平补平泻法。支配下肢坐骨神经的运动感觉功能来源于腰骶部发出的神经，夹脊穴与走行于脊柱两侧的神经基本上平行，针刺夹脊穴可通过神经、体液调节止痛、改善周围循环；依据发病部位，夹脊穴宜选取腰 4~5，并加用八髎穴、腰部夹脊穴。急性期为实证，针刺华佗夹脊穴以泻法；缓解期虚实并重，针刺华佗夹脊穴以平补平泻法；恢复期，以肾虚为主，针刺华佗夹脊穴以热补法；并且针尖朝向脊柱呈 75° 角斜刺进针，刺向腰椎神经根。膀胱经腧穴选取肾俞、大肠俞、关元俞、小肠俞、膀胱俞、中膂俞、白环俞；直刺进针，针用补法，以局部酸胀感为宜。督脉、夹脊穴、膀胱经背俞穴合用，扶助正气、疏经通络止痛。

（四）扶正通络，结合灸法

铺灸疗法治疗坐骨神经痛有较佳的临床疗效。铺灸主穴区选择腰脊穴区（腰 1~5 督脉线、悬枢、命门、腰阳关、腰 1~5 夹脊穴）、骶脊穴区（腰 5~ 骶 4 督脉线、腰俞、上髎、次髎、中髎、下髎）、疼痛分布区、下肢相应穴区为主穴区。铺灸所选部位在腰骶脊穴区，穴下正是脊髓与椎体、神经根及神经、动静脉分布区域，位于督脉与肾之间，灸之可补益肝肾，活血化瘀通络，以祛除病邪，加强血液循环，直接作用于病变部位；又可根据相关症状，辨证选取其他相关穴区，起局部与整体的治疗作用。铺灸药方选择自拟的风湿痹痛散，该散剂由防风、桂枝、威灵仙、豨莶草、海风藤、川乌、草乌、寻骨风、淫羊藿、川芎、白芷、白花蛇舌草组成，诸药相互配伍，以发挥祛风散寒除湿、通络止痛之功效。

四、针法

主穴：腰俞、腰阳关、命门、悬枢、夹脊穴（腰 4~5）（双）、八髎穴（双）、肾俞（双）、大肠俞（双）、关元俞（双）、小肠俞（双）、膀胱俞（双）、中膂俞（双）、白环俞（双）、委中（双）、三阴交（双）。

　　操作：督脉腧穴针刺要求针尖深达椎体椎板，用平补平泻法。腰夹脊穴，急性期以泻法；缓解期以平补平泻法；恢复期以热补法，并且针尖朝向脊柱斜刺进针，刺向腰椎神经根。膀胱经腧穴直刺进针，针用补法，以局部酸胀感为宜。委中可以刺络放血。余穴常规针刺。

　　配穴：足太阳膀胱经型加环跳、阳陵泉、秩边、承扶、殷门、委中、承山、昆仑；足少阳胆经型加环跳、阳陵泉、风市、膝阳关、阳辅、悬钟、足临泣；风寒型加风池、至阳，湿热型加阴陵泉、曲池；瘀血阻滞型加血海、膈俞；肝肾亏虚型加肝俞、太溪。

五、灸法

　　铺灸部位：腰脊穴区、骶脊穴区、疼痛分布区、下肢相应穴区。

　　加减：湿热蕴郁型加委中穴区、胆囊穴区、太冲穴区；瘀血阻滞型加血海穴区。

　　铺灸药方：风湿痹痛散（防风、桂枝、威灵仙、豨莶草、海风藤、川乌、草乌、寻骨风、淫羊藿、川芎、白芷、白花蛇舌草各 50g，木鳖子 2g）。

　　铺灸药方加减：风寒湿痹型加独活、牛膝各 100g；湿热蕴郁型加黄柏、牛膝、苍术各 100g；瘀血阻滞型加红花、鸡血藤、白芍各 100g；肝肾亏虚型加杜仲、桑寄生、牛膝各 100g。

　　铺灸方法：穴区常规消毒后，以蘸姜汁擦拭穴区施灸部位，并均匀撒铺灸药粉覆盖在姜汁擦拭过的皮肤上。制作姜泥成饼置于药粉之上，长度和宽度与药粉同。然后将艾绒制成高、宽适宜，上窄下宽的艾炷，置于姜饼之上，分部位点燃，令其自然燃烧。待患者有灼热感或不能忍受时，去掉燃烧的艾炷，更换新艾炷。最后去净艾炷，保留药粉与姜饼，以纱布及胶布固定。待没有温热感时，去掉所有铺灸材料，灸疗完成。每位患者行仰卧位或俯卧位铺灸，前后穴区交替使用，每日 1 次，每穴区 2 壮，留灸 1 小时，治疗 7 天为一个疗程，疗程间休息 2 天。

六、中药

主方： 独活寄生汤合五藤饮加减。

组成： 川续断 10g，杜仲 10g，川牛膝 10g，槲寄生 10g，独活 20g，威灵仙 20g，制川乌 10g，伸筋草 20g，鸡血藤 20g，络石藤 20g，醋延胡索 10g，川芎 10g，三七（冲服）10g，地龙 10g，金毛狗脊 20g，千年健 20g，炙甘草 6g。

加减： 风寒型加防风、黄芪、桂枝；湿热型加黄柏、苍术、薏苡仁、知母、秦艽；瘀血型加红花、桃仁、当归。

方义： 肝肾亏虚是本病的根本原因，断续、杜仲、牛膝、槲寄生补益肝肾；独活、威灵仙、制川乌、伸筋草、鸡血藤、络石藤、金毛狗脊、千年健祛风除湿，通络止痛；地龙祛风疏通经络；延胡索、川芎活血行气止痛；三七活血；炙甘草调和诸药。

七、典型案例

患者，女，65 岁。初诊日期：2017 年 11 月 8 日。

主诉： 右下肢放射性麻木疼痛 1 年余。

现病史： 患者自诉于 1 年前无明显诱因出现右下肢麻木疼痛，以外侧为主，久行、久站、遇寒凉后加重，卧床、休息后稍有减轻。去某医院检查腰椎 CT 提示：腰椎间盘突出。去诊所予以推拿、针刺、拔罐等治疗，症状有所改善，但仍间断发作。为求巩固治疗，前来我科门诊诊治。

症见： 右下肢放射性麻木疼痛，夜寐可，饮食一般，二便调。舌淡红，少苔，脉沉。

辅助检查： L4~5 椎体两侧压痛（+），叩击痛（+），右直腿抬高试验（+）。腰椎 CT：腰 4~5、L5~S1 椎间盘突出，L3~4 椎间盘膨出，腰椎骨质增生。

中医诊断： 痹证。证型：肝肾亏虚证。

西医诊断： ①腰椎间盘突出症；②坐骨神经痛。

针刺治疗： 以督脉、夹脊穴、膀胱经第一侧线腰部腧穴为主。腰俞、腰阳关、命门、夹脊穴（腰 4~5）（双）、八髎穴（双）、肾俞（双）、关元俞（双）、环跳（右）、阳陵泉（右）、风市（右）、膝阳关（右）、阳辅（右）、悬钟（右）、足临泣（右）、委中（双）、三阴交（双）。操作：督脉腧穴针刺要求针尖深达椎体椎板，用平补平泻法；腰夹脊穴平补平泻法；恢复期以热补法，并且针尖朝向脊柱斜刺进针，刺向腰椎神经根，余穴常规针刺。

药物铺灸： 部位以腰脊穴区、骶脊穴区、下肢穴区（环跳穴区、风市穴区、膝外穴区、三阴交穴区、足趾穴区）；铺灸药方以风湿痹痛散为主，加杜仲、桑寄生、牛膝各100g。

以上治疗每日 1 次，针刺每次 30 分钟，期间行针 1 次，连续治疗 6 次为一个疗程。

治疗 1 个疗程后，患者右下肢放射性麻木疼痛减轻，发作频次减少。原方案继续治疗 2 个疗程后，患者症状体征消失。随访半年未复发。

【按语】 坐骨神经痛有原发性和继发性之分，以及根性和干性坐骨神经痛的区别，治疗前首先要分清病因，积极治疗原发病，以免延误治疗。本案例采用了针刺与药物铺灸，还可以采用推拿疗法、委中及其他腧穴刺络放血疗法、下肢感觉异常处梅花针叩刺等。坐骨神经痛的病变部位一般在腰骶部，要注意腰背部的保暖，维持适宜的体重，要劳逸结合，生活规律化，适当参加各种体育活动。运动后要注意保护腰部和患肢，内衣汗湿后要及时换洗，防止潮湿的衣服在身上被焐干，出汗后也不宜立即洗澡，待落汗后再洗，以防受凉、受风。

第三节　妇科病证

不孕症

一、概念

不孕症又称绝子、无子，指育龄妇女未避孕，在配偶生殖功能正常，婚后有正常性生活，同居两年以上而未怀孕者称为不孕症，又称原发性不孕症。曾有过生育或流产，而又两年以上未怀孕者，称继发性不孕症。

二、辨证分型

（一）痰湿阻滞型

主症：婚久不孕，形体肥胖，经行延后，甚或闭经，带下量多，色白质黏无臭，头晕心悸，胸闷泛恶，面色㿠白。苔白腻，脉滑。

（二）气滞血瘀型

主症：月经推后或先后不定期，量少色紫有血块，经前乳房及胸胁胀痛或刺痛，心情烦闷，腰膝疼痛拒按。舌紫暗或有瘀斑，脉弦涩。

（三）先天不足型

主症：婚久不孕，月经后期，经量或多或少，性欲淡漠，头晕耳鸣，腰酸腿软，面色晦暗，腹冷肢寒，精神疲倦，小便清长。舌淡，苔薄白，脉沉细而迟或沉迟无力。

（四）冲任血虚型

主症：婚久不孕，月经推后，量少色淡或经闭，面黄体弱，疲倦乏力，头昏眼花，心悸不寐。舌淡、少苔，脉沉细。

三、诊治思路

（一）查清病因，辨证论治

不孕症的病因错综复杂，再加上个体体质以及机体反应的差异，临床上单一证型较为少见，多是两种或两种以上的证型相兼存在，或几种证型相互转化，互为因果，相互兼夹。因此临证时应辨病与辨证相结合，因人、因时、因地制宜，把握主要病机，灵活施治，法随证变，方随法施，切不可拘泥于专法专方，正如张景岳所说"种子之方本无定轨，因人而药，各有所宜"，如此才能收获良效。

何教授在诊治不孕症时注重辨证论治、标本兼治，认为男女双方在肾气充盛、天癸至、任通冲盛的条件下，女子月事以时下，男子精气溢泻，两性相合，便可媾成胎孕。因此不孕症基本病机是肾气亏损、血气不和，一般表现为虚实夹杂、气滞湿阻。人体中肾气的盛衰标志着人的生长、发育，生殖功能。如果人体肾气虚弱，天癸不至，导致血海空虚，则不能摄精成孕；如果肾阳虚衰，子宫发育不良，则导致不孕；且肾主水液，肾阳虚则不能化气为水，人体水液代谢失常，湿聚成痰，凝于胞中，导致不能摄精成孕。所以治疗本病应积极查找病因，根据具体病因给予对症治疗，若为痰湿阻滞，则以温肾健脾为主，选取足少阴肾经、足太阴脾经；若为气滞血瘀证，则以理气活血为治则，选取足厥阴肝经；若为先天不足，则宜补益肾精，选取足少阴肾经；若为冲任血虚，则宜调补冲任，选取任脉经穴。

同时，何教授强调中西医结合治疗效果好，借鉴西医长处，发挥中医特色疗法，能最大限度解除不孕患者的痛苦，在超促排卵过程中配合针灸、中药治疗，可一定程度上减轻卵巢过度刺激综合征，使患者能够顺利完成采卵的过程。

（二）重视天癸，调理冲任

女子以肝为先天，与奇经八脉的冲脉和任脉有着极为密切的关系。冲脉既可调节月经，又与生殖功能关系密切，"太冲脉盛，月事以时下，故有子……太冲脉衰少，天癸竭，地道不通"。任脉起于胞中，具有调节月经、妊养胎儿、促进女性生殖功能的作用。女子的生理从萌芽到成熟，从成熟到具有生育功能，都离不开天癸，正如《黄帝内经》所说："女子二七，天癸至而任脉通，月事以时下，故有子。"所以，女子的生育与天癸和冲、任二脉有着密不可分的联系。

何教授在治疗不孕症过程中一直强调要重视天癸，调理冲任。治法采用"温养肝肾"，因"肝肾内损，延及冲任奇经"，多选用鹿角胶、鹿角霜、枸杞子、沙苑子、菟丝子、地黄、人参、阿胶、川芎、龟板、杜仲、当归、桑螵蛸等补肾养肝之品。徐灵胎认为"治冲任之法，全在养血，故古人立方无不以血药为主"，何教授在继承古人思想基础上，以四物汤为基础方，加入柴胡、香附、益母草，何教授称之为"妇科三宝"，另外加入淫羊藿、旱莲草，调补阴阳平衡。此外，主张兼用血肉有情之品进行调补，效果更显。从临床疗效看，调补肝肾起到补益冲任的作用，药理研究也提示，补肾养肝药物，能够达到调整垂体和肾上腺的功能，使神经、体液得到调节而恢复正常，因而能够达到调经、助孕、安胎等目的。针灸治疗选取任脉、足厥阴肝经、足少阴肾经经穴，例如气海、关元、三阴交、太冲、太溪为主穴，应用捻转补法，若为虚证，配合悬灸法或铺灸疗法，效果更佳。

（三）温补元阳，暖宫散寒

临床上造成女性不孕的原因，以肝肾不足、冲任亏损，胞宫寒冷居多。亦属西医卵巢排卵功能障碍、黄体功能欠佳，月经稀发造成的不孕。何教授认为病本责之于肾，肾藏精，为先天之本，人体生命之根，肾精为化血之源，系月经、胎孕的物质基础。"胞脉者系于肾"，肾阳不足，则不能温煦胞宫致使胞宫虚寒，不能摄精成孕。《圣济总录》云："妇人所以无子，由于冲任不足，肾气虚寒故也。"《神农本草经》载："女子风寒在子宫，绝孕十年无子。"肾虚宫寒为排卵障碍性不孕的主要症结，因此暖宫散寒、温补元阳是治疗此病的根本。以"益火之源，以消阴翳"为法则，温肾壮阳、暖宫散寒，使元阳壮，胞宫暖，冲任调，则经调而易于子嗣，犹如大地回春，草木生长。何教授配合应用"何氏药物铺灸"特色疗法，将验方暖宫散（由艾叶、菟丝子、川芎、制川乌、小茴香、炙甘草等组成）制成散剂，铺敷于施灸部位，并将鲜生姜捣烂如泥，铺置于药物之上，再在其上铺设不同规格的艾炷进行施灸。本法将药物与灸法相结合，通过灸疗使药物经皮吸收与渗透，直达病所，增强治疗作用，使产妇脏腑阴阳恢复平衡。

（四）疏肝理气，解郁养血

现代人生活、工作压力增大，情志不畅是导致不孕的重要原因之一。肝主疏泄，肝气郁结，疏泄失常，血气不和，冲任不能相资，以致不能摄精成孕。何教授强调调节患者的情志活动。健康的心理状态，有利于气机的条达，气血的流畅，并有益于胚胎的着床。《万氏妇人科·种子章》云："种子者……女则平心定气以养气血……忧则气结，思则气郁，怒则气上，怨则气阻，血随气行，气逆血亦逆。此平心定气，为女子第一紧要也。"《沈氏女科辑要·求子》云："子不可以强求也，求子之心愈切而得子愈难。"这与现代"生物 – 心理 – 社会生物医学模式"，以及西医学"生殖功能障碍大部分由心理因素引起"的观点相符合。因此主张在不孕症的治疗过程中，必须及时纠正不良的情志因素对全身气血脏腑功能的影响，而中医药疏肝解郁、调畅情志及心理疏导疗法，在不孕症治疗过程中起着重要的作用。

四、针法

主穴： 关元、归来、子宫、三阴交、太溪、太冲。

操作： 嘱患者仰卧位，取直径 0.30mm、长 25~50mm 毫针，局部常规消毒后，关元、归来、子宫实施温通手法，以补益胞宫；太溪穴捻转补法以补益肾气；余穴平补平泻。

配穴： 痰湿阻滞加中脘、丰隆；气滞血瘀加膈俞、支沟；先天不足加命门、肾俞；冲任血虚加气海、血海。

五、灸法

铺灸部位： 关元穴区、夹脊下穴区。

加减： 痰湿阻滞加中脘穴区；气滞血瘀加太冲穴区；先天不足加涌泉穴区；冲任血虚加血海穴区。

铺灸药方： 助孕散（仙茅、淫羊藿、补骨脂、肉桂、菟丝子各50g，牛膝30g，冰片2g）。

铺灸药方加减： 痰湿阻滞加半夏、茯苓、苍术、枳壳、陈皮各100g；气滞血瘀加柴胡、郁金、香附、益母草、当归、川芎各100g；先天不足加韭菜子、巴戟天、牛膝各100g；冲任血虚加黄芪、当归各100g。

铺灸方法： 常规消毒后，蘸姜汁擦拭穴区施灸部位，并均匀撒铺灸药粉覆盖在姜汁擦拭过的皮肤上。再将姜泥拍成饼置于药粉之上，厚约 0.5cm，长度和宽度与药粉同。然后将艾绒制成高、宽各约 5cm，上窄下宽的艾炷，置于姜饼之上，分多点位点燃，令其自然燃烧。待患者有灼热感或不能忍受时，去掉燃烧的艾炷，更换新艾炷。最后去净艾炷，保留药粉与姜饼，以纱布及胶布固定。待没有温热感时，去掉所有铺灸材料，灸疗完成。每位患者行仰卧位或俯卧位铺灸。前后穴区交替使用，每日 1 次，每次 3 壮，留灸 1 小时，治疗 10 天为一个疗程，疗程间休息 2 天。

六、中药

处方：养宫助孕方加减。

组成：菟丝子 20g，枸杞子 10g，女贞子 20g，淫羊藿 30g，巴戟天 10g，韭菜子 20g，白芍 10g，当归 10g，川牛膝 10g，夏枯草 15g，柴胡 10g，香附 10g，益母草 30g，制鳖甲 10g，炙甘草 6g。

加减：痰湿阻滞加陈皮、茯苓、半夏、党参；气滞血瘀加桃仁、红花、当归、川芎、枳壳；先天不足加肉苁蓉、杜仲、肉桂、干姜、当归；冲任血虚加黄芪、熟地黄、川芎。

方义：方中菟丝子、枸杞子、女贞子补益肾中元阴；淫羊藿、巴戟天、韭菜子补益肾中之阳；白芍养肝阴益肝血；当归补血活血；川牛膝活血通经合益母草加强活血通经之力，三药合用生新血兼祛瘀血；柴胡、香附以疏肝气、解肝郁、调情志；夏枯草、制鳖甲散结消肿、软坚散结；炙甘草调和诸药。

七、典型案例

患者，女，29 岁。初诊日期：2014 年 7 月 15 日。

主诉：婚后 3 年不孕。

现病史：患者自述婚后 3 年，夫妻同居，性生活正常未避孕，欲生育而不孕。丈夫检查未见明显异常。患者 14 岁月经初潮，以往月经正常，近 4 年月经紊乱，1 月至 3 月一行，经量少，曾行西药人工周期治疗半年，停药后出现闭经。末次月经 2014 年 4 月 10 日，经量少，三天即干净，平素白带量少，为求中医治疗，前来我院门诊。

症见：腰困如折，腹痛隐隐，伴头晕耳鸣，心烦易怒，疲乏无力，寐差，饮食可，二便调。舌淡红苔白腻，脉弦。

辅助检查：子宫输卵管造影示：子宫及输卵管正常。测 BBT 单相。B 超示：双侧卵巢多囊样改变，未见优势卵泡发育。性激素示：LH/FSH > 25。

中医诊断：不孕症。证型：肝郁肾虚。

西医诊断：多囊卵巢综合征并不孕症。

治则：补肾疏肝，利湿化痰。

方药：养宫助孕方：菟丝子、韭菜子、女贞子、淫羊藿各 20g、枸杞子、巴戟天、白芍、当归、川牛膝、夏枯草、柴胡、香附、制鳖甲、炙甘草、陈皮、半夏、茯苓、苍术各 10g，益母草 30g。7 剂，水煎服，每日 1 剂，每日 2 次。

调理 3 月后患者月经正常。继续服用 2 月，查性激素示 LH／FSH 已恢复正常。继停经 40 天，妊娠试验阳性，忌同房，忌劳累，调情志，后 B 超检查胎儿发育正常，足月顺产一男婴。

【按语】不孕症原因复杂，需要排除男方原因及自身生殖系统器质性不孕，对输卵管堵塞的输卵管性不孕要采取综合治疗，中药、针刺治疗不孕症有较好疗效，但其疗程较长，需坚持治疗。

产后风

一、概述

产后风是指产妇在产后出现怕风、肢体或关节酸痛、麻木、重着为主要临床表现者，是产后常见病，由于产妇特殊的生理情况，被认为是妇科复杂难治病之一。

二、辨证分型

（一）血虚型

主症：产后怕风，伴有周身关节疼痛，肢体酸楚，麻木，头晕心悸，神疲乏力，面色㿠白。舌淡少苔，脉细弱。

（二）肾虚型

主症：产后怕风，伴有腰膝或腰背酸痛，腿脚乏力或足跟痛，头晕耳鸣，眼眶暗黑，夜尿多。舌淡暗，苔薄白，脉沉细。

（三）外感型

主症：产后怕风，伴有周身关节疼痛，屈伸不利或痛无定处，或疼痛剧烈，宛如锥刺，或肢体肿胀，麻木重着，步履艰难，或伴面色㿠白或虚浮，恶寒畏风。舌淡，苔薄白，脉浮紧或细缓。

（四）血瘀型

主症：产后怕风伴有身痛，尤以下肢为甚，麻木，重着，肿胀明显，痛处皮肤轻度紫暗或发硬，伴小腹疼痛拒按，恶露量少色暗夹块，或淋漓不绝。舌紫暗，苔白，脉弦涩或细弦。

三、诊治思路

（一）产后正虚，虚实夹杂

何教授认为产前大量气血孕育胎儿，易致孕妇气血不足，产时失血损耗精气，加重气血亏虚。产后育儿哺乳，精血化为乳汁，致使气血更为亏耗，"百节空虚"，筋骨失却濡养，导致不荣则痛。因机体抵抗力变差，腠理不固，风寒湿邪易于乘虚而入，侵入全身各个关节、经络，阻碍经脉气血运行，不通则痛。

总之，本病多为虚实夹杂，其病机为本虚标实，气血亏虚为本，风寒湿邪入内为标为实，因产后正气不足，无力抵抗邪气外出，如不及时调治，邪气直驱入里，进展迅速，病位较深，且风寒湿邪夹杂，故本病祛风困难，治疗时间相对较长。

（二）祛风为先，善用风穴

何教授认为本病与风邪关系最为密切，早在唐代《经效产宝》指出产后风一证乃因"产伤动血气，风邪乘之"所致。因风为百病之长，《素问·骨空论》："风者，百病之始也。"常作为其他邪气致病的先导，又风性"善行而数变"，夹杂寒、湿、热之邪流窜全身经络、关节、肌肉，病情发展迅速，产妇因产褥期生理特点，气血骤虚，百脉空虚，营卫失和，腠理疏松，起居不慎，最易感受风寒湿外邪，并在短时间内出现怕风、恶寒、出汗、关节酸痛、重着等临床表现。

治法以祛风为先，风邪不去，寒湿难除，临证善用风穴来治疗本病。选用风府、风池、风市、风门、秉风、翳风等穴，均为临床常用祛风要穴。风府、风池均为阳维脉的交会穴，《难经·二十九难》"阳维为病苦寒热"，阳维脉联络诸阳经，主一身之表，又风府是督脉入脑之处，偏于治疗内风，此两穴配合既可祛外风，又可息内风，是治疗内外风证之要穴。《席弘赋》曰："风池风府寻得到，伤寒百病一时消。"风性善动不居，产妇全身各关节处疼痛游走不定，翳风位于耳垂后方，偏于祛头面部风邪，风市善于祛除下肢风邪，风门为足太阳膀胱经与督脉的交会穴，善于祛除背腰部风邪，秉风属于手太阳小肠经，位于冈上窝中央，善于祛除上肢风邪。诸风穴相配，即可祛风通络散邪，达到全面祛邪之目的。

（三）祛风先养血，血行风自灭

何教授认为血在风证的发生、发展和转归的整个病程中都起着至关重要的作用。明·李梴《医学入门》中强调了血的病理作用："人皆知百病生于气，而不知血为百病之始也，凡寒热、疼痛、蜷挛、痹病、癜疹、瘙痒等皆血病也。"本病产后元气亏虚，运血无力，血行瘀滞，血脉不通、营卫不和是风邪致病的一个重要病理环节。"营卫调和，风证自愈"，治疗应考虑先从"养血"入手，欲治风必先理血，治血便可治风，养血活血可以协助祛风，既有"治风先治血，血行风自灭"之意——祛除风证病因，切断发病途径的根本措施，也是对于虚实夹杂的产后风病症"先补其虚，后祛其邪"的相应治则。已虚之得以滋养，血流畅通，营卫调和，正气充盛，抗邪有力，邪不能留，"养其血，风自去"，此即"扶正达邪"之法，又是审证求因的治本之法。

针灸除按"经脉所过，主治所及"原则选定穴位外，常配膈俞、肝俞、三阴交、血海等穴，以和营养血，使血脉通利，滞留的风邪亦随之消除。其中肝俞和膈俞相配既补血又活血。三阴交、血海均为治血之要穴，与脾的功能密切相关，脾为气血生化之源，足太阴脾经为多血之经，刺之可益气统血、养血行血，有引血归脾之效。

（四）宫寒不去，风湿难除

何教授认为产后气血亏虚为发病首要原因，而宫寒乃发病之根，与产后风关系最为密切。因产后胞宫受损，瘀血存内，且胞宫位居下焦阴湿之地，最易感受寒湿之邪。《诸病源候论》言"风冷之气客于胞内"，与血相互搏结，导致胞宫藏泄功能失常。而胞宫生理功能正常与否与全身气血运行有非常密切的联系，通过冲、任、督、带脉与十二经脉、脏腑联络，因此宫寒不去，产妇风湿难除，选取中极、关元、曲骨、子宫穴应用温通针法以暖宫散寒，祛风除湿。

（五）重用补法，轻用泻法

何教授一直强调针刺手法是针灸的"灵魂"所在，有了好的手法，才有好的疗效，针灸的最高境界，就是要时刻牢记"补泻在心中，针法在手中"。该病的发生因虚致实，治疗时抓其根本，扶正以祛邪。选取脾经及背俞穴，重用补法以补血益气，气血旺盛才能祛邪外出，对于风寒较甚者，应用烧山火手法；中极、关元、子宫实施温通手法，以补虚暖宫，温阳散寒祛瘀；肢体风穴手法宜轻，用泻法，以祛风散寒通络。

（六）针灸结合，疗效显著

本病与风寒湿之邪密切相关，病情复杂，治疗须针灸结合或灸药结合，取其协同作用，提高临床治疗效果。何教授配合应用"何氏药物铺灸"特色疗法，将验方产后风湿散（由黄芪、川芎、制川乌、海风藤、乌药、苍术、炙甘草等组成）制成散剂，铺敷于施灸部位，并将鲜生姜捣烂如泥，铺置于药物之上，再在其上铺设不同规格的艾炷进行施灸，本法将药物与灸法相结合，通过灸疗使药物经皮吸收与渗透，直达病所，增强治疗作用，使产妇脏腑阴阳恢复平衡。

四、针法

主穴：风府、风池、风市、血海、三阴交、气海、关元、子宫。

操作：嘱患者取仰卧位，取直径 0.30mm、长 25~50mm 毫针，局部常规消毒后，风府、风池、风市等穴应用捻转泻法以祛风散寒通络；气海、关元、子宫实施温通手法，以暖宫散寒，祛风除湿；血海、三阴交行捻转泻法以活血化瘀止痛。

配穴：血虚加脾俞、足三里；外感加合谷、曲池；肾虚加命门、肾俞；血瘀加肝俞、膈俞。

五、灸法

铺灸部位：背俞上穴区至骶脊穴区（以胸 1~ 腰 5 督脉线为中心，由大椎、身柱、神道、灵台、至阳、筋缩、中枢、脊中、悬枢、命门、腰阳关、腰 1~5 夹脊穴组成）、关元穴区、风市穴区、胃肠穴区。

加减：血虚加血海穴区；外感加外关穴区；肾虚加太溪穴区；血瘀加三阴交穴区。

铺灸药方：产后风湿散（黄芪、白术、防风、川芎、当归、制川乌、豨莶草、海风藤、乌药、小茴香、桂枝、苍术各 100g，炙甘草 60g）。

铺灸药方加减：血虚加鸡血藤、伸筋草各 100g；外感加羌活、独活各 100g；肾虚加杜仲、牛膝各 100g；血瘀加桃仁、红花各 100g。

铺灸方法：常规消毒后，蘸姜汁擦拭穴区施灸部位，并均匀撒铺灸药粉覆盖在姜汁擦拭过的皮肤上。再将姜泥拍成饼置于药粉之上，厚约 0.5cm，长度和宽度与药粉同。然后将艾绒制成高、宽各约 5cm，上窄下宽的艾炷，置于姜饼之上，分多点位点燃，令其自然燃烧。待患者有灼热感或不能忍受时，去掉燃烧的艾炷，更换新艾炷。最后去净艾炷，保留药粉与姜饼，以纱布及胶布固定。待没有温热感时，去掉所有铺灸材料，灸疗完成。每位患者行仰卧位或俯卧位铺灸。前后穴区交替使用，每日 1 次，每次 3 壮，留灸 1 小时，治疗 10 天为一个疗程，疗程间休息 2 天。

六、中药

处方：产后风湿汤加减。

组成：黄芪30g，白术10g，防风10g，川芎10g，当归10g，制川乌10g，豨莶草30g，海风藤20g，乌药10g，小茴香10g，桂枝10g，苍术10g，炙甘草6g。

加减：血虚加鸡血藤、伸筋草；外感加羌活、独活；肾虚加杜仲、牛膝；血瘀加桃仁、红花。

方义：方中黄芪、白术、防风益气祛风以固表；川芎、当归活血化瘀，通络止痛；制川乌、豨莶草、海风藤祛风除湿、活血通络；乌药、小茴香暖宫散寒；桂枝、苍术温阳散寒利湿；炙甘草温中调和诸药。

七、典型案例

案1. 患者，女，32岁。初诊日期：2017年7月27日。

主诉：产后身痛恶风6月余。

现病史：患者于产后一周夜间如厕受风，之后出现恶风、怕凉，全身骨节疼痛酸楚难忍，如开裂状，求治于当地县医院，各项实验室检查均未见异常，诊断为产后中风，予以激素类药物，症状改善不明显。又到养生馆做痧疗一月，怕冷症状有所改善，但骨节依然酸痛难忍，自觉身体冒凉气，头部胀痛难忍，为求进一步治疗，遂来我科。

症见：恶寒怕风，伴全身关节疼痛，面色萎黄晦暗，精神萎靡，全身乏力，睡眠一般，饮食差，大便溏薄，小便清凉。舌淡，苔薄白，脉细弱。

中医诊断：产后风。证型：外感型。

西医诊断：产褥期中风。

治则：扶正祛风，散寒通络。

针灸：治疗选穴：百会、四神聪、风池、神庭、太阳、臂臑、曲池、外关、合谷、八邪、风市、犊鼻、阳陵泉、血海、足三里、三阴交、八风、太冲、气海、关元、子宫等穴。操作方法：血海、足三里、三阴交行捻转补法，风市、风池、阳陵泉予以捻转泻法，气海、关元、子宫予以温通法，守气，使小腹部有温热感，余穴平补平泻。留针 30 分钟。配合小腹红外线照射 30 分钟，结束后予以药物铺灸疗法。

治疗一次后，患者自觉身痛明显减轻，余症如前；针灸二次，汗出有所缓解，怕冷改善；针灸三次，头部胀痛感消失；针灸四次，背部有温热感出现，疲乏无力感明显减轻，10 次为一个疗程，巩固治疗 3 个疗程后，患者全身症状大为改善。

案 2. 患者，女，26 岁。初诊日期：2016 年 4 月 16 日。

主诉：产后四肢关节疼痛 1 月余。

现病史：患者于产后 20 天开始四肢关节疼痛，刺痛感，恶露至今未净，量少色暗，下腹刺痛，为求进一步治疗，遂来我科。

症见：产后四肢关节疼痛伴乳房胀痛。夜寐差，饮食一般，二便调。舌淡暗伴有瘀点，苔薄白，脉弦细。

中医诊断：产后风。证型：血瘀型。

西医诊断：产褥期中风。

治则：养血活血，逐瘀通络。

方药：产后风湿汤加减：黄芪 30g，白术 10g，防风 10g，川芎 10g，当归 10g，桃仁 10g，红花 10g，制川乌 10g，豨莶草 30g，海风藤 20g，乌药 10g，小茴香 10g，桂枝 10g，苍术 10g，炙甘草 6g。

上方服用 7 剂，恶露干净，无腹痛，乳房胀痛减轻，四肢关节疼痛稍缓解，二诊予以产后风湿汤加身痛逐瘀汤加减，连续半月，诸症消除。

【按语】临床上，产后风的治疗主要有针刺、艾灸以及最常用的中药口服内治法。治疗当以益气养血祛风为主，佐以散寒利湿。养血之中，应佐以理气通络之品以标本同治；祛邪之时，当配以养血补虚之药以助祛邪而不伤正。同时亦应重视对患者的身心调摄，疏导其心理压力，帮助树立治疗本病信心，配合饮食调理，起居有常，慎防再次受风，有利于延续针刺效能，巩固治疗效果。

更年期综合征

一、概述

更年期综合征是指女性绝经期前后所出现的一种妇科疾病，临床上主要表现为月经变化、心悸、面色潮红、失眠等症状。更年期综合征虽然对患者的身体健康不会造成重大影响，但是，对患者的日常生活与工作会形成较大的不利影响。一般在 45~55 岁发病。

二、辨证分型

（一）肝肾阴虚型

主症：烘热出汗，心烦不安，头晕耳鸣，腰膝酸软，口干，便结，月经失调。舌干，脉细弱。

（二）脾肾阳虚型

主症：腰酸畏寒，面色㿠白，纳少便溏，面肢肿胀，月经量少色淡。苔薄，脉沉细弱。

（三）肝阳上亢型

主症：烘热出汗，急躁易怒，头痛头晕，腰酸耳鸣，口干咽燥，大便干结，或月经失调，苔黄，舌干红少津，脉细弦。

（四）肾阴阳两虚型

主症：腰酸乏力，烘热出汗，继而畏寒肢冷，月经量中或少，淋漓不尽。苔薄，舌尖红，脉沉细弱。

三、诊治思路

（一）肾虚为本

更年期综合征属中医"绝经前后诸证"等范畴，病机为肾精亏虚，天癸衰竭，精血不足，冲任不通。故中医认为其病在肾，以虚为本。《素问·上古天真论》言："……五七阳明脉衰，面始焦，发始堕。六七三阳脉衰于上，面皆焦，发始白。七七任脉虚，太冲脉衰少，天癸竭，地道不通，故形坏而无子也。"《傅青主女科》："经水出诸肾。"肾藏精，封藏五脏六腑之精，其有度排泄以推动脏腑功能气化。

（二）重视调肝

何教授认为，从当前长期临床经验来看，用传统的补肾方法疗效不甚理想。在更年期综合征临床发病时，肝脏会起到尤为重要的作用。七情以肝为先，大部分性情急躁或是性格内向的人群，多是因为遭受过精神刺激或是多思善忧。七情拂郁则会导致肝失条达，而肝气郁结会加重情志异常。所以治疗本病应着重补肾兼以清心疏肝解郁、健脾和营的方法来达到治疗的目的。

（三）调理任督二脉

任、督二脉均起自胞中，为肾所主。任脉是阴脉之海，循行于腹部正中，足三阴经交会于任脉的中极穴，任脉具有调节全身阴经经气的作用。督脉为阳脉之海，手足三阳经、阳维脉、阳跷脉都和督脉交会或相通，督摄一身诸阳。从功能上看，任督二脉阴阳相接，一行身之前，一行身之后，一主阳，一主阴，在口相交，循环往复，维持着阴阳脉气的平衡。因此任督二脉总司诸阴诸阳，沟通了全身阴阳经脉，可调整全身十二经脉、五脏六腑的气血。故调节任督二脉的同时，即能调节其他脏腑。依据任督二脉与心、肾的密切关系，及任督二脉的循行特点和任督二脉统领全身脏腑阴阳、相互沟通等生理功能特点，针刺取此两经腧穴，可调节五脏六腑的生理功能，补益肾水，以济心火，调和阴阳。

（四）善用夹脊穴

何教授认为华佗夹脊穴对于本病有较好治疗效果。夹脊穴往内紧邻着督脉，往外紧靠着足太阳膀胱经，处于重要的解剖位置，内与大脑中枢、五脏六腑毗邻，外与体表皮肤、四肢百骸均有着密切的联系。从夹脊穴与经络、脏腑、神经之间的联系可以看出，夹脊穴是人体除背俞穴外和经络脏腑直接沟通、转输、流注的腧穴，它依托于督脉和足太阳膀胱经，借助于气街、四海的横向联系，起到了包括背俞穴在内、其他腧穴起不到的调节枢纽作用。由于夹脊穴具有平阴阳、和五脏、通六腑、扶正祛邪等功能，故用其配合辨证取穴，用于本病可取得很好的治疗效果。

（五）重视饮食、情志调理

饮食、情志方面的调理也是影响更年期综合征患者的重要方面，应以调情志、节嗜欲、适劳逸、慎起居为原则，更年期是常见的生理过程，要合理安排生活，饮食有节，禁食刺激食物，多吃新鲜水果和绿叶蔬菜，摄取足够的 B 族维生素及蛋白质，以乐观和积极的态度对待疾病，保持心理平衡，不因客观环境和工作、生活能力下降而致心理痛苦。同时更要定期作卫生咨询和健康检查，以排除或及早发现器质性病变。

四、针法

主穴： 腰 1~4 夹脊穴、肝俞、脾俞、肾俞、关元、气海、命门、太溪、太冲。

操作： 常规消毒后，夹脊穴针尖 75° 角向脊神经根方向斜刺，其余穴位毫针常规针刺，针刺得气后，太冲用泻法，其余穴位用平补平泻法。

配穴： 肝肾阴虚配胸 7~10 穴；脾肾阳虚配胸 11~12 穴、中脘、足三里；肝阳上亢配胸 9~10 夹脊穴、照海；肾阴阳两虚配腰阳关。

五、灸法

灸法选择： 隔姜灸、隔药灸、温针灸、铺灸。

取穴： 肝俞、脾俞、心俞、肾俞、太溪。

操作： 每次取 3~5 穴，各灸 5~7 壮，点着火待其缓慢熄灭，每日 1 次，中病即止。

六、中药

处方：柴胡疏肝散合甘麦大枣汤加减。

组成：柴胡 10g，枳壳 10g，香附 10g，郁金 10g，川芎 10g，麦冬 10g，生地 10g，山药 10g，大枣 10g，甘草 9g。

加减：若燥热出汗加浮小麦、煅牡蛎收敛止汗；眩晕加天麻、钩藤以平肝息风；耳鸣加磁石、石决明以平肝潜阳疗效显著。

方义：肝主疏泄，性喜条达，柴胡疏肝解郁；香附、枳壳、郁金理气、疏肝；川芎行气；麦冬、生地、山药益肾滋阴；大枣养血安神；甘草调和诸药。

七、典型病案

高某，女，46 岁。初诊日期：2003 年 8 月 26 日。

主诉：心悸烦躁不安 6 月。

现病史：患者自述半年前开始出现经期紊乱，伴烦躁不安，心悸心烦。近半月出现失眠多梦、烘热汗出、头晕耳鸣等症状，时有两胁胀痛，双手颤抖，大便秘结。服艾司唑仑、谷维素片略有好转，停药后症状加重，为求进一步规范治疗，遂前来我院就诊。

症见：心悸烦躁不安伴失眠多梦，手足心汗多，饮食差，小便调，大便秘结。舌质红，少苔，脉弦数。

辅助检查：心电图示：大致正常心电图；血压 130/90mmHg。

中医诊断：脏躁。证型：肝肾阴虚，兼肝阳上亢。

西医诊断：更年期综合征。

治则：补益肝肾，滋阴潜阳。

针刺治疗：选取胸 7~10 与腰 1~3 夹脊穴，配肝俞、心俞、太溪、太冲穴。针刺用平补平泻法，每日 1 次，得气后留针 30 分钟。10 天为一个疗程。

方药：以柴胡疏肝散合甘麦大枣汤为主：柴胡 10g，枳壳 10g，香附 10g，郁金 10g，川芎 10g，麦冬 10g，生地 10g，枸杞 9g，浮小麦 15g，甘草 9g。共 7 剂，每日 1 剂，每日 2 次。

治疗 1 疗程后症状明显改善，继续下一疗程，患者精神佳，全身各类症状完全消失。随访 3 月无复发。

【按语】中医学认为妇女在经断前后，随着肾气日衰，天癸将竭，冲任二脉逐渐亏虚，肾气失衡，以致脏腑功能失常。妇女以肝为先天，以血为用。因此本病的发生主要是肝肾之阴阳失调。治疗应以调补肝肾阴阳为主。本病取胸夹脊穴疏肝降逆，养心安神，健脾益肾；取腰夹脊调理冲任气血，平衡肾之阴阳；太溪、肝俞滋阴平阳，补益肝肾；太溪、太冲滋肾养阴，平肝潜阳；心俞安神，交通心肾。

慢性盆腔炎

一、概述

慢性盆腔炎是指女性的盆腔、生殖器官（包括子宫、输卵管、卵巢）、盆腔腹膜和子宫周围的结缔组织等处发生的炎症，统称为盆腔炎。临床表现以反复下腹坠痛、腰骶酸痛、白带增多为主，常在劳累、性交后及月经前后加重，可伴有月经失调、不孕等。慢性盆腔炎常为急性盆腔炎未能彻底治疗，或患者体质较差病程迁延所致，但也可无急性盆腔炎病史，如沙眼衣原体感染所致输卵管炎。属中医"妇人腹痛""带下病""痛经""不孕症"范畴。

二、辨证分型

（一）气滞血瘀型

主症：小腹胀痛或刺痛，经行腰腹疼痛加重，经血量多有块，瘀块排出则痛减，或婚久不孕；并伴有月经失调、带下量多。舌紫暗或有瘀点瘀斑，苔薄，脉弦涩。

（二）寒湿凝滞型

主症：小腹冷痛，或坠胀疼痛，经行腹痛加重，得热痛减；经行错后，经血量少，色暗，带下淋沥；神疲乏力，腰骶冷痛，小便频数。舌暗红，苔白腻，脉沉迟。

（三）湿热蕴结型

主症：小腹痛伴灼热感，或有积块，带下量多色黄，质黏稠；胸闷纳呆，口干不欲饮，大便溏，或秘结，小便黄赤。舌体胖大，舌红，苔黄腻，脉弦数或滑数。

三、诊治思路

（一）"瘀"贯穿病症始终

慢性盆腔炎多为经行产后（西医学里的宫腔操作如人流术、宫内节育器放置或取出术等），胞门未闭，正气未复，风寒湿热，或虫毒之邪乘虚内侵，与冲任气血相搏结，蕴积于胞宫，反复进退，耗伤气血，虚实错杂。迁延日久，可导致气血瘀滞，瘀阻胞络，不通则痛，故痛有定处、拒按，导致新血难以归经，久可成癥瘕——"瘀"贯穿本病的始终。《景岳全书·妇人规》云："瘀血留滞作癥，唯妇人有之……气逆而血留，……余血未净，而一有所逆，则留滞日积，而渐以成癥矣。"

（二）中西合参，注重分期

盆腔炎依病程可分为急性盆腔炎和慢性盆腔炎，临床表现因炎症轻重程度和范围大小及病原菌的不同而不同。主要症状有下腹坠胀疼痛，腰骶疼痛，有时伴有肛门坠胀不适，常在劳累、性交后、排便时及月经前后加重。慢性盆腔炎还可伴有尿频、白带增多、月经异常、痛经及不孕等症状。急性盆腔炎可引起败血症，甚至出现感染性休克。慢性盆腔炎反复发作让女性患者痛苦不堪，长期的盆腔炎症可能导致不孕、肾病等，而且还会影响患者的精神心理健康。

慢性盆腔炎主要是由于感染，常为需氧菌及厌氧菌的混合感染，病变多局限于盆腔器官，尤以输卵管、卵巢、宫旁结缔组织及盆腔腹膜发生炎性改变，致局部神经纤维受激惹和压迫而发生一系列症状，每月经期盆腔充血则炎症加重，一般抗生素药物不易作用到局部或机体，可能有抗药性而影响疗效，该病可导致慢性盆腔痛、不孕、输卵管妊娠等，严重影响妇女健康，因此治疗颇感棘手。

本病与肝、脾、肾三脏关系密切。何教授认为其病机主要为经期或产后胞络亏虚，寒湿或湿热之邪乘虚而入，脉络受阻，气血运行不畅，发为腹部及腰部坠痛不适、带下量多、月经不调等症。治疗以补益气血，散寒除湿，清利湿热，化浊止带，行气活血，化瘀消癥为法。针灸对慢性盆腔炎效果更佳。急性盆腔炎病情较急，应针药并治，以提高疗效，缩短疗程，防止转为慢性。

（三）善用针法，灸药结合

本病选用慢性盆腔炎方。方中柴胡为升举少阳之要药，疏肝解郁，升举阳气，为君药；郁金为血中气药，既能活血，又能行气，和柴胡配伍加强行气解郁的功效，为臣药；莪术、皂角刺、丹参活血散结调经，祛瘀止痛；川楝子、荔枝核、延胡索行气散结止痛，上六药配伍行气止痛，活血祛瘀，是治疗血瘀气滞型带下病的重要搭配；白花蛇舌草、半枝莲清热解毒，散瘀止血；苍术健脾燥湿；土茯苓解毒渗利，四药合用常用治湿毒引起的带下病；少佐白芍养血敛阴，缓急止痛；牛膝、路路通引血下行，疏通活络，给邪以出路。

带脉是足少阳与带脉的交会穴，可利湿止带，理气止痛，善于调理冲任、理气活血，《针灸甲乙经》曰："妇人少腹坚痛，月水不通，带脉主之。"关元为任脉经穴，通于胞宫，有调理冲任、温补肾阳的作用，《素问·生气通天论》曰："阳气者，若天与日，失其所则折寿而不彰""阳气固，虽有贼邪，弗能害也。"三阴交为足三阴经交会穴，有健运脾胃、补益肝肾、调理气血、祛下焦湿热之功效。全方诸穴合用，清热利湿，健脾益肾。

铺灸药方盆腔炎散中，柴胡、郁金疏肝解郁，因肝之经脉抵少腹、绕阴器，治肝者，治本也；气滞血瘀，则炎症不散，以香附、延胡索、川楝子，行气活血，通络止痛；白花蛇舌草、苍术、泽兰，清热利湿，化瘀消炎；又以穿山甲、牛膝，化瘀消癥，以除炎性粘连及包块，甘草梢善走前阴，调和诸药。又根据辨证，气血瘀滞者，加木香、丹参，行气活血；寒湿凝滞者，加附子、小茴香，散寒利湿；湿热蕴结者，加黄柏、金钱草，清热利湿；气虚血瘀者，加黄芪、川芎，补气活血。

所选关元穴区，益气温阳，散寒利湿，直通冲任；阴陵泉穴区，走阴腹，化瘀利湿；腹股穴区，清除病邪，行气活血，又在病变部位，可消炎止痛。气滞血瘀者，配血海穴区、太冲穴区，行气活血；寒湿凝滞者，配腰骶穴区，散寒利湿；湿热蕴结者，配腰骶穴区、太冲穴区，用泻法，清利湿热；气虚血瘀者，配背俞中穴区、三阴交穴区、血海穴区，疏肝解郁，健脾益气，活血化瘀。

四、针法

主穴： 带脉、关元、三阴交。

操作： 带脉向前斜刺，以少腹部有胀感为度，不宜过深，以防刺伤直肠；其余腧穴常规针刺，各穴均以捻转泻法为主。

配穴： 湿热蕴结加蠡沟、阴陵泉，清利肝胆、祛湿排浊；气滞血瘀加太冲、血海，行气活血、化瘀止痛；寒湿凝滞加中极、水道、大赫。

五、灸法

铺灸部位： 关元穴区、腹股穴区、阴陵泉穴区。

加减： 湿热蕴结加背俞下穴区、腰脊穴区、骶脊穴区、太冲穴区；气滞血瘀加血海穴区、太冲穴区；寒湿凝滞加三阴交穴区、腰骶穴区。

铺灸药方： 盆腔炎散（柴胡、郁金、香附、延胡索、川楝子、白花蛇舌草、牛膝、苍术各100g，泽兰、穿山甲、甘草梢各60g）。

铺灸药方加减： 湿热蕴结加金钱草、黄柏各100g；气滞血瘀加木香、丹参各100g；寒湿凝滞加制附子、小茴香各100g。

铺灸方法： 常规消毒后，蘸姜汁擦拭穴区施灸部位，并均匀撒铺灸药粉覆盖在姜汁擦拭过的皮肤上。再将姜泥拍成饼置于药粉之上，厚约0.5cm，长度和宽度与药粉同。然后将艾绒制成高、宽各约5cm，上窄下宽的艾炷，置于姜饼之上，分多点位点燃，令其自然燃烧。待患者有灼热感或不能忍受时，去掉燃烧的艾炷，更换新艾炷。最后去净艾炷，保留药粉与姜饼，以纱布及胶布固定。待没有温热感时，去掉所有铺灸材料，灸疗完成。每位患者行仰卧位或俯卧位铺灸。前后穴区交替使用，每日1次，每次3壮，留灸1小时，治疗10天为一个疗程，疗程间休息2天。

六、中药

处方：慢性盆腔炎方。

组成：柴胡10g，郁金10g，延胡索10g，川楝子10g，半枝莲10g，白花蛇舌草10g，土茯苓10g，莪术10g，丹参20g，荔枝核10g，苍术10g，皂角刺10g，白芍10g，牛膝10g，路路通10g。

加减：湿热蕴结加金钱草、黄柏；气滞血瘀加木香、丹参；寒湿凝滞加制附子、小茴香。

方义：柴胡疏肝解郁，升举阳气；郁金为血中之气药，既能活血又能行气，和柴胡配伍加强行气解郁的功效；莪术、皂角刺、丹参活血散结、祛瘀止痛；川楝子、荔枝核、延胡索行气散结止痛；白花蛇舌草、半枝莲清热解毒、散瘀止血；苍术健脾燥湿；土茯苓解毒渗利；白芍养血敛阴，缓急止痛；牛膝、路路通引血下行，疏通活络，给邪以出路。

七、典型案例

李某某，女，32岁。初诊日期：2002年11月10日。

主诉：下腹疼痛坠胀3年余，加重半月。

现病史：患者自述3年前自觉下腹疼痛坠胀反复发作，半月前因情志不遂而加重，为求进一步规范治疗，前来我科门诊。

症见：下腹疼痛呈针刺感，腰痛，白带多，二便正常。舌质稍红有瘀斑，脉细涩。

辅助检查：B超示：盆腔有炎性包块。妇检：双侧附件触及包块，质较软，有压痛。

中医诊断：腹痛。证型：气滞血瘀证。

西医诊断：慢性盆腔炎。

治则：疏肝理气，活血化瘀。

药物铺灸治疗：予以盆腔炎散加木香、丹参各 100g。方法同前。

治疗 1 个疗程后自述腹痛减轻，腰痛消失，白带减少。又连续治疗 2 个疗程后，临床症状完全消失。妇科与 B 超检查：未见异常。随访 3 个月无复发。

【按语】慢性盆腔炎是一个比较复杂而顽固的疾病，中医药治疗有明显的优势和特色，针灸药结合能明显提高盆腔炎的临床疗效，减少后遗症的发生。治法上均应以活血化瘀为主线，并根据不同证型，分别予以清热利湿、行气止痛、温经散寒。

盆腔淤血综合征

一、概述

盆腔淤血综合征是引起妇科盆腔疼痛的重要原因之一，是以盆腔静脉曲张瘀血为病理基础，以慢性盆腔疼痛为主要症状的临床综合征。近 50% 患有慢性盆腔疼痛的女性有静脉曲张的迹象。盆腔淤血综合征最常见的原因被认为是卵巢静脉功能不全，其特征是血液回流和卵巢静脉扩张。10%~47% 的女性有卵巢静脉曲张，其中高达 60% 的妇女发展为盆腔淤血综合征。近些年随着接受剖宫产术、人流术、卵巢结扎术、子宫切除术的增多，本病发病率呈现逐年增高的趋势，此病好发于 30~40 岁的经产妇，是引起妇科慢性盆腔疼痛的重要原因之一。

盆腔淤血综合征症状包括超过 6 个月的非周期性骨盆疼痛、性交困难、尿急、排便疼痛、骨盆静脉曲张以及外阴、会阴和下肢静脉曲张。这些症状通常会随着月经、长时间站立和增加腹部压力的活动而加剧。中医古代文献中没有本病病名的记载，根据其临床表现，归属于"腰痛""经行腹痛""产后腹痛""带下"等疾病的范畴。

二、辨证分型

（一）气滞血瘀型

主症：下腹胀痛、坠痛，伴乳胀，月经量少，经行不畅，色暗红，夹血块。舌质紫暗，有瘀点，脉弦。

（二）寒湿凝滞型

主症：小腹冷痛，得热则减，按之痛甚，经行加剧，经期延后，量少，色暗有血块，自带量多，清冷质稀，性交不快，畏寒肢冷，腰酸背痛。舌淡苔白，脉沉紧。

（三）气虚血瘀型

主症：少腹隐隐作痛，外阴肿胀，阴道、肛门坠痛不已，性交或行经前加剧，月经量少，夹有小块，带下绵绵，色白清稀，腰骶坠痛，头晕目眩，神疲乏力，面色萎黄，大便稀溏，小便清长。舌体胖大，边有齿印瘀点，苔薄白，脉细涩。

（四）肝肾亏损型

主症：小腹绵绵作痛，空坠不温，性欲减退，月经不调，量时多时少，腰骶疼痛，五心烦热，头晕耳鸣，神疲乏力，小便灼热。舌红，苔薄少，脉细弱。

三、诊治思路

（一）从"瘀"论治

盆腔淤血综合征的发病涉及多方面因素，主要有卵巢静脉曲张、循环因素和内分泌因素，女性骨盆包含大量的静脉丛，如卵巢静脉丛、子宫阴道经脉丛、膀胱阴道静脉丛等，穿行在疏松的结缔组织中，且盆腔静脉管壁较薄，弹力纤维少，容易扩张，易发生静脉曲张瘀血，因此盆腔淤血被认为是本病的主要病理变化。血瘀气滞，冲任阻滞，胞脉血行不畅，"不通则痛"，故临床以盆腔疼痛为主要症状表现，治疗以活血化瘀为治则。

用药方面，何教授认为本病与肝经关系密切，足厥阴肝经过阴器，抵小腹，足厥阴之筋结于阴器，常选用吴茱萸、荔枝核、延胡索、川楝子等药，以理气活血止痛。且胞宫位居下焦阴湿之地，最易感受寒湿之邪，《诸病源候论》言"风冷之气客于胞内"，与血相互搏结，血行不畅，导致腹痛难忍。因此在用药时要加入暖宫药物，可酌用小茴香、乌药、肉桂等；同时加用经验用药柴胡、郁金、香附、益母草，以疏肝解郁。

（二）气血亏虚是发病之本

本病的发生多因房劳多产、劳累过度及手术等，耗伤气血而致。"气为血之帅""血为气之母"，气能行血，气能生血，血能化气。气虚则推动无力，血运失常，瘀阻下焦，致冲任、胞宫脉络不通，而见上述症状。因此瘀血阻滞下焦虽是本病的核心病机，但气血不足是其本质，在治疗上如果一味活血，恐正气更伤，反加重病情，应"审证求因"，本着"治病求本"的原则，辨证治疗。

（三）善于总结经验用穴

何教授临证善于总结用穴经验，运用八髎穴治疗盆腔淤血综合征取得较好的临床疗效。八髎穴具有强腰补肾、调理冲任、调经理气、行血散瘀等作用，历来在治疗妇科疾病中占据着重要地位，是针灸治疗本病的常用穴位之一。本穴组在腰阳关和会阳之间，邻近胞宫，穴下分布有 S1~4 骶神经，骶神经是含有躯体感觉、运动及副交感神传入和传出的混合型神经，刺激后可以协调盆底部肌肉节律性收缩舒张运动，改善盆底肌群肌肉痉挛，从而改变胞宫的血流、分子、免疫等状态，对寒凝、气滞而血瘀的妇科疾病具有非常显著的效果，从而达到调理胞宫的作用。冲脉、任脉和督脉都起于胞宫，督脉主一身阳气，任脉主一身之血，冲脉则为经脉之海，五脏六腑都要靠它们支配，所以，八髎穴乃支配盆腔内脏器官的神经血管汇聚之处，是调节人一身的气血的总开关。

其次，三阴穴是何教授治疗妇科病的经验效穴，即夹阴1、夹阴2、重阴穴。夹阴穴位于小腹部，其下有卵巢、输卵管，"腧穴所在，主治所在",故可调理小腹部不适。足厥阴肝经循股阴入毛中,环阴器,抵小腹,故夹阴穴属于肝经所主,可疏利肝经经气,足厥阴肝经主治妇科、前阴病。女子以血为用,疏利肝气调畅气机,以促进气血运行;"经脉所过,主治所及",故调理肝经气血运行可疏通经脉、促进疾病康复。任、督、冲脉同起于胞中,出于会阴而异行,任脉行于腹部正中,重阴穴位于盆腔底部,会阴穴与大阴唇之间,处于任脉循行线上,任脉为阴脉之海,调理人体生殖功能、妇科疾患。重阴穴深部有动、静脉分支及会阴神经的分支,夹阴1和夹阴2深部为髂内动静脉和髂腹股沟神经,而髂内动脉分支主要供应子宫、输卵管、卵巢。故针刺三阴穴,一则可调节支配子宫、输卵管、卵巢血液循环,二则调节、整合了支配盆腔脏器的髂腹股沟神经及会阴神经。

(四)针、药、灸结合,疗效显著

本病与风寒湿之邪密切相关,病情复杂,治疗须针、灸结合或灸、药结合,取其协同作用,提高临床治疗效果。何教授配合应用"何氏药物铺灸"特色疗法,将验方活血止痛散(由柴胡、郁金、香附、延胡索、川楝子、白花蛇舌草、牛膝、苍术、生蒲黄、五灵脂、木香、泽兰、穿山甲、甘草梢等组成)制成散剂,铺敷于施灸部位,并将鲜生姜捣烂如泥,铺置于药物之上,再在其上铺设不同规格的艾炷进行施灸,本法将药物与灸法相结合,通过灸疗使药物经皮吸收与渗透,直达病所,增强治疗作用,使脏腑阴阳恢复平衡。

四、针法

主穴:夹阴1(在腹部平耻骨联合上缘左侧腹股沟当中)、夹阴2(在腹部平耻骨联合上缘右侧腹股沟当中)、重阴(在会阴部,当大阴唇后联合与会阴穴连线的中点)、气海、关元、中极、阴陵泉、地极、三阴交、太冲、太溪、血海、三阴交、子宫。

操作:穴位均常规消毒。气海、关元、中极采取舒张进针法进针,直刺1.5~2.5寸,分别采用捻转补法、捻转平补平泻法、捻转泻法,令气感向会阴部传导;夹阴1、夹阴2先向大腿外侧针刺,令气感向大腿内侧传导，提针至皮下，针尖朝向腹股沟针刺，令气感向盆腔底部传导；重阴穴朝向盆腔底部方向直刺，令气感向会阴部放射。阴陵泉、血海、地极、三阴交、太溪针刺采用捻转补法，太冲采用提插泻法。

配穴：气滞血瘀型加肝俞、膈俞；寒湿凝滞型加足三里、脾俞；气虚血瘀型加脾俞、次髎；肝肾亏损型加命门、肾俞。

五、灸法

铺灸部位：关元穴区、腹股穴区、阴陵泉穴区、血海穴区、太冲穴区。

加减：气滞血瘀型加背俞中穴区；寒湿凝滞型加足三里穴区；气虚血瘀型、肝肾亏损型加背俞下穴区。

铺灸药方：活血止痛散（柴胡、郁金、香附、延胡索、川楝子、白花蛇舌草、牛膝、苍术各 100g，生蒲黄、五灵脂、木香、泽兰、穿山甲、甘草梢各 60g）。

铺灸药方加减：气滞血瘀型加丹参、川芎各 100g；寒湿凝滞型加制附子、小茴香各 100g；气虚血瘀型加当归、鸡血藤各 100g；肝肾亏损型加淫羊藿、旱莲草各 100g。

铺灸方法：常规消毒后，蘸姜汁擦拭穴区施灸部位，并均匀撒铺灸药粉覆盖在姜汁擦拭过的皮肤上。再将姜泥拍成饼置于药粉之上，厚约 0.5cm，长度和宽度与药粉同。然后将艾绒制成高、宽各约 5cm，上窄下宽的艾炷，置于姜饼之上，分多点位点燃，令其自然燃烧。待患者有灼热感或不能忍受时，去掉燃烧的艾炷，更换新艾炷。最后去净艾炷，保留药粉与姜饼，以纱布及胶布固定。待没有温热感时，去掉所有铺灸材料，灸疗完成。每位患者行仰卧位或俯卧位铺灸。前后穴区交替使用，每日 1 次，每次 3 壮，留灸 1 小时，治疗 10 天为一个疗程，疗程间休息 2 天。

六、中药

处方：少腹逐瘀汤加减。

组成：柴胡 10g，郁金 10g，香附 10g，益母草 10g，延胡索 10g，川楝子 10g，莪术 6g，丹参 20g，小茴香 10g，蒲黄 10g，五灵脂 10g，路路通 10g，川牛膝 10g，炙甘草 6g。

加减：气滞血瘀型加当归、川芎、桃仁、红花；寒湿凝滞型加乌药、荔枝核；气虚血瘀型加党参、黄芪、鸡血藤、伸筋草；肝肾亏损型加杜仲、牛膝、淫羊藿、旱莲草。

方义：方中柴胡、郁金、香附、益母草疏肝解郁为主；延胡索、川楝子行气活血止痛；莪术、丹参活血化瘀；路路通化瘀通络；川牛膝活血化瘀，引药入下焦。

七、典型案例

患者，女，32 岁。初诊日期：2010 年 9 月 20 日。

主诉：小腹疼痛坠胀，月经不调数月。

现病史：患者自述夫妇同居 5 年未孕。平素白带量多，色黄质稠。腰骶及小腹疼痛，左侧为甚，站立时，上述症状更为明显，月经期延后，且量少夹紫色血块，经期乳房胀痛，小腹坠胀疼痛，为求进一步中医治疗，前来我院门诊求治。

症见：小腹疼痛坠胀，伴乳房胀痛，面容憔悴，体倦乏力。饮食正常，二便调。舌质暗红，边有瘀点，苔薄白，脉弦涩。

辅助检查：妇科检查示：宫颈中度糜烂。B 超检查发现：盆腔左侧液暗区，约 3cm×4cm。彩色多普勒血流成像检查：子宫轻度均匀性增大，左侧附件多条宽窄不一、长短不等、走向各异的暗带，其内径 ≤ 5mm；暗带扭曲成团，从而构成椭圆形、网络状回声，子宫两旁与附件区的暗带为红蓝相间的彩色信号。

中医诊断：腹痛。证型：痰湿瘀结。

西医诊断：盆腔淤血综合征。

治则：疏肝化瘀，健脾利湿。

针刺治疗：选取夹阴 1、夹阴 2、重阴、气海、关元、中极、阴陵泉、地机、三阴交、太冲、太溪、血海、三阴交、子宫。操作方法：穴位均常规消毒。气海、关元、中极采取舒张进针法进针，直刺

1.5~2.5 寸，分别采用捻转补法、捻转平补平泻法、捻转泻法，令气感向会阴部传导。夹阴 1、夹阴 2 先向大腿外侧针刺，令气感向大腿内侧传导，提针至皮下，针尖朝向腹股沟针刺，令气感向盆腔底部传导；重阴穴朝向盆腔底部方向直刺，令气感向会阴部放射。阴陵泉、血海、地机、三阴交、太溪针刺采用捻转补法，太冲采用提插泻法。留针 30 分钟。配合小腹红外线照射 30 分钟。

药物铺灸疗法：以活血止痛散加丹参、川芎各 100g。选取关元穴区、腹股穴区、阴陵泉穴区、血海穴区、太冲穴区、背俞下穴区。10 次为一个疗程。

方药：少腹逐瘀汤加减：柴胡 10g，郁金 10g，延胡索 10g，川楝子 10g，半枝莲 10g，白花蛇舌草 10g，土茯苓 10g，莪术 10g，丹参 20g，荔枝核 10g，苍术 10g，皂角刺 10g，白芍 10g，牛膝 10g，路路通 10g。共服 10 剂。

1 个疗程后，患者自述小腹坠胀明显缓解；按上法治疗 3 个疗程后，患者月经正常，小腹坠胀疼痛消失。B 超检查示：未见明显异常。

【按语】盆腔淤血综合征患者气血不足，瘀血阻滞下焦，属本虚标实之证，治疗应标本兼顾，尤以治本为要，一味活血，恐伤及正气而加重病情，应灵活辨证施治。同时坚持体育锻炼，经常做提肛运动增强盆腔肌张力，有利于盆腔血液回流，改善盆腔血液循环。

乳腺囊性增生症

一、概述

乳腺囊性增生症属于乳腺增生的一种，是指复旧不全所致的健康结构紊乱与生理增生结合所致，乳腺小叶、小导管及末端导管高度扩张形成的囊肿为特征，伴有乳腺结构不良病变的疾病。属于良性病变。该疾病不属于肿瘤，亦不属于炎症，属于生理性反应。大多数患者具有周期性疼痛的特点，月经前期发生或加重，月经后减轻或消失；乳房肿块大多为双侧多发，肿块大小不一；部分患者有乳头溢液。现在一般认为本病的发生与卵巢内分泌的刺激有关。多见于25~50岁女性，近些年来该病发病率呈逐年上升的趋势，年龄也越来越低龄化。本病属于中医"乳癖"范畴。《疡科心得集·辨乳癖乳痰乳岩论》云："有乳中结核，形如丸卵，不疼痛，不发寒热，皮色不变，其核随喜怒消长，此名乳癖。"

二、辨证分型

（一）肝郁痰凝型

主症：多见于青壮年妇女，乳房肿块随喜怒消长；伴有胸闷胁胀，善郁易怒，失眠多梦，心烦口苦。苔薄黄，脉弦滑。

（二）冲任失调型

主症：多见于中年妇女，乳房肿块月经前加重，经后缓解；伴有腰酸乏力，神疲倦怠，月经失调，量少色淡或闭经。舌淡苔白，脉沉细。

（三）气血两虚型

主症：乳房结块疼痛，劳累后加重，全身怠倦乏力，纳差，稍动则头晕目眩，汗出，心悸，面色无华。舌淡体瘦，脉沉细。

三、诊治思路

（一）肝失调畅为本

本病病因多样，主要与情志、冲任失调相关，脏腑主要与肝相关。乳头属足厥阴肝经，乳房属足阳明胃经。肝主疏泄，调畅情志，以促进气血津液的运行，如所欲不遂，情志不畅，郁怒伤肝，则肝气郁结，疏泄失职，气机失调，气血津液运行不畅，阻滞于乳房部经络，"不通则痛"。脾主运化，脾健则水谷化生为精微，若恣食生冷、肥甘厚腻，日久损伤脾胃，脾运失健则水谷变生痰湿。脏腑之间密切联系，肝脾主要表现为疏泄与运化的相互为用，以及藏血与统血的相互协调关系。脾失健运，可致"土壅木郁"；脾生气血，肝血充足，血量得以正常调节，气血才能运行无阻。少数病人与其肾气不足、冲任失调有关，冲任失调，则气机不畅，上则乳房痰浊凝结而发病，下则经水逆乱而月经失调。

（二）气郁、痰结、血瘀为变

本病以肝失调畅为本，肝主疏泄，疏泄失职，则气机郁滞；气为血之帅，气行则血行，并推动津液的运行，气滞则见血瘀、津停；同时气郁则化火，火炼液成痰，痰阻经络，进一步阻碍气血运行；脾运失职，反生痰湿，痰随气升，气随痰阻，痰气交阻，加重气滞、痰凝。本病日久可见化火之象以及正气虚损之象。

（三）冲任失调

任脉起于胞中，下出会阴，循行于腹部正中。女子以血为本，任脉为"阴脉之海"，其经脉与足三阴经交会，具有调节阴经气血的功能。冲脉起于胞中，循经上行至头下至足，后行于背，前行于胸腹，贯穿全身，为一身气血之要冲，可"通受十二经气血"，为"十二经脉之海"与"五脏六腑之海"。冲脉尚与女子月经相关，冲任气血旺盛，其血下注于胞中，则月经以时而下；否则则月经不调，同时见其他疾病。

（四）疏肝理气

本病以肝失调畅为本，以气郁、痰结、血瘀为病机、病理因素，故治疗以疏肝理气、化痰祛瘀为主。

针刺治疗时，以足厥阴肝经、足少阳胆经经穴为主，如期门、日月、太冲，同时配以百会、肝俞、胆俞、合谷等穴，百会可调理情志、减轻疾病对机体的不良刺激；期门、日月分别为肝、胆募穴，肝俞、胆俞为背俞穴，俞募配合以疏利肝胆气机；三阴交调理肝、脾、肾；合谷、太冲开四关，合谷主血，太冲主气，一气一血，一升一降，气血相合，升降相因，以调节气血。

中药汤剂以逍遥散或者柴胡疏肝散为基础，再加以消瘀、化痰、软坚散结药物，如炙鳖甲、牡蛎、丹参、王不留行等。

灸法以药物铺灸为主，以铺灸药散、穴区、灸材为基础，铺灸药散以柴胡疏肝散为基础变化，铺灸穴区选择背俞中穴区、太冲穴区。

以上三种治疗方法，依据患者情况选择。另外，本病在治疗过程中需调理脾胃，"见肝之病，知肝传脾，当先实脾"。

（五）调理冲任

冲任失调亦是本病重要病因。血气者，人之神，不可不谨养。调理冲任主要为调理气血。针、灸、药三者相合以使阴平阳秘。针刺选择腹部任脉腧穴，如中极、关元、气海；灸法可对腹部任脉腧穴，用艾条悬起灸，亦可行药物铺灸，铺灸穴区以关元穴区为主。

（六）药物外敷

药物外敷是指将新鲜中草药切碎、捣烂，或者将中药末加以赋形剂调匀成糊状，敷于患处或穴位处，具有舒筋活络、祛瘀生新、消肿止痛、清热解毒、拔毒等功效。中药外敷治疗乳腺囊性增生症，药物选择以软坚散结为主，如生大黄、芒硝、乳香、没药、路路通、川芎为主，再加以芳香药物冰片行气。所选药物可逐瘀通经、软坚散结，又可活血行气止痛。

（七）情志管理

《素问·举痛论》："余知百病生于气也，怒则气上，喜则气缓，悲则气消，恐则气下，寒则气收，炅则气泄，惊则气乱，劳则气耗，思则气结。"《素问·上古天真论》言："夫上古圣人之教下也，皆谓之虚邪贼风，避之有时，恬惔虚无，真气从之，精神内守，病安从来。"精神状态、情志对疾病的发生、发展及转归息息相关。树立良好的心态，正确认识疾患，则减少人体正气损耗；忧思不解、所愿不遂，气机不畅，日久耗损正气，疾病恢复缺乏动力。故针对该类患者以及所有患者，应进行宣教，形成良好的生活习惯，建立正确积极乐观的心态，以促进疾病的早日康复。

四、针法

主穴：百会、期门、日月、肝俞、胆俞、合谷、太冲、三阴交。

操作：嘱患者侧卧位，取直径 0.30mm、长 25~50mm 毫针，局部常规消毒后，百会穴针尖朝后平刺约 20mm，期门、日月针尖朝外斜刺进针约 25mm，注意针刺深度，以免伤及内脏；肝俞、胆俞以 75° 角针尖朝向脊柱；余腧穴常规针刺。

配穴：肝郁痰凝型加丰隆、阴陵泉；冲任失调型加关元、气海、中极；气血两虚型加足三里、脾俞。

五、灸法

铺灸部位：乳腺增生部位、背俞中穴区。

加减：肝郁痰凝型加丰隆穴区、阴陵泉穴区、太冲穴区；冲任失调型加关元穴区；气血两虚型加胃肠穴区、三阴交穴区。

铺灸药方：乳腺增生散（柴胡、郁金、枳壳、川芎、王不留行、夏枯草、海浮石、海藻各 100g，鳖甲 50g）。

铺灸药方加减：冲任失调证加当归、益母草各 50g；气血两虚证加生黄芪、当归各 100g。

铺灸方法：常规消毒后，蘸姜汁擦拭穴区施灸部位，并均匀撒铺灸药粉覆盖在姜汁擦拭过的皮肤上。再将姜泥拍成饼置于药粉之上，厚约 0.5cm，长度和宽度与药粉同。然后将艾绒制成高、宽各约 5cm，上窄下宽的艾炷，置于姜饼之上，分多点位点燃，令其自然燃烧。待患者有灼热感或不能忍受时，去掉燃烧的艾炷，更换新艾炷。最后去净艾炷，保留药粉与姜饼，以纱布及胶布固定。待没有温热感时，去掉所有铺灸材料，灸疗完成。每位患者行仰卧位或俯卧位铺灸。前后穴区交替使用，每日 1 次，每次 3 壮，留灸 1 小时，治疗 10 天为一个疗程，疗程间休息 2 天。

六、中药

处方：柴胡疏肝汤加减。

组成：柴胡 10g，白芍 10g，郁金 10g，香附 10g，陈皮 10g，炙鳖甲 30g，牡蛎 30g，三棱 10g，莪术 10g，延胡索 10g，川芎 10g，王不留行 10g，路路通 10g，胆南星 10g，甘草 6g。

加减：肝郁痰凝型加炙乳香、炙没药、川楝子、半夏、茯苓；冲任失调型加淫羊藿、旱莲草；气血两虚型加白术、茯苓、党参。

方义：柴胡、郁金辛苦寒，入肝经，以疏理肝气，解郁化滞，配合延胡索以加强其疏肝理气止痛之效；香附入肝经气分，芳香辛行，善散肝气之郁结，味苦疏泄以平肝气之横逆，《本草纲目》言其"乃气病之总司，女科之主帅"；白芍酸甘以敛阴、柔肝止痛；鳖甲、牡蛎味咸长于软坚散结；三棱、莪术归肝脾经，苦泄辛散温通，可破血散瘀，消癥化积、行气止痛；王不留行、路路通疏通乳络，路路通归肝脾经，走血分行血脉；川芎、延胡索活血、行气、止痛；陈皮健脾；甘草调和诸药。

七、典型案例

马某，女，21岁。初诊日期：2014年7月21日。

主诉：发现左侧乳腺包块1个月。

现病史：患者自诉1个月前无明显诱因左侧乳腺出现无痛性包块，约核桃大小，每于月经前、劳累后加重，月经结束后有减轻，近期月经紊乱，遂就诊于我院门诊。

症见：左侧乳腺包块，夜寐可，饮食可，二便调。舌暗红，苔黄腻，舌下脉络迂曲，脉弦滑。

辅助检查：乳腺彩超示：双侧乳腺增生，左侧乳腺实性结节，超声分级 BI-RADS Ⅲ级。查体：左乳外下象限可触及约 3cm×2cm 大小肿物，边界清晰，活动度好，与皮肤无粘连，无明显压痛，双侧腋窝淋巴结未触及肿大。

中医诊断：乳癖。证型：肝郁气滞。

西医诊断：乳腺囊性增生症。

治则：疏肝理气，消瘀散结。

中药治疗：柴胡疏肝汤加减：柴胡 10g，郁金 10g，香附 10g，麸炒枳壳 10g，醋鳖甲 30g，牡蛎 30g，王不留行 10g，路路通 10g，连翘 10g，夏枯草 10g，半夏 10g，陈皮 10g，茯苓 10g，延胡索 10g，川芎 10g，川楝子 10g，赤芍 10g，丹参 20g。共6剂，一日1剂，水煎，分两次口服。

二诊：患者乳房疼痛、肿块消减有改善，舌红苔稍腻，舌下脉络无明显迂曲。继续原方口服。并予以双侧乳房部中药外敷治疗，每日1次，连续6次。

三诊：患者乳房疼痛明显减轻，肿块缩小，于原方去丹参、赤芍。继续外敷中药。连续6次后结块消失。

【按语】乳腺囊性增生症发病、康复与情志、月经相关，故调节情志具有重要意义，保持乐观的精神状态，避免长期劳累、精神紧张、过度悲伤等不良情绪，以免引起内分泌功能紊乱导致雌激素分泌异常。同时注意调节饮食，多进食新鲜蔬菜水果、宜低脂饮食，不吃霉变食物，不吃腌、熏、烤制品；控制体重；注意自我检查，建议每月1次，并建议每半年复查1次乳腺彩超。特别是40岁以上的中年妇女，即便无症状，也要每半年内到医院乳腺专科检查一下乳房，一年一次钼靶检查。如果发现乳房异常情况，及时到乳腺专科门诊就诊咨询。

痛　经

一、概述

痛经指行经前后或月经期出现下腹部疼痛、坠胀，伴有腰酸或其他不适，症状严重影响生活质量者。中医称之为"经行腹痛"，临床上痛经分为原发性痛经和继发性痛经，原发性痛经指生殖器官无器质性病变的痛经；继发性痛经指由盆腔器质性疾病，如子宫内膜异位症、子宫腺肌病等引起的痛经。发病以未婚及育龄期妇女多见，且原发性痛经患者居多，严重影响妇女的生活、学习、工作。

二、辨证分型

（一）气滞血瘀型

主症：经前或经期，小腹胀痛拒按，经血量少，行而不畅，血色紫暗有块，块下则痛暂减，胸胁及乳房胀痛。舌质紫暗或有瘀点，脉弦涩。

（二）寒凝血瘀型

主症：经前或经期，小腹冷痛拒按，得热痛减，或周期推后，经血量少，色暗而有瘀块，肢冷畏寒，面色青白。舌暗苔白，脉沉紧。

（三）湿热瘀阻型

主症：经前或经期，小腹疼痛或胀痛不适，有灼热感，或痛连腰骶，或平时小腹疼痛，经前加剧；经血量多或经期长，色暗红，质稠或较多黏液；素常带下量多、色黄质稠有臭味；或伴有低热起伏，小便黄赤。舌质红，苔黄腻，脉滑数或弦数。

（四）气血虚弱型

主症：经期或经前，小腹隐隐作痛，喜按或小腹及阴部空坠不适；月经量少，色淡，质清稀；神疲乏力，头晕心悸，失眠多梦。舌质淡，苔薄，脉细弱。

（五）肝肾虚损型

主症：经期或经后，小腹绵绵作痛喜按，伴腰骶酸痛，经色暗淡，量少质稀薄；头晕耳鸣，面色晦暗，小便清长。苔薄，脉细弱或沉细。

三、诊治思路

（一）首辨寒热虚实

痛经随月经周期而发作，顺应着胞宫的充盈与亏虚，表现为或虚或实。因此治疗痛经要明辨虚实，把握时机，理血止痛，方能取得良好疗效。《景岳全书》："经行腹痛，证有虚实。实者或因寒凝，或因血滞，或因气滞；虚者有因血虚，有因气虚。"痛经的病因病机可归为两类，一是气血不畅致"不通则痛"，常见的有行经期坐卧湿地，受寒饮冷，冒雨涉水而致寒凝胞宫，或因情志失调，导致肝气郁结，血行不畅而致脉络瘀阻，日久则瘀血阻滞胞宫，表现为行经前和经期腹痛，此为实证；二是气血亏虚致"不荣则痛"，患者素体肝肾亏虚，气血虚弱，导致胞脉失养，表现为经期或经后腹痛，此为虚证。痛经的发生与冲、任两脉及胞宫的生理功能失调密切相关，涉及的脏腑主要是肝、脾、肾。

辨证时，要注意疼痛发生的时间、部位、性质。正如叶天士在《叶氏女科证治》中提出："经来腰腹痛而气滞血实。""经来未尽腹痛……乃气血俱实；经来尽后作痛……乃腹中虚冷也。""经后腹痛，乃虚中有滞也。"从虚实而论，经前痛多实，经后痛为虚，经期痛则有虚有实；痛而拒按为实，喜按为虚；剧痛为实，隐痛为虚。从气血论，经前痛多为气滞，经后痛多属血虚，经期痛则多为气滞血瘀；胀甚于痛为气滞，痛甚于胀为血瘀；疼痛时作时止为气滞，痛无休止为血瘀。从部位论，小腹连及腰背疼痛属肝肾，两胁少腹部疼痛属肝胆，全腹部疼痛属脾胃；经来满腹胀痛连及胁肋者，多属肝胃不和或肝脾失调。从寒热论，灼痛为热，绞痛为寒；得热痛甚为热，得热痛减为寒。若由虚致瘀，经来量少色紫，质黏，血下不畅而腹痛者，为虚中夹实；若外受寒湿，滞于胞宫，郁久化热，阴血被灼，经来色黑有块，艰涩难下，小腹刺痛，绵痛交作，为由实致虚。由此可见，辨别寒热虚实是治疗痛经的关键。

（二）从肝论治，疏肝理气

天癸至，月事以时下，月经的发生机制与肝、脾、肾关系密切。肾为精血之本化生阴血，血海冲盛，月经如期而至；脾为后天气血生化之源，统筹血液在脉内外的正常运行。何教授认为，此二者奠定了月经来潮的物质基础，但是对于月经的运行是否通畅的关键是肝，清代《傅青主女科》的"舒则通畅，郁则不扬，经欲行而肝不应，则抑拂其气而疼生"，从肝的生理功能特点：肝主疏泄及肝藏血的具体表现能更充分论证此点，肝气疏泄，调畅气机，使全身脏腑经络之气的运行畅达有序。气能运血，气行则血行，故说肝气的疏泄作用能促进血液的运行，使之畅达而无瘀滞，肝气顺达，气血畅通，通则不痛。肝藏血，如同"血库"一般，能够贮藏一定的血液，以供人体活动所需，发挥其濡养脏腑组织、维持相应功能作用。《灵枢·本神》提到："肝藏血，血舍魂。"《素问·五脏生成》亦云："故人卧血归于肝，肝受血而能视，足受血而能步，掌受血而能握，指受血而能摄。"即肝血充足，濡养胞宫，荣则不痛。所以疏肝理气、养血调经，从肝论治对于此病的治疗有很大的提高。

（三）注重月经周期用药

何教授根据月经期间运行规律，注重女子在月经周期的经前、经期、经后不同阶段的生理状况，制定出经前以活血调经止痛为主，经期以化瘀调经止痛为主，经后以养血调经止痛为主的治疗原则。经前腹痛多实证，加香附、桃仁、红花以行气活血止痛；经期腹痛多瘀证，重用川芎、赤芍、丹参，若瘀血较甚，加三棱、莪术；经后腹痛多虚证，加党参、白术、黄芪。《沈氏女科辑要笺正》曰"经前腹痛，无非厥阴气滞，络脉不疏，治宜疏肝行气为主，但须选用血中气药，如香附、乌药、玄胡等""经后腹痛，谓为气血俱虚，然所谓血虚者，即是肝肾阴液之虚，阴虚于下不宜升，川芎尚须慎用，但借以行气中之滞，少许佐使，或无不可""腹痛连足，是肝肾阴虚，肝络不能条达……以养阴涵阳为主，不用香燥气药，治本不治标，最是良法"。《医宗金鉴·妇科心法要诀》中说："凡经来腹痛，在经后痛，则为气血虚弱；经前痛，则为气血凝滞。"中药能从整体上调节脏腑功能，在改善症状及远期疗效方面体现了明显的优势。

（四）调理冲任，温经散寒

何教授认为痛经以寒凝居多,《圣济总录·室女月水来腹痛》云："室女月水来腹痛者，以天癸初至，营卫未和，心神不宁，间为寒气所克，其血与气不流利，致令月经结搏于脐腹间，如刺疼痛。"可知痛经的发生由素体正虚而感邪发病或正虚而生邪发病。南宋陈自明《妇人良方大全》认为："痛经有因于寒者，有气郁者，有血结者。"《素问·离合真邪论》曰："天地温和则经水安静，天寒地冻则经水凝泣，天暑地热则经水沸溢，卒风暴起则经水波涌而陇起。"指出了自然界气候改变对人体的影响，用寒暑变化解释月经病的病因，寒为阴邪，主收引，主凝滞，寒则经水凝泣，热则经水沸溢，如月经先期、崩漏多为血热，以虚证为主，功能性痛经以虚寒多见。人是纯阳之体，保持身体的温度，对于气血正常运行非常重要。

故在治疗上，针法可局部取中极、关元、曲骨、子宫穴。关元为任脉要穴，有培元固本之效，从解剖部位看，关元位于女性的子宫和卵巢附近，此处分布有大量的神经丛和神经节，支配腹腔和盆腔内所有的脏器和血管。因此，通过对穴位局部的温通针法刺激，有利于子宫、卵巢的血液循环，从而达到暖宫散寒、化瘀散结的治疗作用。灸法取关元穴区、命门穴区以补肾温阳，其中命门穴属奇经八脉之督脉，整个人体的生命活动都由它激发和主持，在男子能藏生殖之精，在女子则紧密联系胞宫，对两性生殖功能有重要影响。相关研究发现，通过艾灸命门穴后，温度沿经传导，督脉线整体温度升高，督脉循经红外辐射轨迹显得更为清晰和规整；中药则重用小茴香、乌药、肉桂、附子以暖胞宫。

四、针法

主穴：关元、子宫穴、地机、三阴交。

操作：关元直刺 1~1.2 寸，行连续捻转手法，使针感向子宫传导；寒凝血瘀者可在针后，进行小腹部穴位施灸，子宫穴可行铺灸法。发作期每日治疗 1~2 次，间歇期可隔日 1 次，月经来潮前 5 天治疗。

配穴：气滞血瘀加合谷、太冲；寒凝血瘀加中极、水道；湿热瘀阻加丰隆、阴陵泉；气血虚弱加血海、足三里；肝肾虚损加肝俞、肾俞。

五、灸法

铺灸部位：部位一：子宫穴（双），小腹部神阙至关元旁开 0.5 寸；部位二：背腰部夹脊穴（当第二腰椎至第二骶后孔旁开 0.5 寸）。

加减：气滞血瘀加背俞中穴区；寒凝血瘀加关元穴区；湿热瘀阻加阴陵泉穴区；气血虚弱加血海穴区；肝肾虚损加背俞下穴区。

铺灸药方：调经止痛散（柴胡、香附、白芍、当归、益母草、延胡索各 100g，生蒲黄、五灵脂、木香各 60g，冰片 5g）。

铺灸药方加减： 气滞血瘀型加莪术、香附、陈皮、红花、桃仁各 30g；寒凝胞宫型加附子、小茴香、肉桂、吴茱萸各 30g；湿热瘀阻型加白术、续断、红藤、薏苡仁、败酱草各 30g；气血虚弱型加黄芪、桂枝、生姜各 30g；肝肾虚损型加香附、杜仲、巴戟天、山药各 30g。

铺灸方法： 患者取仰卧位或俯卧位（采取隔日选一个部位交替施灸），经期可灸。用姜汁擦施灸部位，在施灸部均匀撒中药散末覆盖局部皮肤，厚度为 1mm，宽约 5cm。然后把姜泥置于药粉末之上，厚约 0.5cm。再在姜泥之上放置上窄下宽的艾炷，依所灸部位大小，将其顶端分部点燃，有温热感以病人自觉舒适为度，待其不能忍受灼热感时去艾炷，换新艾炷，三炷为一次治疗。最后取尽艾炷，可保留药末与姜泥，再以胶布固定，保留 1~3 小时。待没有温热感，去掉剩余铺灸材料。每 15 次为一个疗程，一个疗程后休息 1 周，持续治疗 6 月为最佳疗程。

六、中药

处方： 痛经方。

组成： 益母草 30g，香附 10g，柴胡 10g，当归 10g，川芎 10g，赤芍 10g，丹参 20g，延胡索 10g，阿胶 10g，熟地黄 10g，何首乌 10g，炙甘草 6g。

加减： 气滞血瘀加香附、桃仁、红花；寒凝血瘀加乌药、小茴香；瘀血较重者加三棱、莪术；湿热瘀阻加苍术、黄柏；气血虚弱加黄芪、鹿茸、海龙；肝肾虚损加熟地黄、杜仲、续断、巴戟天、怀牛膝。

方义： 香附、柴胡疏肝理气；当归、川芎、赤芍、丹参以活血补血；益母草善活血调经，祛瘀痛经，为妇科要药；阿胶、熟地黄、何首乌补益阴血；炙甘草益气和中，缓急止痛，调和诸药。

七、典型案例

患者，女，21 岁。初诊日期：2008 年 4 月 5 日。

主诉：痛经 3 年。

现病史：患者自述经前 2 天即出现心烦易怒，胸胁胀满，乳房胀痛。月经来潮的第 1~2 天，经行不畅，腹痛难忍，经色暗红有块，痛剧则伴呕吐，腹泻，并伴腰痛，每次均需服用止痛片方能略缓解。曾服用中药汤剂治疗，效不显。

症见：痛经，伴乳房胀痛，面青，夜寐可，饮食差，二便调。舌质淡红，苔薄白，脉细弦。

中医诊断：经行腹痛。证型：肝郁血虚型。

西医诊断：原发性痛经。

治则：养血疏肝，调经止痛。

针刺治疗：选取关元、子宫、血海、地机、三阴交、合谷、太冲等穴，合谷、太冲行捻转泻法，余穴平补平泻，留针 30 分钟，每日 1 次，连续 10 次为一个疗程。

方药：痛经方加减：益母草 30g，柴胡、制香附、当归、怀牛膝、川续、杜仲、川楝子、川芎、赤芍、延胡索、阿胶、何首乌各 10g，丹参 20g，炙甘草 6g。6 剂，水煎服，每日 1 剂，服药期间忌食生冷、辛辣之品。

4 月 11 日二诊：患者服药 6 剂后，月经来潮，经行通畅，腹痛隐隐，故前方加大川芎、当归、丹参用量，川芎 12g，当归 15g，丹参 20g，嘱患者继续服用至经期结束。

4 月 20 日三诊：自诉经期服药后疼痛消失，故上方去川楝子，加党参 15g、白术 15g、黄芪 30g，以补益气血。半年后随访患者，痛经再无复发。

【按语】中医药治疗痛经有明显优势，在临床上应辨证灵活选用治疗方法，或针，或灸，或服用中药，或综合应用三种治疗方法。针灸配合中药内服对原发性痛经有较好的疗效，不仅镇痛作用明显，而且可以改善全身症状，调整内分泌及月经周期；对继发性痛经，运用针灸减轻症状后，应明确诊断，针对原发病治疗。一般在来潮前 5~7 日开始治疗，每日或隔日 1 次，直至经行停止。注意经期卫生，避免重体力劳动、剧烈运动和精神刺激，避免受凉和过食生冷。处于青春期的女子应消除经前恐惧心理，学习有关女性生理卫生知识。注意增强营养，补充维生素和矿物质。

月经先后无定期

一、概述

月经周期时间或提前或延后 7 天以上，连续 3 个周期以上者，称为月经先后无定期。本病主要是以月经周期或前或后，经期基本正常为特征。月经先后无定期若伴有经量增多及经期紊乱，常可发展为崩漏；伴有月经量减少，可发展为闭经，正如《景岳全书·妇人规·经脉类》云："轻则或早或迟，重则渐成经枯""崩漏不止，经乱之甚也。"月经先后不定期亦可因月经周期或前或后，排卵无规律性，造成女性不孕。本病相当于西医学排卵型功能失调性子宫出血病的月经不规则。青春期初潮后 1 年内及更年期月经先后无定期者，如无其他证候，可不予治疗。

二、辨证分型

（一）肾虚型

主症：月经先后无定期、量少或多，色淡红、质偏稀，伴头昏，腰酸，小便频数，夜寐欠佳。舌质淡红或干裂，舌苔少，脉细数或沉弱无力。

（二）肝郁型

主症：月经周期或先或后，经量或多或少，色正常或暗红，质稀或黏，有小血块，行而不畅，小腹胀痛，胸闷不舒，两乳作胀，或时作痛，精神抑郁，或烦躁易怒。舌苔黄白而腻，脉弦细。

（三）脾虚型

主症：经周期先后不一，量或多或少，色淡红，无血块，腹不痛，面色萎黄，头晕心悸，神疲乏力，腹胀矢气，大便易溏，经行大便秘溏，夜寐较差。舌质淡红，舌苔薄白腻，脉象细弱。

（四）血瘀型

主症：月经先后无定期，经量乍多乍少不定，经色紫暗，质黏有血块，小腹疼痛拒按，胸闷烦躁，口渴不喜饮。舌质淡紫，有瘀斑，脉象弦细或涩。

三、诊治思路

（一）中西医结合分清病因、辨别虚实

何教授认为治疗该病应结合西医学，确诊是否存在器质性病变，充分利用妇科彩超、内分泌检查等，排除器质性病变，西医的功能失调性子宫出血、多囊卵巢综合征、高泌素血症可表现为月经先后不定期，临床上治疗月经先后无定期以功能性为主；中医认为该病病机虚实夹杂，主要与肝、脾、肾功能失常，气血冲任失调，血海蓄溢失司密切相关，其病因多为肝郁、脾弱、肾虚等。肝、脾、肾三脏功能正常，脏腑安和，血海充盈，则经水自调；若肝、脾、肾三脏功能失调，肾气不足、精血不生，肝失疏泄、脾失运化、脾不统血，导致气血不和，冲任二脉损伤，从而发生月经周期紊乱。何教授临床求证多年，认为该病的发生不外乎内因、外因，重点把握脏腑、阴阳、气血、情绪的调和，身体平衡状态下治疗该病疗效甚佳，《景岳全书·妇人归·经脉类》记载："凡妇人血虚者，或迟或早，经多不调，此当察脏气，审阴阳，详参形证脉色，辨而治之，庶无误也。"

（二）调理气血、补肾填精

精、气、血是相互影响的，一方失常，三方都会受到影响，而月经是胞宫周期性、规律性的出血，其周期性的藏泄，是脏腑阴阳气血消长变化的结果。血为月经的物质基础，女子以气血为根本，"气为血之帅，血为气之母"，气血可以互生，肾藏精而主骨髓，为天癸之源，精髓是化生血液的先天之本，精既能化血，亦能化气。肾精充足，肾气亦充足，肾气又含肾阴肾阳，肾气充足则阴阳平衡，转化

自如，子宫藏泻有时，以致月经正常来潮。何教授在治疗上善用淫羊藿、旱莲草补益肝肾、滋阴养血，取二仙汤之意，助君药平调肾中阴阳，胞宫亦藏亦泻，在补的基础上，又配以丹参、仙鹤草疏通活血，使补无壅遏之弊；兼用调理气血的药物，用党参、川芎、当归、麸炒白芍等药物，补血养血不宜滋腻，遂加香附、乌药等，置于补益药中，达到补中有行、补而不滞之效。

（三）从肝论治、疏肝健脾补肾

肝藏血，主疏泄，对全身阴阳气血有重要的调节作用，肝脏喜条达恶抑郁，若肝气郁结，气机失调，日久不愈，则导致气血冲任失调，从而出现月经先后不定期，《傅青主女科·调经》中曰："妇人有经来续断，或前或后无定期，人以为气血之虚也……"而肝为肾之子，肝郁则肾亦郁。若肝主疏泄的功能正常则血海可以按时满溢，月经正常来潮，若情志抑郁，或愤怒伤肝，则肝气逆乱，疏泄太过或不及，导致冲任失调，血海满溢失常，则遂致月经周期异常，或前或后，时间不定。

何教授认为治疗难治性月经先后无定期应从肝着手，现代女性生活、工作压力较大，情绪影响波动大，容易导致肝气郁滞，肝郁化火可致月经先期，月经量多，崩漏等，常以丹栀逍遥散，佐以兼证而化裁。如月经先期加白薇、旱莲草、黄芩等清热之品，如月经量多，崩漏加地榆炭、仙鹤草、生地炭等止血固经，血止后，加养血固冲之品以调理月经周期。肝郁不舒常以柴胡疏肝散以疏肝解郁，活血理气，方中柴胡疏肝解郁，遂其曲直之性，助少量薄荷加强其舒达之功，当归、白芍养血以柔肝体；白术、茯苓、煨姜、甘草健脾和中，以实土御木侮。伴有痛经者加川楝子、醋延胡索、乌药、小茴香等暖胞活血调经；闭经者加三棱、莪术、泽兰等破血催经。在临床上运用四诊合参的中医基本原理，就肝气郁滞从不同的证型入手，达到畅情志、清肝热、利气血、和阴阳之效。

（四）远离外界环境干扰、隔离接触源头

随着社会的发展，自然环境的破坏，女性接触化学类物质较多，

如污染的食品、水果、一次性塑料制品；含有化学制剂的烫发、染发、美甲等物品，均可影响女性气血冲任功能紊乱。故在治疗期间务必做好沟通工作，隔离外界不良环境及化学物质的损害，预防发生月经病。同时针对不同病证，或扶益正气为主，或去除邪气为主，进行辨证论治。

四、针刺

主穴：双侧子宫穴、带脉穴、足三里、气海、四满、太冲、肾俞、三阴交、水泉。

配穴：肾虚型加关元、中极；肝郁型加间使、蠡沟、期门；脾虚型加脾俞、三阴交；血瘀型加血海、膈俞。

操作：双侧子宫穴、带脉穴、足三里穴用温针灸法，肾俞、三阴交、气海、四满平补平泻，余穴以常规操作为主，用泻法，每日1次，10次为一个疗程。

五、灸法

铺灸部位：关元穴区、背俞下穴区。

加减：肾虚型加腰骶穴区；肝郁型加期门穴区；脾虚型加背俞中穴区；血瘀型加血海穴区。

铺灸药方：调经散（柴胡、郁金、香附、益母草、黄芪、茯苓、白术、乌药、小茴香各100g，炙甘草60g）。

铺灸药方加减：肾虚型加杜仲、怀牛膝各100g；肝郁型加佛手、白芍各100g；脾虚型加党参100g；血瘀型加蒲黄、五灵脂各100g。

铺灸方法：常规消毒后，蘸姜汁擦拭穴区施灸部位，并均匀撒铺灸药粉覆盖在姜汁擦拭过的皮肤上。再将姜泥拍成饼置于药粉之上，厚约0.5cm，长度和宽度与药粉同。然后将艾绒制成高、宽各约5cm，上窄下宽的艾炷，置于姜饼之上，分多点位点燃，令其自然燃烧。待患者有灼热感或不能忍受时，去掉燃烧的艾炷，更换新艾炷。最后去净艾炷，保留药粉与姜饼，以纱布及胶布固定。待没有温热感时，去掉所有铺灸材料，灸疗完成。每位患者行仰卧位或俯卧位铺灸。前后穴区交替使用，每日 1 次，每次 3 壮，留灸 1 小时，治疗 10 天为一个疗程，疗程间休息 2 天。

六、中药

处方：调经方。

组成：柴胡 10g，香附 10g，益母草 30g，黄芩 10g，炒白芍 15g，当归 10g，熟地 10g，山茱萸 10g，淫羊藿 30g，旱莲草 20g，炒白术 10g，茯苓 15g，黄芪 30g，阿胶 10g，炙甘草 6g。

加减：肾虚型加杜仲、牛膝；肝郁型加香橼、佛手；脾虚型加党参、白术；血瘀型加桃仁、红花。

方义：柴胡、黄芩为肝胆之引经药，能开气分之结，泄气分之热；当归、白芍补肝血养脾阴；熟地、山萸肉补肝肾，利血脉；桑寄生、牛膝补肝肾强筋骨，逐瘀通经，促进经血畅行；白术、茯苓祛湿健脾，阻断生痰之源；益母草为妇科经产要药，活血、破血、调经；黄芪配阿胶，补气摄血兼益气生血。

七、典型案例

张某，女，23 岁，初诊日期：2011 年 2 月 10 日。

主诉：月经周期不规律 1 年，伴小腹疼痛 1 月。

现病史：患者自述近一年月经周期紊乱，经期初来小腹隐痛，伴乳房胀痛，周期 20~40 天不等，每次经期 2~5 天，色正常。为求系统治疗前来我科就诊。

症见：小腹坠胀疼痛，伴有腰部酸困，月经量少，末次月经 2 月 3 日。舌质偏暗苔白腻，脉沉细。

中医诊断：月经不调。证型：肝郁脾虚。

西医诊断：月经先后不定期。

治则：疏肝解郁，养血健脾。

方药：以调经方加减：党参 10g，白术 15g，茯苓 10g，黄芪 15g，熟地 10g，山茱萸 10g，桑寄生 20g，牛膝 10g，丹参 20g，益母草 30g，香附 10g。7 剂，每日 1 剂，日 2 次，嘱其下次月经来潮时复诊。

药物铺灸治疗：选取关元穴区、背俞下穴区、期门穴区。药物以调经散加佛手、白芍、党参各 100g，按铺灸方法操作，一日 1 次，7 次为一个疗程。

复诊：患者自诉经量如常，伴有小血块，小腹仍疼痛，无腰痛，在原方基础上加减：去桑寄生、山茱萸，加延胡索 10g、川楝子 10g、艾叶 10g，继服 10 剂。同时配合药物铺灸，持续半年。

治疗 3 个周期后患者小腹疼痛的症状明显改善，基本无复发，无乳房胀痛，月经周期偏于规律，时间 25~35 天，继续药物铺灸治疗 3 个周期，患者自诉月经周期规律，无小腹疼痛及乳房胀痛。随访一年无复发。

【**按语**】西医治疗月经先后不定期以激素疗法为主，中医则在辨证论治的基础上，综合多种疗法进行治疗，既体现了中医传统治疗的特色，也不破坏机体原有的生理平衡。针灸对功能性月经不调有较好的疗效。如是生殖系统器质性病变引起者应采取综合治疗措施。把握治疗时机有助于提高疗效，一般多在月经来潮前 5~7 天开始治疗，行经期间停针。注意生活调养和经期卫生，嘱咐患者保持畅情志、慎起居，规律作息，调饮食忌辛辣刺激，避免房劳多产，使气血冲任舒达，肝肾功能正常，则月经可如期而至。

子宫肌瘤

一、概述

子宫肌瘤又称子宫平滑肌瘤，由子宫内平滑肌细胞和部分纤维结缔组织增生分化而成。是女性生殖器常见良性肿瘤，好发于 30~50 岁妇女。临床主要表现为：经期延长，经量增多，下腹包块，白带增多，腰痛，下腹部坠胀感。继发症状有贫血、习惯性流产，甚至不孕。需结合超声、诊刮、子宫镜检等辅助性检查方可确诊。子宫肌瘤的病因尚不明确，可能与机体内分泌失调有关。子宫肌瘤当属中医"癥瘕"范畴。

二、辨证分型

（一）气滞证

主症：小腹有包块，积块不坚，推之可移，时聚时散，时感疼痛，痛无定处，小腹胀满，胸闷不舒，精神抑郁，月经不调。舌红苔薄，脉沉弦。

（二）血瘀证

主症：小腹有包块，积块不坚，推之不移，疼痛拒按，肌肤少泽，口干不欲饮，月经延后或淋漓不断，面色晦暗。舌紫暗，苔厚而干，脉沉涩有力。

（三）痰湿证

主症：小腹有包块，按之不坚，或时作痛，带下量多色白质黏稠，胸脘痞满，时欲呕恶，经期延后，甚或闭而不行。舌淡胖，苔白腻，脉弦滑。

（四）热毒证

主症：小腹有包块，拒按，小腹或少腹及腰骶部疼痛，带下量多，色黄或五色杂下，可伴经期提前或延长，经血量多，经前腹痛加重，烦躁易怒，发热口渴，便秘溲黄。舌红苔黄腻，脉弦滑数。

三、诊治思路

（一）气血亏虚为本，瘀血痰湿为标

子宫肌瘤是女性生殖道最常见的一种良性肿瘤，由子宫平滑肌组织及纤维结缔组织组成，属中医学"癥瘕"范畴。何教授通过多年的临床观察，发现大多数子宫肌瘤的患者，其舌质淡暗、舌体胖大、舌边有齿痕，脉多沉细或细弦，此乃气虚之征。而月经量多是子宫肌瘤最常见的症状，且伴有头晕无力、小腹下坠、气短懒言等一派气虚证候，因患者长期失血，气随血耗所致；癥瘕日久，正气本虚，复因患者长期失血，阴血亏虚，气随血耗，又加重气虚，气虚无力行血，又

加重血瘀，使瘀结更甚，如此反复，终致虚实错杂。因此，气虚血瘀是子宫肌瘤的重要发病机制，本虚标实为其特点。正如清代李用粹《证治汇补》中言："壮实人无积，虚人则有之……痰夹血液凝结而成。"

《丹溪心法》谓："凡人身上中下有块者，多是痰。"脾胃虚弱，无力运化水湿，可产生痰、湿等病理产物，阻碍气血的运行，日久可形成痰瘀互结，一旦痰湿下注冲任，与瘀血胶结于胞宫，即可导致子宫肌瘤。子宫肌瘤患者带下量多，色白，质稀或稠，或在月经近净时或刚净后出现阴道排液，或血水交融，伴有躯肢肥满，脘痞多痰，带下如涕，舌苔腻浊，均属痰湿瘀血互结所致。

癥瘕初起多以实证为主，治疗当以祛邪为主，正如《血证论》曰"故凡血症，总以祛瘀为要"。现代研究也表明，通过中药活血化瘀的治疗，能改善胞宫血液循环，促进肿瘤消散和吸收。然正虚是本病的重要病机，癥瘕日久，瘀血内结，血不归经，常可致暴崩不止或淋漓漏下或崩闭交替，日久则致气虚、血虚，甚则气血两虚。可见子宫肌瘤的生长发展也是不断损伤正气的过程。《医宗必读》谓之曰："积之成也，正气不足，而后邪居之。"因此在投药之时当以祛邪为主，但不宜过度攻伐。正如明代王宇泰所言："夫瘕者，坚也，坚则难破，非一日之功，若期速效，投以峻剂，反致有误。"因此治疗一方面活血化瘀、软坚散结促使瘤块消失；另一方面要调整脏腑功能，调理气血冲任，调动机体防御机制，达到扶正祛邪的目的。武之望《济阴纲目·积聚癥瘕门》云："善治癥瘕者，调其气而破其血，消其食而豁其痰，衰其大半而止，不可猛攻峻施，以伤元气。宁扶脾胃正气，待其自化。"

（二）宫寒不去，"癥瘕"不消

何教授认为气血亏虚为发病首要原因，而宫寒乃发病之根，与产后关系最为密切，《妇科玉尺》卷六曰："积聚癥瘕者，本男女皆有之病，而妇人患此，大约皆胞胎生产，月水往来，血脉精气不调，及饮食不节，脾胃亏损，邪正相侵，积于腹中之所生。"因产后胞宫受损，瘀血存内，且胞宫位居下焦阴湿之地，最易感受寒湿之邪，《诸病源候论》言"风冷之气客于胞络"，湿为阴邪，其性重浊黏滞，寒湿相并，与血相互搏结，阻滞冲任之脉，血流缓慢，停蓄胞宫，日久则成癥瘕。正如《灵枢·水胀》中说："石瘕生于胞中，寒气客于子门，子门闭塞，气不得通，恶血当泻不泻，衃以留止，日以益大，状如怀子，月事不以时下。"而胞宫生理功能正常与否与脏腑、经络、气血有极为密切的联系，通过冲、任、督、带脉与十二经脉、脏腑联络，"胞络者，系于肾""胞脉者属心而络于胞中"，肝、脾、肾三脏通过冲任起于胞中的联系作用，与胞宫有间接的联系。胞宫发生病变，可引起脏腑经络功能的失调，因此宫寒不去，"癥瘕"难除。

故在治疗上，针法可局部取中极、关元、曲骨、子宫穴，而关元为任脉要穴，有培元固本之效，从解剖部位看，关元位于女性的子宫和卵巢附近，此处分布有大量的神经丛和神经节，支配腹腔和盆腔内所有的脏器和血管。因此，通过对穴位局部的温通针法刺激，有利于子宫、卵巢的血液循环，从而达到暖宫散寒、化瘀散结的治疗作用。灸法取关元穴区、命门穴区以补肾温阳，其中命门穴属奇经八脉之督脉，整个人体的生命活动都由它激发和主持，在男子能藏生殖之精，在女子则紧密联系胞宫，对两性生殖功能有重要影响。相关研究发现，通过艾灸命门穴后，温度沿经传导，督脉线整体温度升高，督脉循经红外辐射轨迹显得更为清晰和规整；中药则重用小茴香、乌药、肉桂、附子以暖胞宫。

（三）疏肝理气，调理冲任

何教授认为，情绪对子宫肌瘤的形成有重要的影响，现代人生活、工作压力增大，情志不畅是导致本病的重要原因之一。《妇科玉尺》云："妇人积聚之病……皆血之为，盖妇人多郁怒，郁怒则肝伤，而肝藏血者也，妇人多忧思，忧思则心伤，心肝既伤，其血无所主则妄溢……离其部分，或遇六淫，或感七情，血遂瘀滞，而随其所留脏腑，所入经络，于是而百疾作。"患者心情抑郁、焦虑，会导致体内激素分泌紊乱，极易使雌激素水平异常增高，导致子宫肌瘤发生、生长速度加快。国外大量研究表明，子宫肌瘤瘤体雌激素受体含量与子宫肌瘤的生长速度成正比，雌激素还可刺激子宫肌瘤的增生。

肝主藏血，冲为血海，二者共同蓄藏血液而不可分割，血液的运行又有赖于肝的疏泄。当肝的气化功能正常，人体的一部分气血才会汇集于冲脉，调节十二正经的气血运行，使血海中的一部分气血有时、有序、有度地输送到胞宫，从而保证妇女特殊的生理活动，叶天士《临证指南医案》认为"八脉隶乎肝肾""肝肾内损，延及冲任奇脉"。此外，肝经与任脉交会于曲骨穴，若肝气郁结，气滞血行不畅，滞于冲任胞脉，结块积于小腹，聚散无常，而成癥疾，"任脉为病，男子内结七疝，女子带下瘕聚"。故治疗上，立疏肝解郁之法，除运用柴胡、香附、枳壳、青皮等疏肝解郁、调肝理气、行气散结、调理冲任的药物之外，还要重视调摄情志，对患者进行心理疏导，减轻其精神压力，改善不良情绪，使气血调畅、脏腑调和，有助于提高治疗效果。

（四）善于总结经验用穴

何教授临证善于总结用穴经验，运用八髎穴治疗子宫肌瘤取得较好的临床疗效。八髎穴具有强腰补肾、调理冲任、调经理气、行血散瘀等作用，历来在治疗妇科疾病中占据着重要地位，是针灸治疗本病的常用穴位之一。本穴组在腰阳关和会阳之间，邻近胞宫，穴下分布有 S1~4 骶神经，骶神经是含有躯体感觉、运动及副交感神传入和传出的混合型神经，刺激后可以协调盆底部肌肉节律性收缩舒张运动，改善盆底肌群肌肉痉挛，从而改变胞宫的血流、分子、免疫等状态，对寒凝、气滞而血瘀的妇科疾病具有非常显著的效果，从而达到调理胞宫的作用。冲脉、任脉和督脉都起于胞宫，督脉主一身阳气，任脉主一身之血，冲脉则为经脉之海，五脏六腑都要靠它们支配。所以，八髎穴乃支配盆腔内脏器官的神经血管汇聚之处，是调节人一身的气血的总开关。而且八主坤卦，坤为腹，腹部里的脾胃也是坤所主，所以调八髎穴的同时对振奋脾阳起到了关键的作用，肌瘤里面包含脂肪组织，脂肪为肉，肉属土，凝结成块的寒土，得到阳气的温煦，就会松软，这就是八髎穴的重要意义。

其次，三阴穴是何教授治疗妇科病的经验效穴，即夹阴1、夹阴2、重阴穴。夹阴穴位于小腹部，其下有卵巢、输卵管，"腧穴所在，主治所在"，故可调理小腹部不适。足厥阴肝经循股阴入毛中，环阴器，抵小腹，故夹阴穴属于肝经所主，可疏利肝经经气，足厥阴肝经主治妇科、前阴病。女子以血为用，肝疏利肝气调畅气机，以促进气血运行；"经脉所过，主治所及"，故调理肝经气血运行可疏通经脉、促进疾病康复。任、督、冲脉同起于胞中，出于会阴而异行，任脉行于腹部正中，重阴穴位于盆腔底部，会阴穴与大阴唇之间，处于任脉循行线上，任脉为阴脉之海，调理人体生殖功能、妇科疾患。重阴穴深部有动、静脉分支及会阴神经的分支，夹阴1和夹阴2深部为髂内动静脉和髂腹股沟神经，而髂内动脉分支主要供应子宫、输卵管、卵巢，故针刺三阴穴，一则可调节支配子宫、输卵管、卵巢血液循环，二则调节、整合了支配盆腔脏器的髂腹股沟神经及会阴神经。

四、针法

主穴：八髎穴、三阴穴、关元、子宫、三阴交。

操作：嘱患者侧卧位，取直径0.30mm、长25~50mm毫针，局部常规消毒后，关元、子宫实施温通手法，以补益胞宫；八髎穴深刺，使针感直达胞宫，且会阴收缩；三阴交平补平泻。起针后针刺三阴穴，捻转刺激后不留针。

配穴：气滞加膻中、太冲；血瘀加血海、膈俞；痰湿加中脘、丰隆；热毒加曲池、合谷。

五、灸法

铺灸部位：关元穴区、夹脊下穴区。

加减：气滞加太冲穴区；血瘀加夹脊中穴区；痰湿加中脘穴区。

铺灸药方：消癥散（柴胡、郁金、香附、皂角刺、制鳖甲、蒲黄、五灵脂、制川乌、小茴香各 100g，炙甘草 60g）。

铺灸方法：常规消毒后，蘸姜汁擦拭穴区施灸部位，并均匀撒铺灸药粉覆盖在姜汁擦拭过的皮肤上。再将姜泥拍成饼置于药粉之上，厚约 0.5cm，长度和宽度与药粉同。然后将艾绒制成高、宽各约 5cm，上窄下宽的艾炷，置于姜饼之上，分多点位点燃，令其自然燃烧。待患者有灼热感或不能忍受时，去掉燃烧的艾炷，更换新艾炷。最后去净艾炷，保留药粉与姜饼，以纱布及胶布固定。待没有温热感时，去掉所有铺灸材料，灸疗完成。每位患者行仰卧位或俯卧位铺灸。前后穴区交替使用，每日 1 次，每次 3 壮，留灸 1 小时，治疗 10 天为一个疗程，疗程间休息 2 天。

六、中药

处方：子宫肌瘤方。

组成：柴胡 10g，郁金 10g，香附 10g，益母草 30g，丹参 20g，当归 10g，桃仁 10g，红花 10g，莪术 10g，制鳖甲 10g，生地黄 10g，川芎 10g，赤芍 10g，枳壳 10g，牛膝 10g，白花蛇舌草 10g，皂角刺 10g，路路通 10g，王不留行 10g，穿山甲 10g。

加减：气滞加青皮、延胡索；血瘀加三棱、莪术；痰湿加白术、茯苓、泽泻；湿热加苍术、黄柏、薏苡仁。

方义：桃仁、红花以活血祛瘀止痛；川芎、赤芍助桃仁、红花活血祛瘀；牛膝活血通经、祛瘀止痛、引血下行；丹参活血调经、凉血祛瘀助桃红活血；制鳖甲、穿山甲软坚散结、活血消癥；莪术破血消癥；子宫肌瘤的形成与胞宫之恶血，当泻不泻，久积而成，故用皂角刺、路路通、王不留行相配合，意在活血调经，使恶血得泻；当归、生地黄养血益阴、清热活血；枳壳主降，意在引药下达胞宫；情志是发病的主要因素，用柴胡、郁金疏肝解郁；香附、益母草疏肝活血调经，甘草调和诸药。全方攻补兼施，寓攻于补，从而可消癥散结，免伤正气，不留余患。

七、典型案例

患者，女，42 岁。初诊日期：2006 年 10 月 20 日。

主诉：经量增多 2 年余。

现病史：患者自述月经提前，量多，有血块，伴有下腹部胀痛及腰背困痛，平时少腹有下坠感。曾用丙酸睾酮 2 个多月，用药时经量减少，停药如故。末次月经 9 月 26 日。现来门诊求治。

症见：经量增多伴血块，色暗，夜寐差，梦多，饮食可，二便调。舌红苔暗，脉沉细。

辅助检查：B 超检查示子宫 8.8cm×6.0cm×6.6cm，前壁可见 2.4cm×1.5cm×1.5cm，2.0cm×1.0cm×15cm 两处团状低回声。提示：子宫肌瘤。妇科检查：外阴、阴道、宫颈、附件未见异常，宫体前位，子宫如 50 天妊娠大，质偏硬，活动度好，无压痛。

中医诊断：癥瘕。证型：气滞血瘀兼有肾虚。

西医诊断：子宫肌瘤。

治则：宜攻补兼施，以消瘕散结、活血补肾为主。

方药：桃仁、三棱、莪术、当归、穿山甲、皂角刺、香附、怀牛膝、枳壳、赤芍、柴胡各 10g，甘草 6g。10 剂，每日 1 剂，水煎分服 2 次。

11 月 1 日二诊：述其 10 月 25 日月经来潮。量多、有块，6 天经净，腹痛、腰痛有所减轻。继用前方 10 剂，水煎分服

11 月 27 日三诊：述 11 月 25 日月经来潮，经量较前明显减少，色红、无血块、腰背及腹痛明显减轻，小腹下坠感缓解，舌红、苔白、脉沉。前方加鸡血藤 15g，10 剂，水煎分服。

2007 年 1 月 3 日四诊：诸症消失，B 超复查提示前壁肌瘤变薄变小。前方去三棱、莪术，加党参 25g，白芍 15g，嘱其再服 10 剂，半年后来医院复查，月经规律，诸证悉除。B 超复查，子宫正常，肌瘤消失。

【按语】中药治疗子宫肌瘤有一定疗效，因为中药能疏通经络，理气化滞，活血化瘀，使子宫肌瘤过度增长的不成熟细胞分化瓦解，

吸收变成代谢产物，排出体外，从而促使肌瘤停止发育，萎缩消失；其次，中药治疗较小的子宫肌瘤疗效肯定，具有手术治疗达不到的效果、更适用于未婚女青年和已婚未孕的年轻妇女子宫肌瘤患者，而且实践证明，中药配合针灸治愈的子宫肌瘤患者远期疗效也比较满意。

子宫脱垂

一、概述

子宫脱垂是指子宫从正常位置沿阴道下垂、脱出子宫外口达坐骨棘水平以下，甚至子宫全部脱出阴道外口的疾患。子宫脱垂常合并有阴道壁膨出。属中医学"阴挺"，又称"阴痿""阴脱""阴菌"等，俗称"吊茄子""痕葫芦"等。西医学称为子宫脱垂、阴道壁膨出等，以劳动、气虚妇女多见，如在劳动量较重的山区、丘陵地带，多为已婚多产者，也可见于营养不良、腹压增加的人。

二、辨证分型

（一）气虚下陷

主症：自觉有物下垂或脱出阴户之外，小腹及会阴部有下坠感，动则加重，面色少华，神疲气短，倦怠乏力，小便频数，带下量多、色淡、质稀。舌淡，苔白，脉缓弱。

（二）肾虚不固

主症：子宫下移，或脱出阴道口外，日久不愈，腰膝酸软，头晕耳鸣，小腹下坠，小便频数，夜间尤甚，带下质稀。舌淡红，脉沉弱。

（三）湿热下注

主症：子宫下移，或脱出阴道口外，红肿灼热，或已溃烂，小腹下坠，带黏色黄，口干烦热，小便短赤，大便干结。舌苔黄腻，脉滑数。

三、诊治思路

（一）查明病因，对症施治

肾藏精，主生殖，化生天癸，肾精和肾气是人体生长发育和生殖的根本，肾在功能上与子宫有密切的联系。《素问·奇病论篇》谓"胞络者系于肾"，说明肾与子宫有直接的经络联系。脾气主升，脾气上升能起到维持内脏位置稳定、防止其下垂的作用。若脾气虚，无力升举，则内脏下垂。总之，肾为生气之根，脾为生气之源，所以脾、肾对子宫脱垂的影响显而易见，即脾肾气虚，中气下陷，进而引起带脉失约，冲任不固，无力维系胞胎，使子宫脱垂。临床上，子宫脱垂患者大多为年老体虚，肾阴亏损。《景岳全书·妇人规》中说："妇人阴中突出如菌、如芝，或挺出数寸，谓之阴挺。此或因胞络损伤，或因分娩过劳，或因郁热下坠，或因气虚下脱，大都此证。当以升补元气，固涩真阴为主。"

子宫脱垂重症患者可出现压力性尿失禁，随着膨出的加重可发生排尿困难，极易并发尿路感染及子宫糜烂，表现为湿热淋证或赤白带下。《医宗金鉴·前阴诸证门》："妇人阴挺，或因胞络伤损，或因分娩用力太过，或因气虚下陷，湿热下注。"故阴挺的中医病机除"气虚下陷"，间或有"下焦湿热"。因此在治疗上，本着"虚者补之，陷者举之，脱者固之"的原则，治以补中益气、升阳举陷为主。气虚者着重益气升提，肾虚者着重补肾固涩。如兼有湿热，则宜补益中气佐以清利；若湿热偏盛，又当急则治标，先清热利湿，以治其标，继用升提固涩，以治其本；伤损者则应及时修补创伤，并佐以益气养血、生肌疗伤之品以治之。治疗方法上，除采用中药口服外，尚需配合外治疗法，尤其是Ⅱ、Ⅲ度脱垂者，必要时需采用手术治疗。

子宫脱垂的发病原因多端，然究其病机根本总不离"气血虚弱，升举无力"，正如元代朱丹溪所云"妇人产子后，阴户中下一物，如合钵状，有二歧……此子宫也，必气血弱而下坠"。历代医家据此病因病机，将"益气升陷法"确立为治疗本病的根本大法，如明代薛立斋曰"阴挺下脱，当升补元气为主"，明确指出以"升补元气"为主治疗本病。清代傅青主曾立有专方"补气升肠饮"以专治本病。何教授在继承前人经验的基础上，通过长期临床实践观察，发现本病发生过程中尚有"邪实"与"正虚"的不同，子宫脱垂虽以正虚为本，但临床上因虚致实、虚实夹杂者并不少见，故治疗时绝不可脱离"补虚泻实"的基本治则，切勿一味蛮补，而应遵循仲景"观其脉证，知犯何逆，随证治之"的法则辨证论治。

（二）胞宫寒冷是不可忽视的因素

隋代巢元方在《诸病源候论·妇人杂病诸候四·阴挺出下脱候》云："胞络伤损，子脏虚冷，气下冲则令阴脱出，谓之下脱。"何教授临床发现，胞宫寒冷是引起子宫脱垂不可忽视的因素之一。

故在治疗上，针法可局部取中极、关元、曲骨、子宫穴，而关元为任脉要穴，有培元固本之效，从解剖部位看，关元位于女性的子宫和卵巢附近，此处分布有大量的神经丛和神经节，支配腹腔和盆腔内所有的脏器和血管。因此，通过对穴位局部的温通针法刺激，有利于子宫、卵巢的血液循环，从而达到暖宫散寒、益气升提的治疗作用。药物铺灸疗法所选腰脊穴区、骶脊穴区、关元穴区位于病变部位附近，施灸部位下有相应的神经与动静脉分布。骶脊穴区适对子宫所处的解剖位置；艾灸此穴区可调节相应的神经血管功能，改善局部血液循环，促进子宫黏膜下层组织和子宫括约肌及周围支持组织功能恢复；腰脊穴区、关元穴区为督、任二脉经脉循行所过部位，艾灸此二穴区可充实肝肾之气，疏调胞宫部气血，增强胞宫约束功能，从而起到升提收敛之功。铺灸腰骶夹脊穴及任脉诸穴，既发挥了腧穴的治疗作用，又有灸疗之升阳举陷、调理冲任、固摄胞宫之效。中药黄芪、升麻、肉桂、五倍子、菟丝子，益气升阳、补肾固脱之功。三法合力，扶正祛邪，以治本虚标实之候，故能奏效。

（三）重视针刺手法应用

针刺手法是影响针灸疗效的关键因素之一。选取百会，向后斜刺0.3~0.5寸，施捻转补法1分钟；气海、维道直刺1.5~2寸，施提插补法令胀感传至会阴；中极直刺1.5~2寸，施平补平泻法；曲骨向下斜刺 1~2 寸，施提插泻法 1 分钟，受术者腹部有抽动感为佳；腰骶夹脊穴针尖向下斜刺 1.5~2 寸，施以平补平泻针法；三阴交直刺 1 寸，施提插补法 1 分钟。

腰骶夹脊穴主治下焦疾患，通过调整脊神经可减轻腹压，增强子宫平滑肌收缩力与筋膜、韧带的张力；百会位于巅顶，属于督脉，督脉起于胞宫，上行至巅顶交会诸阳经，有升阳举陷、固涩胞宫作用；维道位于腰腹，交会于带脉，能维系与约束冲、任、督、带诸脉，固摄胞宫；三阴交调肝、脾、肾，维系胞脉。根据辨证配脾俞、归来、足三里宜健脾益气、升举胞宫；配肾俞、太溪补益肾气，升提胞宫；配中极、阴陵泉、蠡沟清热利湿，兼顾胞脉。

四、针刺

主穴：腰 1~4 与骶 1~2 夹脊穴、百会、气海、关元、维道、三阴交。

操作：百会，向后斜刺 0.3~0.5 寸，施捻转补法 1 分钟；气海、维道直刺 1.5~2 寸，施提插补法令胀感传至会阴；中极直刺 1.5~2 寸，施平补平泻法；曲骨向下斜刺 1~2 寸，施提插泻法 1 分钟，受术者腹部有抽动感为佳；腰骶夹脊穴针尖向下斜刺 1.5~2 寸，施以平补平泻针法；三阴交直刺 1 寸，施提插补法 1 分钟。

配穴：气虚下陷配气海俞、关元俞，针用补法；肾虚不固配肾俞、太溪，针用补法；湿热下注配中极、阴陵泉、蠡沟，针用泻法。

五、灸法

铺灸部位：腰脊下穴区、关元穴区。

加减：气虚下陷配腰脊中穴区；肾虚不固配骶背穴区；湿热下注配胃肠穴区、三阴交穴区。

铺灸药方：升举脱垂散（黄芪、升麻、肉桂、五倍子、菟丝子各 100g）。

铺灸方法：患者先取俯卧位，暴露背部，蘸姜汁擦拭上述胸 7~12 夹脊穴，腰 1~5 夹脊穴区，在施灸部位均匀撒中药散末覆盖局部皮肤，厚约 0.2cm，其中胸夹脊穴区长约 4cm，宽约 1cm，腰夹脊穴区长约 3cm，宽约 1cm。将姜泥置于药末之上，厚约 0.3cm，再于姜泥之上置一上窄下宽的艾炷，点燃令其燃烧，待有温热感时更换新艾炷。铺灸完成后，去掉燃烧的艾炷，保留药末与姜泥，以胶布固定，待无热感时去掉所有铺灸材料。再令患者取仰卧位，肢体放松，分别取关元、子宫、气海、中脘施灸，蘸姜汁擦拭上述穴区，在施灸部位均匀撒中药散末覆盖局部皮肤，厚约 0.2cm，将姜片置于药末之上，厚约 0.2cm，再于姜片之上置一圆锥形的艾炷，点燃令其燃烧，待有温热感时更换新艾炷。施灸部位的长度及宽度根据所选穴区而定，施灸后保留姜片和药末，以胶布固定，待无热感后去掉所有铺灸材料。隔日施灸 1 次，每次 3~5 壮，7 次为一个疗程。

六、中药

处方：补中益气汤。

组成：黄芪 30g，升麻 10g，党参 10g，炒白术 10g，当归 10g，陈皮 10g，柴胡 10g，炙甘草 6g，淫羊藿 10g，仙茅 10g。

加减：气虚下陷加鹿角霜 10g、益智仁 20g；肾虚不固加山药 20g、熟地 10g、山萸肉 10g，淫羊藿加至 30g；湿热下注加四妙散。

方义：方中黄芪味甘微温，入脾肺经，补中益气，升阳固表，故为君药；配伍人参、炙甘草、白术，补气健脾为臣药；当归养血和营，协人参、黄芪补气养血；陈皮理气和胃，使诸药补而不滞，共为佐药；少量升麻、柴胡升阳举陷，协助君药以升提下陷之中气，共为佐使；炙甘草调和诸药为使药。

七、典型案例

患者，女，48 岁。初诊日期：2016 年 2 月 8 日。

主诉：间断性阴道有物脱出 4 年。

现病史：患者于 4 年前无明显诱因自觉阴道有物脱出，增加腹压时可触及，同时伴有阴道内疼痛，无分泌量增多、无异味，休息后症状略有缓解，半年前劳累过度自觉症状更加明显，遂来门诊诊治。患者平素月经规律，量适中、色暗红，15 岁初潮，周期 5/30 天，末次月经 2016 年 1 月 4 日，经期无腹痛无血块。

症见：小腹坠胀，腹部冰凉，腰部酸软无力，身倦体乏、纳差，小便频数，色黄，舌淡苔白腻，脉细数。

中医诊断：阴挺。证型：肾虚型。

西医诊断：Ⅱ度子宫脱垂。

治则：温肾固脱，升阳举陷。

方药：用补中益气汤加减：黄芪 30g，升麻 10g，党参 10g，炒白术 10g，当归 10g，陈皮 10g，柴胡 10g，炙甘草 6g，仙灵脾 10g，仙茅 10g，山药 20g，熟地 10g，山萸肉 10g，桂圆 10g，淫羊藿 30g，泽泻 10g。共 15 剂，一日 1 剂，一日 2 次。

药物铺灸：以升举脱垂散加仙茅、淫羊藿、鹿角胶各 50g。嘱患者先取俯卧位，暴露背部，灸胸 7~12 夹脊穴，腰 1~5 夹脊穴区，后取仰卧位灸关元、子宫、气海、中脘，按操作方法进行。每日 1 次，每次 3~5 壮，补法，留灸 1~3 小时，7 次为一个疗程，治疗期间勿劳累、受风、受凉。

二诊：患者自觉阴道无明显疼痛，脱出之物用力大便时可随气下而脱出，休息后可回纳，小腹稍有坠胀，药物铺灸期间患者自觉腰腹部症状缓解明显，小便次数较前明显减少，色正常。继续药物铺灸 1 疗程。方药中去泽泻、淫羊藿，加大党参量为 15g，炒白术 20g，继服 10 剂后，患者自觉小腹坠胀基本消失，阴道脱出已回纳，身体无其他不适。

三诊：患者口服中药日久，自觉难以入口，调整治疗方案针刺以巩固疗效，针灸选穴：双侧子宫穴、带脉穴、百会、气海、归来、三阴交、命门。操作：常规消毒后针刺，平补平泻为主，百会可用温针灸法，每次留针 30 分钟，每日 1 次，治疗直至小腹坠胀完全消失。

【按语】子宫脱垂是产后妇女常见病，中医中药治疗本病具有明显的优势和疗效。针灸药对Ⅰ、Ⅱ度子宫脱垂疗效较好，对Ⅲ度子宫脱垂疗效欠佳，应采取中西医结合的方法治疗。同时治疗时应积极治疗便秘，以减轻腹压，注意休息，忌劳累，不宜久蹲与提重物，指导患者配合呼吸做收腹提肛运动，对于病程长，反复发作，保守治疗无效或病情严重者，可选择适当的手术方式治疗。

第四节 儿科病证

小儿脑性瘫痪

一、概述

小儿脑性瘫痪又称小儿大脑性瘫痪，俗称脑瘫，是指从出生后一月内脑发育尚未成熟阶段，由于非进行性脑损伤所致的以姿势各运动功能障碍为主的综合征，是小儿时期常见的中枢神经障碍综合征，病变部位在脑，累及四肢，常伴有智力缺陷、癫痫、行为异常、精神障碍及视觉、听觉、语言障碍等症状。本病在中医属于"五迟""五软""五硬""痿证"的范畴。

二、辨证分型

（一）肝肾不足型

主症：肢体瘫软，智力低下，生长发育迟缓，筋脉拘禁，屈伸不利，急躁易怒或多动秽语。舌红，脉弦或弦细。

（二）脾胃虚弱型

主症：四肢痿软，手不能动，足不能立，咀嚼乏力，口开不合，舌伸外出，涎流不禁，面色萎黄，神情呆滞，反应迟钝，少气懒言，肌肉消瘦，四肢不温。舌淡，脉沉细。

三、诊治思路

（一）内外合因

病因不外乎先天因素和后天因素两个方面。先天因素如孕前父母吸烟饮酒、罹患疾病、服用药物，胎元异常包括宫内感染、宫内窘迫、胎盘功能不良、胎儿发育迟缓、产钳分娩、产时损伤等；后天因素如后天调养不当，或出生时感风受寒、邪毒入侵。

（二）病位在脑，与脏腑相关

病位在脑，涉及心、肾、肝、脾，尤以心肾二脏病变为多见，也与督脉密切相关。脑居于颅内，由髓汇聚而成。脑为"髓海"。《灵枢·海论》说："脑为髓之海，其输上在于其盖，下在风府。"《素问·五脏生成篇》说："诸髓者，皆属于脑。"脑为"元神之府"，是生命的枢机，主宰着人体的生命活动。脑主宰人的精神活动，包括认知活动、情感活动与意志活动。髓海充盈，脑的功能正常，脏腑组织在其主宰和调节下，各司其职，协调配合，则身体健康，意识清楚、语言清晰、感觉灵敏，反之则生命活动障碍而生百病。中医脏象学说以五脏为中心的整体观，又以心为主导。心为君主之官，人的精神活动总归于心，称之为"心藏神"，五脏又称之为"五神脏"，分别主司魂、神、意、魄、志。脑的功能虽分属五脏，但与心、肝、肾三脏关系更加密切。因为"心为五脏六腑之大主，精神之所舍"，虽五脏皆藏神，但都在心的统率下发挥作用。肝主疏泄、调畅情志。肾藏精，精化为髓，精髓汇集为脑。脑的功能与五脏有关，而主要与心、肝、肾三脏关系密切。督脉循行于人体背部正中，总督一身之阳，为阳脉之海，"阳气者，精则养神，柔则养精"。督脉起始于小腹内行于脊里正中，上至风府，入于脑，上头顶，前后与任脉、冲脉相通，与足太阳膀胱经、足少阴肾经相合，联系心、肾、脑。故其病机为肾之精气不足，气血亏虚，心肝脾肾虚亏不足，以致脑髓失于充养。

（三）重视时机，提倡早期治疗

早发现、早预防、早治疗对疾病的康复及预后关系密切。本病于婴儿期起病，多于3~6个月后出现症状，少数患儿出生后即有异常，由于发病的特殊年龄阶段，家长不能正确区分为疾病表现还是生长发育过程表现，故不能及时发现，以致延误治疗。《育婴家秘》言："预养以培其元，胎养以保其真，蓐养以防其变，鞠养以慎其疾。"故孕前、孕时、产后的护理对婴幼儿的生长发育产生密切的影响。

（四）三位一体，标本同治

脑瘫病位在脑，其病变之标在四肢等，表现出生长发育迟缓、运动障碍、姿势障碍、智力障碍、语言障碍、情绪及行为障碍等。病位在脑，首先选择对颅脑疾病有良好治疗作用的头皮针，上肢的运动感觉功能主要是由臂丛神经支配，而下肢的运动感觉功能由来自腰骶部的神经支配；夹脊穴基本上与脊神经相平行，针刺夹脊穴可调节脊神经，故选择颈夹脊穴和腰骶夹脊穴通过神经促进肢体功能恢复以治标；最后选取四肢腧穴，以疏通经络。同时依患者症状随症取穴。此治疗理念将头部腧穴、背部夹脊穴、十四经穴的治疗作用结合起来，故称"三位"，"一体"指人体，强调人体是一个统一的整体。

（五）五软、痿证以治痿独取阳明

《灵枢·根结篇》曰："太阳为开，阳明为阖，少阳为枢……阖折则气所止息，而痿疾起矣。故痿疾者，取之阳明。""痿"即痿证，是指肢体筋脉弛缓、软弱无力，甚至萎废不用的病证。阳明即足阳明胃经，"治痿独取阳明"是强调脾胃在治疗痿证中的作用。由于胃为水谷之海、阳明经多气多血，为气血生化之源，脾胃将饮食水谷化生为水谷精微并布散全身。筋具有约束骨骼、主司关节运动的作用。阳明经气血旺盛，筋脉得以濡养，则筋脉柔软，关节滑利，运动灵活。因此，脾胃亏虚，气血不足，则宗筋失养，而见肌肉、关节痿弱不用。故在针灸治疗方面，以阳明经穴为主穴，上肢如肩髃、曲池、合谷、阳溪，下肢为髀关、梁丘、足三里、解溪等，分别为足、手阳明经的腧穴，即是明证。在药物治疗方面，以补益脾胃、增其化源，或清热利湿、养阴生津之法治之，以后天资助先天。

（六）五迟培补先天。

肾为先天之本，生命的形成源于父母的先天之精，新的生命诞生之后，在先天之精的激发、推动下，生理功能不断壮大，不断摄取后天之精，对先天之精进行补充。随着肾中精气的不断充盛，身体不断长大，生理功能逐渐发育成熟。肾主生长发育，表现为形体和功能方面。《素问·上古天真论》曰："女子七岁肾气盛，齿更发长；二七而天癸至，任脉通，太冲脉盛，月事以时下，故有子；三七肾气平均，故真牙生而长极……丈夫八岁肾气实，发长齿更……八八则齿发去。"故五迟以益肾为主，在针刺治疗中，可选取三阴交、太溪、肾俞、命门等；在中药选择中，以益肾为主，但必须辨证，以免滋腻、虚火内生、伤阴等。

四、针法

主穴：百会、顶颞前斜线、顶中线、夹脊穴（C5~T1、L2~S3）、内关、足三里、三阴交、太溪、肾俞。

操作：头穴透刺方法：采用快速、不捻转进出针。进针时针与头皮呈15°~20°夹角，快速刺入帽状腱膜下层后，再以15°角的针刺方向沿皮轻微、快速、不捻转刺入30mm，在双侧顶颞前斜线上接力式各刺入3针；顶中线上接力式刺入2针，快速捻转100转/分左右，捻转1分钟，使患者产生酸、麻、胀、重感为宜，留针30分钟，快速不捻转出针。华伦夹脊穴：患者取俯卧位，穴位常规消毒后针尖以75°向脊柱方向斜刺，深度为30~50mm，得气后行平补平泻法。其余腧穴常规针刺。

配穴：

弛缓瘫：上肢取穴：患侧肩髃、肩贞、曲池、手三里、外关、合谷；下肢取穴：患侧环跳、风市、阳陵泉、昆仑、绝骨。

痉挛瘫：上肢取穴：极泉、尺泽、曲泽、内关、合谷、后溪；下肢取穴：商丘、太冲、阴陵泉、三阴交、阴谷。

语言不利加上星透百会、风池、金津、玉液、廉泉、天柱、通里。

五、灸法

药物铺灸部位：督脉长蛇灸。

铺灸药方：痿证散（黄芪、白术各150g、淫羊藿、续断、当归、川芎、地龙、鸡血藤、山药各100g，升麻50g）。

铺灸方法：常规消毒后，蘸姜汁擦拭穴区施灸部位，并均匀撒铺灸药粉覆盖在姜汁擦拭过的皮肤上。再将姜泥拍成饼置于药粉之上，厚约 0.5cm，长度和宽度与药粉同。然后将艾绒制成高、宽各约 5cm，上窄下宽的艾炷，置于姜饼之上，更换新艾炷。最后去净艾炷，保留药粉与姜饼，以纱布及胶布固定。待没有温热感时，去掉所有铺灸材料，灸疗完成。每位患者行俯卧位铺灸。每日 1 次，每穴区 2 壮，留灸 1 小时，治疗 10 天为一个疗程，疗程间休息 2 天。

四肢部位亦可进行循经灸，对肢体的经络采用往返灸，顺经以补，逆经以泻。并进行腧穴灸，可采用雀啄灸、回旋灸，每个腧穴 1~2 分钟，或者以皮肤潮红为宜。

六、中药

处方：小儿痿证方。

组成：熟地黄，山药，山萸肉，泽泻，丹皮，茯苓，补骨脂，牛膝，杜仲，川续断，党参，白术，陈皮，石菖蒲，天麻，钩藤，甘草。以上药物剂量依据年龄而定。

方义：小儿脾常不足肾常虚，故治疗主要从调理脾胃与补益肝肾两方面入手，选方以六味地黄丸为基础，加入健脾助运之品。六味地黄丸是滋补肾阴的基础方剂，是钱乙治疗小儿发育不良的主方。方中熟地黄为君，滋阴补肾，益精填髓；配伍山茱萸养肝涩精，两药都可以协助熟地黄以补充肾中阴精，共为臣药；泽泻泻肾利湿，并防熟地黄之滋腻；丹皮清泻肝火，并制山茱萸之温涩；茯苓健脾渗湿，以助山药之补脾，共为使药。以上六药补中有泻，寓泻于补，以补为主，肾、肝、脾三阴并补，以补肾阴为主。补骨脂性味苦、辛、温，可温脾肾之阳，与六味地黄丸相合可补益一身之元阳元阴；怀牛膝、杜仲、川续断补肝肾、强筋骨；党参、白术、陈皮健脾醒脾，以助脾胃运化；石菖蒲有化痰开窍、通心气之用；天麻、钩藤息内风而止颤动；甘草益气和中、调和诸药。

七、典型案例

患儿，女，4 岁。初诊日期：2011 年 4 月 3 日。

家属代诉：患儿反应迟钝2年余。

现病史：患者2年前出现反应迟钝、言语不利，不能识人等症状，于外院检查诊断为脑瘫，予以静脉输液、口服药物治疗效果不理想，遂就诊于我院门诊。

症见：反应缓慢，可以理解语言指令，言语少，表达欠清晰，可区分熟人、陌生人，行走缓慢。舌淡红，苔薄白，脉细。

中医诊断：五迟病。证型：肝肾亏虚证。

西医诊断：小儿脑性瘫痪。

治则：醒脑开窍、补肾益精。

针刺治疗：以头针、督脉、夹脊穴为主。上星透百会、四神聪、风池、金津、玉液、廉泉、天柱、通里、顶颞前斜线、顶中线、夹脊穴（C5~T1、L2~S3）、内关、足三里、三阴交、心俞、肝俞、脾俞、胃俞、肾俞。操作：以上腧穴消毒，头穴采用透刺法。夹脊穴：患儿取俯卧位，穴位常规消毒后针尖以75°向脊柱方向斜刺，深度为30~50mm，得气后行平补平泻法。肢体腧穴常规针刺。由于患儿较难配合，以上腧穴上星透百会、四神聪、顶颞前斜线、顶中线留针4小时，余腧穴不留针，得气后出针。每日1次，连续6次为一个疗程。休息1天后进行下一个疗程。

药物铺灸疗法：部位选择督脉与任脉关元穴区、中脘穴区，铺灸药方选择痿证散，依铺灸方法进行。由于患儿年龄较小，配合不理想，前后穴区交替应用，每日1次，每穴区2壮，尽量留灸。另外，对百会、心俞、肝俞、脾俞、胃俞、肾俞、足三里、三阴交进行悬起灸，以腧穴潮红为主。每日1次，连续6次为一个疗程。休息1天后进行下一个疗程。

经1个疗程治疗，患儿反应缓慢改善不明显，继续治疗2个疗程后，患者反应缓慢有改善。继续治疗6个疗程后，患者症状改善。以后每周治疗3次。

【按语】中医学认为，小儿脑瘫属于痿证范畴，痿证与督脉受损有关。《难经》记载："督脉者，起于下极之俞，并于脊里，上至风府，入属于脑。"督脉统督全身诸阳，与脊髓功能有密切关系，因此，小儿脑瘫后，督脉督一身之阳的功能失职，导致阴阳脏腑、经络气血功能失调，表现为由于经气运行不畅或阻滞不通，而致筋脉骨肉失养，肢体不用，痿废而瘫。故治疗的关键是激发脊髓神经损伤后的可塑性变化。胸脊穴区位于督脉，于此处施灸可使药效直接作用于脊髓，改善患病部位的微循环与组织代谢，减轻受损组织的炎性水肿和脊神经细胞功能，提高脊神经细胞对病变造成的不适、缺氧等耐受性。背俞穴区为五脏六腑之气输注于腰背部之处，《素问·长刺节论》说："迫脏刺背，背俞也。"说明背俞穴接近脏腑，对相关脏腑有特异性调节作用。肢体穴区位于瘫痪部位，于此部位施术针刺体现了腧穴的近治作用。

脾主四肢肌肉，痿证散重用黄芪、白术等培补脾胃，强后天之本，取治痿独取阳明之意，又肝主筋肾主骨，故以淫羊藿、续断两味补肝肾强筋骨，又以丹参、菖蒲、郁金、淫羊藿、续断、当归、川芎、地龙等药活血柔筋，通经活络，使得经脉之瘀得以通利，痿癖的肢体恢复正常。

另外本法以鲜生姜、艾绒作为铺灸材料，一则发挥生姜与艾绒温经通络、升散力强之效，使药力直达患处；二则将药物覆盖于姜泥之下，使药物不易向外挥发；三则将药物与姜泥用胶布固定，使之发挥持久治疗作用；四则温热艾灸本身也是一种物理治疗。诸多因素起到综合治疗的作用。

小儿遗尿

一、概述

小儿遗尿俗称尿床，是指3周岁以上具有正常排尿功能的儿童，不能从睡眠中醒来自觉排尿而小便自遗的一种病证。本病为小儿常见病，轻重不一，病程不一，部分患儿缠绵难愈，治疗困难，也有持续多年至青春期自愈者，是目前严重威胁儿童身心健康的主要因素之一，需积极尽早治疗。中医学称之为"遗尿"或"遗溺"。

二、辨证分型

（一）肾阳亏虚型

主症：遗尿，精神不振，怯寒，少腹时坠胀，尿意频数，小便淋沥不尽，伴头晕，腰酸，足软无力。舌淡苔白，脉象沉细尺弱。

（二）脾肺气虚型

主症：遗尿，面色萎黄，神疲体倦乏力，纳差，便溏。舌淡苔白厚腻，脉象沉细。

三、诊治思路

（一）肾气亏虚，膀胱失约

中医学认为引起本病的原因主要是气虚，正如《针灸甲乙经》所载："虚则遗尿"，肾主封藏，司气化，膀胱为津液之腑，依赖肾阳温养气化，具有贮藏和排泄小便的功能，若肾阳不足，下元虚寒，致膀胱约束无权，则发为遗尿；肺主一身之气，又通调水道，下输膀胱。脾主中气，运化水湿而治水，若脾肺气虚，上虚不能治下，膀胱约束无力，发为遗尿。肾与膀胱互为表里，主司二便。若先天禀赋不足，后天调护不当，损伤下元，固摄无权，膀胱失约，即可发为遗尿。

（二）脾肺气虚，水道制约无权

小儿之体，稚阴未长，稚阳未充，肺脾不足，肺脾气虚致膀胱失于约束而成遗尿之病。《素问·经脉别论》曰："饮入于胃，游溢精气，上输于脾，脾气散精，上归于肺，通调水道，下输膀胱，水精四布，五经并行。"《灵枢·口问》云："中气不足，溲便为之变。"清代沈金鳌《杂病源流犀烛·遗尿》载："肺主气以下降生水，输于膀胱，肺虚则不能为气化之主，故溺不禁也。"提出遗尿与脾肺气虚不能蒸腾气化有关。因肺主一身之气，通调水道，下输膀胱；脾主中气运化水谷而制水。脾肺气虚，上不制下，膀胱约束无力，故致病遗溺。

（三）针灸药结合，增强疗效

中医学认为下元虚寒，肾气不足，不能温煦膀胱，膀胱气化失调，不能制约水道，则发遗尿。《诸病源候论·十八杂病诸候·遗尿候》说："遗尿者，此由膀胱有冷，不能约于水故也。……肾主水，肾气下通于阴，小便者，水液之余也。膀胱为津液之府，既冷气衰弱，不能约水，故遗尿也。"故治疗应固肾、温补下元。关元为足太阴脾经、足少阴肾经、足厥阴肝经和任脉交会穴，有脾肾双补之功效；三阴交为足三阴经之交会穴，以补益三阴，调理肝、脾、肾而止遗尿；膀胱俞、中极为膀胱的背俞穴和募穴，合而为用属俞募配穴，可调理膀胱，振奋膀胱气化功能；肾俞、命门可增强补益肾气之功效；气海补益元气；百会属督脉之要穴，督一身之阳，为督脉与足太阳经交会穴，上能醒脑开窍，下能固摄膀胱。诸穴合用，施以艾灸补法，双重刺激，作用相互叠加，共奏补益肾气、固摄下元之功，遗尿可止。

药物铺灸疗法所选背俞上穴区补益肺气，背俞中穴区益气健脾，背俞下穴区补肾固本。关元穴区位于病变部位附近，下系膀胱，施灸部位下有相应的神经与动静脉分布，艾灸此穴区可调神经血管的功能，改善血液循环，促进膀胱括约肌、逼尿肌、后尿道括约肌功能恢复。故能有效地治疗遗尿与改善临床症状。

铺灸药方中以补肾健脾，固涩止遗为主，方中黄芪、山药、党参、白术，补益肺脾肾之气，益气摄水；合益智仁、金樱子、桑螵蛸、五味子固涩止遗；肉桂、覆盆子，补骨脂、乌药温肾阳，促气化，增强膀胱控尿功能；甘草梢善走前阴、利尿解毒。

四、针法

主穴： 关元、气海、中极、肾俞、膀胱俞、三阴交、命门、百会。

操作： 用28号毫针针刺，关元、气海、中极针刺方向斜向下，深度0.5~1.0寸。肾俞、膀胱俞、命门直刺，深度0.8~1.0寸。三阴交针刺时针尖略朝上进针，百会斜刺 0.5 寸，得气后行补法并留针，将长约 2cm 的艾条插在针柄上，点燃施灸，待艾条烧完后，易炷再灸，每次灸约 5 分钟，以皮肤微红为度。灸时为避免烫伤皮肤，在其四周放硬纸板，待艾条烧完后，除去灰烬，留针 20 分钟。

配穴：肾阳亏虚型加关元俞、气海俞；脾肺气虚型加脾俞、肺俞。

五、灸法

铺灸部位：背俞下穴区、关元穴区。

加减：脾肺气虚型加背俞上穴区、背俞中穴区。

铺灸药方：遗尿散（黄芪、山药、党参、白术、益智仁、金樱子、桑螵蛸、五味子、肉桂、覆盆子、补骨脂、乌药各 100g，甘草梢 60g）。

铺灸药方加减：肾阳亏虚型加补骨脂、乌药各 100g；脾肺气虚型加党参、白术各 100g。

铺灸方法：常规消毒后，蘸姜汁擦拭穴区施灸部位，并均匀撒铺灸药粉覆盖在姜汁擦拭过的皮肤上。再将姜泥拍成饼置于药粉之上，厚约 0.5cm，长度和宽度与药粉同。然后将艾绒制成高、宽各约 5cm，上窄下宽的艾炷，置于姜饼之上，分多点位点燃，令其自然燃烧，待患者有灼热感或不能忍受时，去掉燃烧的艾炷，更换新艾炷。最后去净艾炷，保留药粉与姜饼，以纱布及胶布固定。待患者没有温热感时，去掉所有铺灸材料，灸疗完成。每位患者行仰卧位或俯卧位铺灸。前后穴区交替使用，每日 1 次，每次 3 壮，留灸 1 小时，治疗 10 天为一个疗程，疗程间休息 2 天。

六、中药

处方：小儿遗尿方。

组成：黄芪 10g，炒白术 15g，桑螵蛸 10g，山药 10g，山萸肉 10g，益智仁 10g，防风 3g，甘草 3g。

加减：肾阳亏虚型加补骨脂、乌药；脾肺气虚型加党参、白术。

方义：方中黄芪、炒白术补气升提；桑螵蛸、益智仁固涩补肾；防风固护肺卫之气；甘草调和诸药。

七、典型案例

患者，女，6岁，学生。初诊日期：2002年9月20日。

主诉：反复遗尿3年。

现病史：其母代诉，患儿自小遗尿，每晚遗尿至少1～2次，醒后方觉，平素易感冒，盗汗明显，经当地医院小便化验检查正常，服用中药效果不显，近日遗尿症状加重，每晚3～4次，故前来门诊求治。

症见：面色无华，形体消瘦，神疲纳差，多汗，纳差，大便溏薄，苔薄白稍腻，脉细弱。

中医诊断：遗尿。证型：脾肾阳虚。

西医诊断：遗尿症。

治则：温阳益气，固涩止遗。

方药：小儿遗尿方：黄芪、桑螵蛸、山药、山萸肉、益智仁、党参、补骨脂各10g，炒白术15g，防风3g，甘草3g。7剂，水煎服。每日1剂，分2次口服。

药物铺灸：部位以背俞下穴区、关元穴区、背俞上穴区；铺灸药方以遗尿散为主，加补骨脂、乌药各100g。每日1次，7次为一个疗程。

治疗1疗程后，家长告知，遗尿已止。又巩固治疗1个疗程后，精神倍增，症状全无，再未遗尿。随访半年未复发。

【按语】 本病复发率高，要注意随诊观察远期疗效。因小儿对服用中药的耐受性较差，家长要多给予鼓励，每剂药汁的煎取量以120～150毫升为宜，每次喂服60～80毫升，儿童易于接受，有利于连续服用。同时嘱患儿家长，对患儿应关心、体贴，避免精神刺激。白天不宜贪玩，过度疲劳，且睡前不宜饮水过多，鼓励患儿消除自卑感，增强战胜疾病的信心。

第五节　男科病证

不育症

一、概述

育龄夫妇同居 2 年以上、性生活正常又未采取任何避孕措施，由于男方原因使女方不能受孕者称为"男性不育症"。影响男性生育能力的因素主要有睾丸生精功能缺陷、内分泌功能紊乱、精子抗体形成、精索静脉曲张、输精管阻塞、外生殖器畸形和性功能障碍等。多数患者缘于精子数量少、质量差、活力低，部分患者由于射精障碍。主要见于精子减少症、无精子症、死精子症、精液不化症、不射精症、逆行射精症等。本病在中医学属于"无子""无嗣"范畴。

二、辨证分型

（一）肾阳虚惫型

主症：身体素弱，或少年误犯手淫，肾气损伤，元阳不振致婚后不育。面色苍白，神疲乏力，腰膝冷痛，四末不温，阳痿早泄，或精子活力低下，死精多。舌淡苔白，脉沉细无力。

（二）肾阴不足型

主症：婚后不育，头晕眼花，耳鸣耳聋，五心烦热，虚烦少寐，口渴咽干，腰膝酸软，或精少，活动力低下，死精较多。舌红，脉细数。

（三）气滞血瘀型

主症：婚后不育，情志抑郁，胸胁胀满，口苦咽干，多表现为不能射精或逆行射精，或精子不液化。舌质暗红，并可见暗紫瘀点，苔薄白或薄黄，脉弦。

（四）湿热下注型

主症：婚后不育，阳事不举或举而不坚，精液黄稠不化，或有血精，精子活动力差或死精多，体态肥胖，头晕重，少腹胀满，尿赤。舌质淡红，苔薄黄或黄腻，脉弦滑。

三、诊治思路

（一）内外相因

男子以精为本，在外感六淫中，湿、寒、热邪更容易与精气相搏而致病。由于脾胃运化功能不及，或者居住环境潮湿、冒雨涉水而变生湿邪；湿为阴邪，其性重浊黏滞，使经络阻滞不畅而精行受阻；湿邪困遏阳气，阳气伤则精亦受损；湿性易趋下，易伤人体下部，伤及下焦，临床上常见不育患者湿邪较重。寒邪为阴邪，易耗伤阳气，寒主凝滞，人体以阳气为主导，阳主阴从，推动机体正常功能发挥；热邪为阳邪，易伤阴精，损经伤络而动血，易致瘀。人的情志是以脏腑精气作为物质基础，正常的情志变化可以调畅气机，特别是肝，其主疏泄、调畅情志，可以促进男子排精。忧思不解，抑郁恼怒，气机不畅，气血津液运行不畅，从而降低孕育概率，不能孕育又带来心理压力，更加加重肝失疏泄的病理状态，形成恶性循环。肾主生长发育及生殖，肾精、肾气亏损，身体羸弱，而致阳痿、早泄、生育力低下。劳逸失调，饮食失宜特别是过食肥甘厚味、生冷寒湿之品，素体虚弱等亦是不育的病因。

（二）脏腑失调，肝肾为主

脏腑功能失调主要表现在肾、肝、脾、心。肾藏精，肾对于精气具有闭藏作用，为精气在体内充分发挥其应有作用创造良好条件，不使精气无故流失，从而影响机体的生长、发育和生殖能力。肾主生殖、生长发育，《素问·上古天真论》："丈夫八岁，肾气实，发长齿更；二八，肾气盛，天癸至，精气溢泻，阴阳和，故能有子……"天癸是肾中精气充实发育到一定阶段而产生的具有促进人体发育作用的重要物质。这时人的生殖器官已发育成熟，男子出现排精，从而具备了生殖能力并维持到一定的年龄。故肾阴、肾阳、肾精亏虚可致不育。肝主疏泄，主调畅情志，促进脾胃运化和胆汁的生成，并促进男子排精，肝藏血而涵养肝气；脾主运化，化生水谷为精微，为人体提供营养物质，气血是人体发挥正常生理功能的重要物质，气血为精液的物质基础。故脏腑功能失调，是不育症的病机，主要表现在肾、肝、脾。但是目前，由于生活节奏加快，工作、生活压力大，所欲不遂，肝失疏泄，气机不畅，以致精瘀、气血瘀滞、亏虚而不能生育。

（三）创"精瘀"学说

精是气中的精粹部分，是潜藏于人体脏腑中的液体精华物质，是构成人体和维持人体生命活动的基本物质。其包括生殖之精和脏腑之精。生殖之精源于肾脏，在天癸的促发作用下由肾脏的先天之精在水谷之精的资助充养下合化而成，起着繁衍后代的作用；脏腑之精分藏于五脏，具有濡养、滋润和支撑本脏腑及其所属的形体、官窍等作用。肾精的一部分在天癸的促发作用下，可化为生殖之精有度施泄，生殖之精的化生与施泄，还与肾气封藏、肝气疏泄、脾气的运化作用有关。肾具有贮存、封藏精的生理功能，若肾气虚衰，闭藏精的功能减退，可导致精的流失；若肾气的激发作用减退，或肝气的疏泄功能失常，可致生殖之精不得化生而精亏或者施泄不行而致精瘀。现代研究发现，男子不育，存在死精、畸形精子、精液不化等病理改变，这与精瘀相关。故此在治疗时，可适当选择活血化瘀药物以及腧穴。

（四）疏肝兴阳，肝肾同调

肾藏精，肾主生殖，男子以精为本。不育病因众多，但许多医者一味从肾论治，温补肾阳，滥用温补之品，从而造成肾阴损伤、湿热内生。因现代化的社会，给人们带来多方面的压力，使肝郁人群普遍增多，所出现的不育不孕症也逐渐增多。肝主疏泄，调畅情志，促进男子排精。足厥阴肝经循股阴入毛际，环阴器，抵少腹；肝主筋，而阴器为宗筋之所聚。阴器功能的发挥其根在肾、其坚在脾、其制在肝，基于此理论开辟了从肝论治、肝肾同调治疗不育症的治疗思路，创立了疏肝兴阳法治疗男科病。

（五）强调得气，擅用针法

不育症是多种因素导致生殖器官出现异常，通过调节生殖器官周围的神经、体液等对不育症有一定治疗作用。重阴穴、夹阴1、夹阴2是治疗不孕不育的经验穴。重阴穴深部有会阴动、静脉分支及会阴神经的分支，夹阴1和夹阴2深部为髂内动静脉和髂腹股沟神经，针刺此三穴时采用1.5寸或者2寸毫针，针尖朝向会阴方向刺入50~60mm，并行平补平泻手法，以少腹部酸困重胀及针感向前阴部放射为准。此目的一方面在于调动生殖器官周围的神经、体液调节；一方面循经感传到达病变处，同时亦不忘调理肝肾、心神，如百会、肝俞、肾俞等。

（六）铺灸显效

药物铺灸方为活精散，由仙茅（淫羊藿）、旱莲草、女贞子、菟丝子、覆盆子、枸杞子、五味子、黄芪、山药、牛膝、九香虫组成，本方以二至丸、二仙汤、五子衍宗丸为基础方加减变化而成。不育症因多种因素导致肾之阴阳失调，旱莲草、女贞子为二至丸以滋肾阴，使阴精化源充足；仙茅、仙灵脾为二仙汤以补肾阳，以鼓舞生殖之力；二至丸、二仙汤相伍，阳得阴助，生化无穷，阴得阳助，泉源不竭。女贞子、菟丝子、覆盆子、枸杞子、五味子为五子衍宗丸，补肾精而生精；牛膝引药入肾。全方共奏生精、活精、助育之功。铺灸穴区中，以关元穴区、背俞下穴区、腰脊穴区、三阴交穴区为主。任脉为阴脉之海，调节经脉气血，为生养之本；督脉为阳脉之海，可反映脑、髓、肾的生理功能；督脉旁之足太阳膀胱经第一侧线为各脏腑背俞穴，可调理脏腑；铺灸任督二脉以阴阳同调，选择背俞穴以调理脏腑。

四、针法

主穴： 百会、重阴、夹阴1、夹阴2、气海、关元、三阴交、肝俞、肾俞。

操作： 所有穴位均常规消毒。百会向后平刺；气海、关元采用舒张进针法进针，直刺1.5~2.5寸，分别采用捻转补法，令气感向阴根部传导；夹阴1、夹阴2先向大腿外侧针刺，令气感向大腿内侧传导，提针至皮下，针尖朝向腹股沟针刺，令气感向前列腺位置传导；重阴穴朝向前列腺方向直刺，令气感向阴根部放射；三阴交捻转补法；肝俞、肾俞斜刺进针；每天针刺1次，留针30分钟，每隔15分钟采用捻转法行针1次。每周治疗6次，期间休息1天，继续下一疗程。

配穴：肾阴虚型加太溪；肾阳虚型加命门、脾俞；气滞血瘀型加太冲、膈俞、期门；湿热下注型加阴陵泉、曲池。

五、灸法

铺灸部位：关元穴区、腰脊穴区、背俞下穴区、三阴交穴区。

加减：气滞血瘀型加背俞中穴区、太冲穴区、血海穴区；湿热下注型加背俞中穴区。

铺灸药方：活精散（仙茅、仙灵脾、旱莲草、女贞子、菟丝子、覆盆子、枸杞子、五味子、黄芪、山药、牛膝各100g，九香虫30g）。

铺灸药方加减：肾阳不足型加制附子、肉桂各50g；肾阴不足型加生地黄、山萸肉各100g；气滞血瘀型加路路通、皂角刺各100g；湿热下注型加黄柏、苍术各100g。

铺灸方法：患者选择适宜体位，先俯卧位，穴区常规消毒后，蘸姜汁擦拭穴区施灸部位，并均匀撒铺灸药粉覆盖在姜汁擦拭过的皮肤上，将姜泥制作为适宜的姜饼置于药粉之上，将艾绒制成上窄下宽的艾炷，置于姜饼之上，分多点位点燃，令其自然燃烧。待患者有灼热感时，去掉燃烧的艾炷，更换新的艾炷，最后取掉艾炷，保留药粉与姜饼，以纱布及胶布固定。待没有温热感时，去掉所有铺灸材料，灸疗完成。灸完背部穴区后再进行身体前部穴区。每日1次，每穴区2壮，留灸1小时，治疗6天为一个疗程，疗程间休息1天。

六、中药

处方：活精续嗣汤。

组成：淫羊藿20g，旱莲草20g，韭菜子15g，菟丝子15g，覆盆子15g，枸杞子15g，女贞子15g，黄芪30g，熟地15g，鹿茸10g，海龙 10g，雄蚕蛾 10g，怀牛膝 10g，路路通 10g，肉苁蓉 10g，甘草 6g。

加减：肾阳虚型加肉桂；肾阴虚型加山药、生地黄；气滞血瘀型加丹参；湿热下注型加黄柏、苍术、薏苡仁。

方义：肾阴、肾阳是生育的重要物质，肾气、肾阳是精子活动的功能基础，淫羊藿、肉苁蓉温补肾阳；肾精、肾阴是精子活动的物质基础，旱莲草滋补肾阴；黄芪、熟地补益肾精、肾气；鹿茸、海龙为血肉有情之品，补益气血；韭菜子、菟丝子、覆盆子、枸杞子、女贞子为五子衍宗丸；现代研究雄蚕蛾具有提高精子活力的功效；路路通通经活络；牛膝为引经药。

七、典型案例

患者，男，32 岁。初诊日期：2016 年 10 月 4 日。

主诉：结婚 5 年未育。

现病史：结婚 5 年，夫妻双方性生活正常，爱人至今未孕，女方妇科检查无异常。2013 年男方在某医院做精液检查：每毫升精子数为 40×10^6/ml，每次射精的精子数为 10×10^6/ml，精子形态无异常。前来中医求治。

症见：晨起腰部酸困、乏力，阴囊潮湿，口黏，偶有头昏，夜寐一般，饮食可，二便调。舌淡，苔黄腻，脉沉。

中医诊断：不育症。证型：湿热下注。

西医诊断：男性不育症（精液量少）。

治则：疏肝兴阳，清热利湿。

方药：活精续嗣汤加减：柴胡 10g，郁金 10g，半夏 10g，党参 10g，黄芩 10g，熟地 10g，山药 10g，山萸肉 10g，淫羊藿 20g，旱莲草 20g，黄芪 20g，枸杞子 10g，菟丝子 10g，覆盆子 10g，韭菜子 10g，五味子 10g，雄蚕蛾 10g，牛膝 10g，杜仲 10g，黄柏 10g，苍术 10g，炒薏苡仁 30g。每日 1 剂，共 14 剂。水煎分两次口服。

药物铺灸：铺灸药方为活精散加黄柏、苍术各 100g，穴区选择关元穴区、腰脊穴区、背俞下穴区、三阴交穴区，每日 1 次，连续 6 次为一个疗程，休息 1 天继续下一个疗程。

针刺处方：重阴、夹阴 1、夹阴 2、关元、气海、足三里、三阴交、太冲、肾俞；每日 1 次，连续治疗 6 次，休息 1 天继续下一疗程。治疗期间背部膀胱经拔罐，隔日 1 次，每次 10 分钟。经 14 天治疗，患者腰困、潮湿症状减轻，口中无黏腻感。

二诊：患者自诉服药后偶尔出现腰部酸困、乏力，阴囊潮湿感明显消失，现在治宜调肾养精。具体用药如下：淫羊藿 20g，旱莲草 20g，巴戟天 10g，肉苁蓉 10g，锁阳 10g，熟地 10g，山药 10g，山萸肉 10g，牛膝 10g，雄蚕蛾 10g，鹿茸 10g，海龙 10g，益智仁 10g，枸杞子 10g，菟丝子 10g，覆盆子 10g，韭菜子 10g，五味子 10g。每日 1 剂，分两次口服，共 14 剂。

三诊：继续原铺灸方案、针刺方案治疗。连续治疗 14 天后患者无腰困，无阴囊潮湿感。复查精液，每毫升精子数为 $50 \times 10^6/ml$，每次射精的精子数为 $20 \times 10^6/ml$，精子形态无异常。

休息 1 周后继续采用复诊方案 1 月后，复查精液，每毫升精子数为 $65 \times 10^6/ml$，每次射精的精子数为 $25 \times 10^6/ml$，精子形态无异常。

【按语】西医学的男性不育症，包括无精症、死精症、少精症，需要精液化验才能确诊，不能单从患者的体质、症状、脉象来确定，明确特异病因不仅是选择合理和有针对性的治疗方案所必需，也是判断预后的客观依据。中医治疗不育症，在结合西医学的前提下，针对适宜症，可选择针、灸、药及其他方法。何教授治疗本病，针、灸、药都具有独特之处，在理论方面首先因肾主生殖，但肝肾同源，同时多种压力导致心理疾患，脏腑之间相互影响，故此疏肝解郁是第一位的，其次才重点调肾，而不是一味补肾温肾、滋阴。同时需要注意日常饮食，不宜辛辣刺激、肥甘厚腻，适度运动。

慢性前列腺炎

一、概述

慢性前列腺炎是前列腺体和腺管的慢性炎症，以尿频、排尿不畅，尿后滴尿或滴出白色分泌物，会阴坠胀等为主要临床表现。大多由细菌或病毒等感染引起。亦有因自身免疫或其他原因不明的病例，称慢性非细菌性前列腺炎。本病中医主要见于"淋证""白浊""劳淋""肾虚腰痛"范畴。

二、辨证分型

（一）气滞血瘀型

主症：少腹、会阴、睾丸坠胀不适，或有血尿、血精。舌质紫或有瘀点，苔白或黄，脉沉涩。

（二）湿热蕴结型

主症：尿频、尿急、尿痛，有灼热感，排尿或大便时尿道有白浊溢出，会阴、腰骶、睾丸坠胀疼痛。苔黄腻，脉滑数。

（三）肾阴虚型

主症：腰膝酸软，头晕眼花，失眠多梦，遗精或血精，阳事易兴，排尿或大便时尿道有白浊滴出。舌红少苔，脉细数。

（四）肾阳虚损型

主症：头晕神疲，腰酸，膝冷，阳痿，早泄，甚至稍劳累后尿道即有白浊溢出。舌质淡胖，苔白，脉沉细。

三、诊治思路

（一）病因多样，虚实两端

慢性前列腺炎为男性泌尿系统的常见病和多发病。本病的发生是多因素相互作用的结果。肾虚相火妄动；或忍精不泄，肾火郁而不散，离位之精化为白浊；或房事不洁，精室空虚，湿热从精道内侵，湿热瘀滞，气血瘀阻而成。

（二）肾虚为本

肾者主水，维持机体水液代谢；肾主封藏，具有贮藏、封藏精的生理功能。肾与膀胱相表里，有贮存与排尿功能。两者脏腑互为表里，经脉相连，生理、病理上相互影响。当湿热等邪气壅结于肾，亦可引起膀胱湿热，引起肾与膀胱气化不利，而出现尿频、尿急、尿浊等。肾与膀胱湿热，影响气血津液的运行，病久化瘀，经脉阻滞不通，从而发生疼痛、排尿不畅等。

（三）从肝论治

足厥阴肝经"入毛中，环阴器"，与人体外生殖器、内生殖系统密切相连，因而生殖系统方面的病变又多与肝有关；在脏腑功能方面，肝主疏泄、调畅情志，具有促进精血津液的运行、气机的调畅、男子排精的功能。肝郁则气机不畅，气血津液运行不畅，则见血瘀、痰湿，或为癥结，或为肿块，或为水肿；肝郁则中焦气机升降失职，水谷运化不及而化生痰湿；肝失疏泄，情志异常，又可导致气机失调的病变。同时，现代快节奏的生活、多方面的压力，成为身心健康障碍的病因。临床观察发现，众多男科病患者大部分以肝郁为病机。

（四）湿热为标，瘀滞为变

本病以肾虚、肝郁为本。肾阴肾阳为一身阴阳之本，肾气亏虚则推动和调控脏腑气化功能减弱，不能正常发挥凉润、宁静功能，或者温煦、推动、宣散功能。肝失疏泄，气机郁滞。病久不愈，郁而化热，热伤阴，炼液成湿成痰，致使经脉进一步运行不畅，形成恶性循环。

（五）倡导疏肝兴阳

本病有虚实两端，实则清利，虚则补益。以湿热为主者，治以清利湿热；以肾虚为主，或温阳，或滋阴；以血瘀为主，当活血化瘀通络；虚实夹杂者，补泻兼施，审其主次缓急，兼顾治疗。本病以肾虚、肝郁为本，特别是肝郁，在清利、补益的同时，不忘肝郁病机，适当地加以疏肝的中药、腧穴等，以调畅气机，促进化生，化痰消瘀。

（六）中西融合，独辟蹊径

何教授认为腧穴的治疗作用首先是近治作用，所以针灸治疗宜首选病变局部或近部的腧穴。本病病变在会阴部深层前列腺，因此主取三阴穴。三阴穴定位：平耻骨联合上缘，在左侧腹股沟处为夹阴1；在右侧腹股沟处夹阴2；在会阴穴与阴囊根部之中间取穴为重阴。根据"腧穴所在，主治所在"的原理，重阴穴位于会阴部，针刺可直达其病部位，激发局部经气、疏经通络、活血化瘀。重阴穴深部有会阴动、静脉分支及会阴神经的分支，夹阴1和夹阴2深部为髂内动静脉和髂腹股沟神经，而髂内动脉分支主要供应前列腺，前列腺血液大部分经髂内静脉回流至下腔静脉。故针刺三阴穴，一则可调节支配前列腺血液循环的腹壁浅动静脉分支、髂内动静脉及会阴动静脉，从而有效地改善病变前列腺的血液循环；二则极大地调节、整合了支配前列腺的髂腹股沟神经及会阴神经，针刺可调节紊乱的前列腺神经功能，因此可解除诸如会阴、少腹及腰骶部的坠胀疼痛等不适。

（七）强调得气，擅用针法

何教授在针灸临床重视针刺得气，强调《灵枢·九针十二原》所言"刺之要，气至而有效"，尤其对于顽固性疾病。针刺三阴穴操作时令患者仰卧位，用直径0.35mm、长75mm毫针针刺夹阴1和夹阴2，针尖朝向前列腺方向刺入50~60mm，行平补平泻手法，以少腹部酸困重胀及针感向前阴部放射为准；由于前列腺居于会阴深部，重阴穴用0.35mm×60mm毫针，针尖朝向前列腺方向刺入40~50mm，行平补平泻手法，以少腹部酸困重胀及针感向前阴部放射为准。

（八）谨守病机拟主方

肝经循行与外生殖器密切联系，根据经脉辨证和病因辨证，慢性前列腺炎系湿热、气郁、瘀血等导致肝经不通，变生诸症。经脉不通，不通则痛，尽管慢性前列腺炎是一组综合征，临床症状差别很大，但慢性盆腔疼痛为其主症。肝藏血，主疏泄，喜条达而恶抑郁，肝经不通则疏泄失职，出现尿急、尿痛、尿不尽感、阳痿、早泄等性功能障碍症状，以及情志不遂、抑郁、精神差、记忆功能减退等神经衰弱症状。由于对本病不了解形成的紧张心理和情绪以及久治不愈造成精神情志异常、焦虑、抑郁等，导致交感神经过度兴奋，又会加重慢性前列腺炎，也是前列腺炎久治不愈的一个原因。基于以上病机，何教授认为治疗慢性前列腺炎宜以疏肝解郁、活血止痛为治法，自拟前列通汤。

前列通汤基本用药：柴胡、郁金、延胡索、川楝子、荔枝核、白花蛇舌草和皂角刺。肝经不通是本病的基本病机，方中柴胡、郁金为主药，疏肝解郁、行气止痛以治本；盆腔疼痛是困扰本病患者的最主要症状，延胡索和川楝子相配为金铃子散，具有疏肝泄热、活血止痛之功，既可治疗本病盆腔疼痛，又可预防和治疗患者长期精神抑郁形成的肝郁气滞、气郁化火证，防治本病和不良心理之间的相互作用；荔枝核味甘性温，主入肝经，《本草纲目》言"行散滞气，治㿗疝气痛，妇人血气刺痛"，长于行气散结、祛寒止痛，对于本病所致的盆腔疼痛尤为适宜；白花蛇舌草甘淡微寒，不仅有清热解毒之力，又利尿除湿之功，主要治疗本病小便混浊、滴白、尿末淋沥等症，是何教授治疗慢性前列腺炎的经验用药；皂角刺味辛性温，善于消肿排脓，与延胡索、川楝子相配辛散解郁、活血逐瘀，功效倍增，亦为经验用药。依据患者病症，加减变化。

四、针法

主穴：重阴、夹阴 1、夹阴 2、曲骨、中极、关元、阴陵泉、三阴交、太溪、太冲。

操作：患者仰卧位，用直径 0.35mm、长 75mm 毫针针刺夹阴 1 和夹阴 2，针尖朝向前列腺方向刺入 50mm~60mm，行平补平泻手法，以少腹部酸困重胀及针感向前阴部放射为准；重阴穴用直径 0.35mm、长 60mm 毫针，针尖朝向前列腺方向刺入 40~50mm，行平补平泻手法，以少腹部酸困重胀及针感向前阴部放射为准。余腧穴依据穴性补泻。

配穴：肝郁气滞型可配血海、肝俞；湿热蕴盛型配阴陵泉、丰隆；肾阳虚型配肾俞、志室、京门；肾阴虚型配太溪；腰酸、腰骶部疼痛可配肾俞、志室、次髎；少腹部坠痛明显配中极、曲骨；体质虚者配关元、足三里。以上配穴均为双侧。

五、灸法

铺灸部位：关元穴区、腹股穴区、阴陵泉穴区、三阴交穴区、背俞下穴区、腰骶脊穴区。

加减：气滞血瘀型加太冲穴区、血海穴区；湿热蕴盛型加腰脊穴区。

铺灸药方：前列通散（柴胡、郁金、延胡索、川楝子、荔枝核、白花蛇舌草、皂角刺、牛膝、黄柏、苍术、路路通各100g）。

铺灸药方加减：气滞血瘀型加乌药、小茴香各100g；肾阴不足型加旱莲草、女贞子各100g；肾阳虚型加制白附子、肉桂、淫羊藿各50g。

铺灸方法：穴区常规消毒后，蘸姜汁擦拭穴区施灸部位，并均匀撒铺灸药粉覆盖在姜汁擦拭过的皮肤上。再将姜泥拍成饼置于药粉之上，厚约0.5cm，长度和宽度与药粉同。然后将艾绒制成高、宽各约5cm，上窄下宽的艾炷，置于姜饼之上，分多点位点燃，令其自然燃烧。待患者有灼热感或不能忍受时，去掉燃烧的艾炷，更换新艾炷。最后去净艾炷，保留药粉与姜饼，以纱布及胶布固定。待没有温热感时，去掉所有铺灸材料，灸疗完成。每位患者行仰卧位或俯卧位铺灸，前后穴区交替使用，每日1次，每次3壮，留灸1小时，治疗10天为一个疗程，疗程间休息2天。

六、中药

处方：前列通散。

组成：柴胡10g，郁金10g，延胡索10g，川楝子10g，荔枝核10g，白花蛇舌草10g，皂角刺10g，甘草6g。

加减：肝经湿热型，加用四妙散，黄柏、苍术、炒薏米、牛膝；肾阳虚型加苍术、附片；肾阴虚型加六味地黄丸；气滞血瘀型加芍药、川芎、桃仁、红花；若前列腺炎组织增生，加用牡蛎、鳖甲、夏枯草。

方义：方中柴胡、郁金为主药，疏肝解郁、行气止痛以治本；延胡索和川楝子相配为金铃子散，具有疏肝泄热、活血止痛之功，既可治疗本病盆腔疼痛，又可预防和治疗患者长期精神抑郁形成的肝郁气滞、气郁化火证；荔枝核味甘性温，主入肝经，长于行气散结、祛寒止痛；白花蛇舌草清热解毒，又利尿除湿之功，主要治疗本病小便混浊、滴白、尿末淋沥等症；皂角刺味辛性温，善于消肿排脓，与延胡索、川楝子相配辛散肝郁、活血逐瘀。

七、典型案例

患者，男，38 岁。初诊日期：2015 年 6 月 7 日。

主诉：尿频、尿急 2 年余。

现病史：患者近 2 年自觉小便时尿道灼热，淋漓不尽，伴有会阴部坠胀牵引至腹股沟，房事阴茎举而不坚，在当地诊所服用药物调理，效果不显。即来我院门诊求治。

症见：尿频，尿急，夜尿 5~6 次，有阴囊潮湿感，乏力，无尿痛。舌淡苔白腻，边有齿痕，脉沉。

辅助检查：肛诊前列腺大小正常，表面不规则，轻度压痛。

中医诊断：淋证。证型：湿热下注。

西医诊断：慢性前列腺炎。

治则：调理气机，清利湿热。

针刺治疗：选取百会、曲骨、中极、关元、气海、夹阴1、夹阴2、重阴、阴陵泉、三阴交、丰隆、太冲、肝俞、期门、日月。操作：腹部任脉腧穴、三阴交采用补法，余腧穴平补平泻法，曲骨、中极、关元、气海、夹阴1、夹阴2、重阴针尖朝向前列腺，每日 1 次，每次 30 分钟，期间行针 1 次。

方药：用前列通散加减：柴胡 10g，郁金 10g，延胡索 10g，川楝子 10g，荔枝核 10g，白花蛇舌草 10g，皂角刺 10g，陈皮 10g，白芍10g，黄柏 10g，苍术 10g，牛膝 10g，麸炒薏苡仁 30g。共 7 剂，每日1 剂，水煎分 3 次口服。

复诊：经 7 次治疗，患者尿频、尿急有改善，阴囊潮湿感减轻。针刺加用调肾，促进膀胱气化，取穴：百会、曲骨、中极、关元、气海、夹阴1、夹阴2、重阴、阴陵泉、三阴交、丰隆、太冲、肾俞、膀胱俞、三焦俞、八髎穴。操作：腹部任脉腧穴、三阴交采用补法，余腧穴平补平泻法，腹部腧穴针尖朝向前列腺，每日1次，每次30分钟，期间行针1次。中药汤剂：前列通散加减：柴胡10g，郁金10g，延胡索10g，川楝子10g，荔枝核10g，白花蛇舌草10g，皂角刺10g，赤芍10g，黄柏10g，苍术10g，牛膝10g，麸炒薏苡仁30g，车前子10g（包煎），泽兰10g。每日1剂，水煎分两次口服，连续治疗7次。

经14次治疗，患者尿频减轻，夜尿1~2次，无明显尿急，阴囊无潮热感。

【按语】慢性前列腺炎病因及发病机制复杂，西医治疗颇为棘手，大多仍只限于对症治疗，缺少特效药物。而针灸治疗有多种针法可选择，操作简便而安全，患者依从性良好，治疗效果较显著，加之中医强调对细节的全程关注，注重对患者心理、饮食、运动、性生活等方面的调养，为诸多针法获得满意疗效奠定了基础，更加突显其优势。但由于慢性前列腺炎的临床表现多样，确切地讲它不是单纯的一个病种，而是具有特异性表现的临床综合征，真正典型的证型少见，相互兼夹者居多，没有规范供临床医生遵循，临床疗效判定难以统一。三阴穴治疗慢性前列腺炎取得了较好的临床疗效，并且在代谢水平进行了机制探讨，认为可以调节局部免疫反应，降低促炎症细胞因子活性、降低血管通透性、减少炎症细胞浸润，并提高局部抗氧化防御系统活性，从而抑制前列腺组织形态结构的损伤，减轻炎症反应。此外，三阴穴治疗男性不育也有很好的疗效。

阳 痿

一、概述

阳痿是指成年男子性交时，由于阴茎痿软不举，或举而不坚，或举而不久，无法进行正常性生活的病症。但对于发热、过度劳累、情绪反常等因素造成的一时性阴茎勃起障碍，不能视为病态。

二、辨证分型

（一）命门火衰型

主症：阳事不举，精薄清冷，神疲倦怠，畏寒肢冷，面色㿠白，头晕耳鸣，腰膝酸软，畏寒肢冷。舌淡苔白，脉沉细。

（二）心脾亏虚型

主症：阳事不举，心悸，失眠多梦，精神不振，面色萎黄，胃纳不佳，腹胀便溏。苔薄腻，舌质淡，脉细。

（三）恐惧伤肾型

主症：阳痿不振，举而不刚，胆怯多疑，心悸易惊，寐不安宁。苔薄腻，脉弦细。

（四）肝郁不舒型

主症：阳痿不举，情绪抑郁或烦躁易怒，胸脘不适，胁肋胀闷，食少便溏。苔薄，脉弦。

（五）湿热下注型

主症：阴茎萎软，阴囊潮湿、臊臭，睾丸坠胀作痛，下肢酸困，小便黄赤灼痛。苔黄腻，脉濡数。

（六）阴虚火旺型

主症：阳事不举或举而不坚，或临事即软，伴有腰膝酸软，手足心热，头昏耳鸣，咽干口燥，遗精盗汗，小便短赤，舌质红，苔少，脉细数。

三、诊治思路

（一）病因多样，虚实夹杂

先天不足或者恣情纵欲，房事过度，或早婚，均可造成精气虚损，命门火衰而致阳痿。久病劳伤，损及脾胃，气血化源不足，可致宗筋失养而成痿。情志不遂，忧思郁怒，则肝失疏泄，宗筋所聚无能，乃成阳痿；或过思多虑，损伤心脾，气血不足，宗筋失养；或大卒惊恐，伤于心肾，气机逆乱，气血不达宗筋，不能作强，则阳事不举。过食醇酒厚味，脾胃运化失常，聚湿生热，湿热下注肝肾，经络阻滞，气血不荣宗筋，乃成阳痿。

（二）脏腑受损，肝肾为本

阳痿病因虽多，其基本病机为肝、肾、心、脾受损，气血阴阳亏虚，阴络失荣；或者肝郁湿阻，经络阻滞导致宗筋不用而成。阴茎功能的发挥依赖于脏腑功能的协调。肝主筋，足厥阴肝经环绕阴器而行；肝失疏泄，气机郁滞，宗筋失养，而阳痿反过来又会给患者带来心理负担，形成恶性循环，气机阻滞，血不达宗筋，则宗筋不聚。肾藏精，主生殖，开窍于二阴。心乃君主之官，情欲萌动，阳事之举，必赖于心火先动；忧虑伤心，心血暗耗，则心难行君主之令，从而阴茎痿软不举；脾失运化，气血生化乏源，宗筋失养。故阳痿之病位在宗筋，病变脏腑在肝、肾、心、脾，但主要在肝肾。

（三）从肝论治

实证者，肝郁宜疏通，湿热应清利；虚证者，命门火衰者宜温补，结合养精；心脾血虚者当调养气血，佐以温补开郁；虚实夹杂者需标本兼顾。

依据其病因病机而确立治则治法，但是应重视肝郁在阳痿发病中的重要性。从唐代以后历代医家均认为疲劳过度、房室太过是阳痿发病的主要病因，但是在现代社会，房劳损伤导致的阳痿者已经显著减少，相反，由于生活节奏加快，社会竞争激烈，工作压力大，致使精神紧张，情志内伤。肝主疏泄，调畅情志，肝气郁结，气机不畅，气血津液运行受阻，男子排精不畅，瘀滞化热化湿，湿热反而阻碍气血运行，反复形成恶性循环，成瘀成湿。肝气郁结引起的阳痿日益增多，即所谓"因郁致痿"。故治疗宜疏肝解郁。

（四）疏肝兴阳

对于阳痿许多医家多从温肾壮阳角度论治，滥用温补之品的现象严重，有的非但疗效不佳，反而造成肾阴耗伤，湿热内生的状况，故在用药中应水中补火，或火中有清，寓清于补，乃可使水火得其养，用药不宜过于温补。具体而言，在温肾药的使用上应选用温而或者燥性较小的血肉有情之品，如巴戟天、肉苁蓉、菟丝子、鹿角胶。本病以肝肾病变为主，特别是现代社会肝郁引起者日益增多，故疏肝解郁显得尤为重要；肝气调畅，肾阴肾阳才可正常发挥功能。在针刺治疗时，可加用肝俞、胆俞、期门、日月、太冲等；而三阴穴是何教授治疗男科、妇科疾患的经验用穴，部位在侧腹部及会阴区，可调理局部病变。中药汤剂中，可选用柴胡、郁金、白芍等以调理肝气。

（五）结合药物铺灸

药物铺灸可濡养气血，通经活络，振阳兴痿。铺灸药方以补肾为要，方中仙茅、淫羊藿补肾壮阳，益命火，可兴阳事。治阳痿者，勿忘补阴，方中墨旱莲、女贞子滋补肾阴，使"阳得阴助而生化无穷"；肉苁蓉、锁阳、巴戟天、菟丝子补肾填精，益髓壮腰，精髓盛，腰肾强，则阳事举坚；雄蚕蛾、九香虫为血肉有情之品，兴阴阳有情之事，又可鼓舞阴阳气血。

（六）提倡心理疗法

阳痿使许多男性难于启齿、不能正确对待，长此以往加重病情、难以起效。在接诊、治疗过程中，应注意保护患者的隐私，规避闲杂人员，甚至部分医护人员；开导患者，讲述与本病相关知识，让患者有合理、科学的认识；交代患者就医应至正规医院，勿轻信广告宣传；树立治疗疾病的信心等。

四、针法

主穴：百会、重阴、夹阴1、夹阴2、阴陵泉、三阴交、中极、气海、曲骨、关元、太溪、太冲。

操作：患者仰卧位，用直径 0.35mm、长 75mm 毫针针刺夹阴 1 和夹阴 2，针尖朝向前列腺方向刺入 50~60mm，行平补平泻手法，以少腹部酸困重胀及针感向前阴部放射为准；重阴穴用直径 0.35mm、长 60mm 毫针，针尖朝向前列腺方向刺入 40~50mm，行平补平泻手法，以少腹部酸困重胀及针感向前阴部放射为准。余腧穴依据穴性补泻。

配穴：命门火衰型加肾俞、命门；心脾两虚型加足三里、心俞、脾俞、内关；肝郁不舒型加肝俞、胆俞、期门、日月；惊恐伤肾型加胆俞、志室、神门；湿热下注型加丰隆、膀胱俞。

五、灸法

铺灸部位：腰脊下穴区、关元穴区、三阴交穴区。

加减：阴虚火旺型加背俞下穴区；心脾两虚型加背俞中穴区；肝气郁结型加背俞中穴区；惊恐伤肾型加背俞下穴区。

铺灸药方：补肾起痿散（仙茅、淫羊藿、旱莲草、女贞子、肉苁蓉、锁阳、巴戟天、菟丝子各 100g，雄蚕蛾、九香虫各 60g）。

铺灸药方加减：命门火衰型加肉桂 100g；阴虚火旺型加黄柏、知母各 100g；心脾两虚型加党参、黄芪、白术各 50g；肝气郁结证型柴胡、当归、白芍各 50g；湿热下注型加黄柏、苍术、竹叶各 50g；惊恐伤肾型加远志、五味子、茯神各 100g。

铺灸方法：常规消毒后，蘸葱汁擦拭穴区施灸部位，并均匀撒铺灸药粉覆盖在葱汁擦拭过的皮肤上，再将葱泥拍成饼置于药粉之上，厚约 0.5cm，长度和宽度与药粉同，然后将艾绒制成高、宽各约 5cm，上窄下宽的艾炷，置于姜饼之上，分多点位点燃，令其自然燃烧。待患者有灼热感或不能忍受时，去掉燃烧的艾炷，更换新艾炷。最后去净艾炷，保留药粉与葱饼，以纱布及胶布固定。待没有温热感时，去掉所有铺灸材料，灸疗完成。每位患者行仰卧位或俯卧位铺灸。前后穴区交替使用，每日 1 次，每穴区 2 壮，留灸 1 小时，治疗 10 天为一个疗程，疗程间休息 2 天。

六、中药

处方：疏肝兴阳方。

组成：柴胡10g，郁金10g，白芍10g，法半夏10g，炙淫羊藿30g，墨旱莲20g，阳起石3g，盐杜仲10g，牛膝10g，鹿角霜30g，锁阳10g，肉苁蓉10g，金樱子20g，桑螵蛸10g，山萸肉10g，益智仁20g。

加减：命门火衰型加肉桂10g；阴虚火旺型加黄柏、知母各10g；心脾两虚型加党参、白术、酸枣仁各10g；湿热下注型加黄柏、苍术各10g；惊恐伤肾型加远志、茯神各10g。

方义：柴胡、郁金、白芍疏肝柔肝；淫羊藿、杜仲、阳起石、锁阳、肉苁蓉、鹿角霜温补肾阳，旱莲草、山萸肉补益肾阴，肾阴肾阳调和，男女之事通顺；金樱子、桑螵蛸固精止遗护肾；本病以影响患者心神，亦有精神情志因素在内，益智仁以补肾调志，并补益脾肾、收敛固涩；法半夏化痰湿；牛膝引药下行补益肝肾。

七、典型案例

患者，男，32岁。初诊日期：2018年9月5日。

主诉：阴茎不能勃起3年。

现病史：患者自诉于3年前劳累、焦虑后出现阴茎勃起困难，伴有心悸失眠多梦，阴囊潮湿感，服用药物调理半年，效果不显。

症见：阴茎勃起困难伴疲乏、头昏，心悸、失眠，纳少，舌淡苔白腻，脉滑。

中医诊断：阳痿。证型：湿热下注。

西医诊断：阳痿（功能性）。

治则：疏肝解郁，活血止痛。

针刺治疗：以足少阳胆经、足厥阴肝经腧穴为主。穴位：百会、重阴、夹阴1、夹阴2、曲骨、中极、关元、足三里、阴陵泉、丰隆、三阴交、太冲。针刺方法：针刺夹阴1和夹阴2采用直径0.35mm、长75mm毫针，针尖朝向前列腺方向刺入50~60mm，行平补平泻手法，重阴穴用直径 0.35mm、长 60mm 毫针，针尖朝向前列腺方向刺入 40~50mm，行平补平泻手法，以少腹部酸困重胀及针感向前阴部放射为准。余腧穴依据穴性补泻。每日 1 次，每次 30 分钟，期间行针 1 次，连续治疗 6 次为一个疗程，休息 1 天后继续下一疗程。

方药：方选小柴胡汤加减：柴胡 10g，黄芩 10g，半夏 10g，党参 10g，生姜 6g，炙甘草 6g，麸炒薏苡仁 30g，苍术 10g，淫羊藿 30g，旱莲草 30g，女贞子 30g，山药 10g，熟地 10g，山萸肉 10g，牛膝 10g，鹿角霜 30g，肉苁蓉 10g，锁阳子 10g，雄蚕蛾 10g。共 7 剂，每日 1 剂，水煎，分两次口服。

铺灸：部位选择腰脊下穴区、关元穴区、三阴交穴区，铺灸基础方为补肾起痿散加黄柏、苍术、竹叶各 50g。依照药物铺灸方法进行，每日 1 次，连续治疗 6 次为一个疗程。

治疗 1 个疗程后，患者疲乏、阴囊潮湿感减轻，心悸、失眠、多梦好转，继续上述治疗方法治疗 6 次后，患者无疲乏、阴囊潮湿感、心悸等消失。于原中药汤剂中去薏苡仁、苍术、黄芩，余治疗方法不变，连续治疗 2 个疗程，患者所有症状消失，性功能恢复正常。

【按语】阳痿多由于恣情纵欲，频犯手淫，导致精气虚损，命门火衰，或由于思虑、惊恐伤及心脾肾而成，亦可因肝失疏泄，湿热下注，宗筋弛纵所致。辨证要点主要是辨别有火无火及分清脏腑虚实。阳痿的治疗主要从病因病机入手，属虚者宜补，属实者宜泻，有火者宜清，无火者宜温。命门火衰者，应温肾壮阳，滋肾填精，忌纯用刚热燥涩之剂，宜选用血肉有情温润之品；心脾受损者，补益心脾；恐惧伤肾者，益肾宁神；肝郁不舒者，疏肝解郁；湿热下注者，苦寒坚阴，清热利湿。治疗期间应禁止性交活动。戒除手淫，调节好情志，都是重要的辅助治疗措施。综上所述，针灸治疗阳痿，疗效确切，具有安全、毒副作用小的优点，并且易为患者和家属接受。

早　泄

一、概述

早泄是指性交时，阴茎尚未插入阴道，双方尚未接触或刚接触，或插入后不足 1 分钟即行射精，以致不能进行正常的性交，持续 1 个月以上的病症。

中医对早泄的认识，现在最早的记载见于隋代巢元方所著《诸病源候论》"肾气虚弱，故精溢也。见闻感触则动肾气，肾藏精，今虚弱不能制于精，故因见闻而精溢出也"。而"早泄"一词是在清代陈士铎《辨证录·种嗣门》内被首次提到。

二、辨证分型

（一）阴虚火旺型

主症：早泄，阴茎易举，腰膝酸软，五心烦热，潮热盗汗。舌红少苔，脉细数。

（二）肾虚不固型

主症：早泄后疲乏无力，腰酸腰痛，性欲减退，小便频数，耳鸣，失眠。舌淡，苔薄，脉弱。

（三）心脾两虚型

主症：早泄伴见肢体倦怠，面色少华，心悸气短，失眠多梦，纳呆，便溏。舌淡，少苔，脉细无力。

（四）肝郁气滞型

主症：早泄伴见精神抑郁，焦躁不安，胸胁胀满，少寐多梦。舌边红，苔薄白，脉弦。

（五）湿热下注型

主症：阴部潮湿，口苦纳呆，少腹坠胀，小便黄赤。舌红，苔黄腻，脉弦数。

三、诊治思路

（一）肾虚、肝郁为本

肾主藏精，肾气推动脏腑气化，肾在各脏腑的协调下精液排泄有度。隋代巢元方在其《诸病源候论》中言"肾气虚弱，故精溢也。见闻感触则动肾气，肾藏精，今虚弱不能制于精，故因见闻而精溢出也"，指出在肾虚的状态下，单有视听的刺激就会出现溢精。若操劳过度，肾水日益亏虚，心火渐盛，相火偏于亢盛，水火不济，致精室受扰，亦可出现早泄。

脾为气血生化之源，先天培补后天，后天资助先天，精室才可以盈满；而心主神明，神明失司，则可出现不能自控的泄精。

肝主疏泄，助男子排精、促进精血津液的运行。足厥阴肝经循行经过阴器，肝主筋，筋为阴筋之宗会。故调肝亦显得尤为重要。情志不顺，肝气便易于郁结，郁久则会生热，致肝疏泄失常，约束无能，发生早泄，而且早泄和情志抑郁常常相互影响、互为因果。《素问·举痛论》："百病生于气，怒则气上，喜则气缓，悲则气消，恐则气下，寒则气收，炅则气泄，惊则气乱，劳则气耗，思则气结……"故早泄的病机为多种因素导致肾虚、肝郁为主，肾失封藏、精关不固，肝气郁结，气机不畅。本病有虚有实，其中虚证多为肾虚不固、心脾亏虚、阴虚火旺；实证则有肝经湿热、肝郁气滞等。

（二）从肝论治，肝肾同调

本病以肾虚、肝郁为主，故治疗宜调理肝肾。结合现代社会实际情况，一般宜先调肝。肝气调畅，则全身气机通畅，气血津液运行无阻。调理肾脏时应注意辨证论治，不宜一味滋阴、温补等，视具体情况辨证对待。但本病虚实夹杂，尚不能忘记有心脾亏虚、阴虚火旺等情况，或滋阴降火、温肾填精，或补益心脾，或清热利湿、清心降火。但是虚证特别是存有湿热时慎用补涩以免敛邪，清热忌太过苦寒以防伤及脾胃。

本病与肝肾密切相关，针刺选穴以肝经、肾经为主；然而任脉循行经过人体正中，总督一身之阴，位于下腹部腧穴如气海、关元等穴，具有益气养血、补肾培元的功效。腧穴所在，主治所在，三阴穴位于侧腹部腹股沟处及外生殖器处，通过适当的针刺手法，可使针感传向病变部位。三阴穴配合构成一个以宗器为中心的倒置的三角形，针尖共同朝向阴茎根深部。现代解剖学认为，三阴穴下分布有会阴动脉、髂内静脉分支、髂总动静脉、腹股沟神经、会阴神经分支及阴茎海绵体，针刺三阴穴局部的神经、血管接受刺激而得以激发，调整中枢的兴奋与抑制，重建大脑皮层神经中枢与生殖器内环境的协调性。

（三）益肾固涩

疏肝可以调畅肝气，促进气血津液的运行，但本病病机之一为肾虚精室不宁，精液失固。肾主封藏，肾强则精液排泄有度。故在调肝的基础上尚需要调肾以收敛固涩。针刺疗法以及铺灸部位选择上，肾经、督脉、任脉、膀胱经背俞穴具有调肾固涩之功能；中药选择上，加用肉苁蓉、锁阳子温肾固涩之药，以及五味子等。

（四）重视药物铺灸

铺灸疗法将穴点连为穴区，加强协同治疗作用，以扩大疗效。本病以调理肝肾为主，兼顾其他。穴区选择以背俞下穴区、腰脊穴区、关元穴区、三阴交穴区为主，此类穴区下有三焦俞、肾俞、气海俞、关元俞、气海、石门、中极、关元、三阴交、八髎穴等，可培肾固本、强腰固下等；再以具有益肾固精止遗的中草药相伍为铺灸药方，随症加减变化，共同发挥腧穴、经络、中草药、灸法的多重功效。

中药汤剂首先旨在解郁，柴胡、郁金、白芍以疏肝，六味地黄丸"三补"以针对肾虚，再依据患者情况或调理心脾，或清热、利湿。在肝气调畅的基础上，应着重调理肾脏，但仍需兼顾其他证型。

四、针法

主穴：百会、关元、气海、蠡沟、三阴交、重阴、夹阴1、夹阴 2、肾俞、肝俞、志室。

操作：患者先仰卧位，用直径 0.35mm、长 75mm 毫针针刺夹阴 1 和夹阴 2，针尖朝向会阴部，刺入 50~60mm，行平补平泻手法，以少腹部酸困重胀及针感向前阴部放射为准；重阴穴用直径 0.35mm、长 60mm 毫针，针尖朝上刺入 40~50mm，行平补平泻手法，以少腹部酸困重胀及针感向前阴部放射为准。余腧穴依据穴性补泻。

配穴：阴虚火旺型加太溪、太冲；肾虚不固型加命门；心脾两虚型加心俞、内关、神门；肝郁气滞型加太冲、期门、日月、合谷；湿热下注型加曲池、阴陵泉、太冲。

五、灸法

铺灸部位：背俞下穴区、腰脊穴区、关元穴区、三阴交穴区。

加减：阴虚火旺型、肝郁气滞型加太冲穴区；湿热下注型加阴陵泉穴区。

铺灸药方：止遗固精散（黄芪、山茱萸、山药、五味子、金樱子、沙苑子、女贞子、菟丝子、锁阳各 100g，远志、知母各 60g）。

铺灸药方加减：阴虚火旺型加黄柏、知母各 100g；心脾两虚型加龙眼肉、酸枣仁、当归各 50g；肝郁气滞型加柴胡、郁金、枳壳、白芍各 50g；湿热下注型加萆薢、黄柏、车前子、木通、泽泻各 50g。

铺灸方法：患者俯卧位，穴区常规消毒后，蘸姜汁擦拭穴区施灸部位，并均匀撒铺灸药粉覆盖在姜汁擦拭过的皮肤上。再将姜泥拍成饼置于药粉之上，厚约 0.5cm，长度和宽度与药粉同。然后将艾绒制成高、宽各约 5cm，上窄下宽的艾炷，置于姜饼之上，分多点位点燃，令其自然燃烧。待患者有灼热感或不能忍受时，去掉燃烧的艾炷，更换新艾炷。最后去净艾炷，保留药粉与姜饼，以纱布及胶布固定。待没有温热感时，去掉所有铺灸材料，灸疗完成。每位患者行仰卧位或俯卧位铺灸。前后穴区交替使用，每日 1 次，每穴区 2 壮，留灸 1 小时，治疗 7 天为一个疗程，疗程间休息 2 天。

六、中药

（一）处方：疏肝兴阳 1 号方

组成： 柴胡 10g，郁金 10g，白芍 10g，山药 10g，山萸肉 10g，熟地黄 10g，淫羊藿 20g，肉苁蓉 20g，锁阳 10g，旱莲草 20g，枸杞 10g，雄蚕蛾 10g。

加减： 阴虚火旺型加知母、黄柏、丹皮、栀子、龟板；心脾两虚型加党参、黄芪、白术、桂圆、枣仁、远志；肝郁气滞型加川芎、山栀子、香附；湿热下注型加龙胆草、山栀子、黄芩、泽泻、车前子。

方义： 柴胡、郁金、白芍疏肝解郁；山药、熟地、山萸肉补肾，二者以补益肝肾，肝肾同调；淫羊藿、肉苁蓉、锁阳补肾阳，旱莲草、枸杞以滋肾阴，阳化气、阴成形；雄蚕蛾有促进男性性功能作用。

（二）处方：益肾固精 2 号方

组成： 山药 10g，山萸肉 10g，熟地黄 10g，淫羊藿 20g，肉苁蓉 20g，锁阳 10g，旱莲草 20g，枸杞 10g，雄蚕蛾 10g，桑螵蛸 10g，金樱子 10g，海龙 10g，鹿茸 10g，远志 10g，龙齿 10g，炙甘草 6g。

方义： 山药、熟地、山萸肉补肾，二者以补益肝肾，肝肾同调；淫羊藿、肉苁蓉、锁阳补肾阳，旱莲草、枸杞以滋肾阴；桑螵蛸、金樱子补肾固精；龙齿疏肝涩精止遗；海龙、鹿茸、雄蚕蛾有促进男性性功能作用；远志调补心神。

七、典型案例

李某，男，33 岁。初诊日期：2010 年 6 月 10 日。

主诉： 性生活时射精过早 3 年余。

现病史： 患者于 3 年前性生活时自觉阴茎勃起时间短，射精时无力，射精后疲乏，腰困，性欲渐不足，心烦苦闷，睡眠差。自服用逍遥丸、金匮肾气丸后无明显好转，遂来我院门诊。

症见： 早泄，射精无力，伴疲乏无力，心烦梦多，腰膝酸软，小便调，大便稀。舌淡红，苔黄腻，脉弦滑。

中医诊断：早泄。证型：肝郁气滞兼肝肾亏虚。

西医诊断：早泄。

治则：疏肝解郁，益肾固精。

针刺治疗：选取百会、关元、气海、蠡沟、三阴交、重阴、夹阴1、夹阴2、肾俞、肝俞、志室、八髎、太冲。操作方法：患者先仰卧位，夹阴1和夹阴2，针尖朝向会阴部深刺，重阴穴针尖向上深刺，平补平泻法，以少腹部酸困重胀及针感向前阴部放射为准；八髎穴斜刺进针、深刺，以小腹部、会阴部酸困、放射感为主；余穴依据穴性补泻。每日1次，每次30分钟，期间行针1次，6次为一个疗程，休息1天后继续下一个疗程。

方药：以疏肝兴阳1号方加减：柴胡10g，郁金10g，白芍10g，川芎10g，焦栀子10g，山药10g，山萸肉10g，熟地黄10g，党参10g，白术10g，淫羊藿20g，肉苁蓉20g，锁阳10g，旱莲草20g，枸杞10g，雄蚕蛾10g。每日1剂，水煎，分两次口服，连服14剂。

经14天治疗，患者无明显疲乏、心烦，早泄症状稍有改善。针刺继续按照原处方进行。中药汤剂以温补肾阳为主：山药10g，山萸肉10g，熟地黄10g，淫羊藿20g，旱莲草20g，雄蚕蛾10g，桑螵蛸10g，金樱子10g，海龙10g，鹿茸10g，远志10g，雄蚕蛾10g，炙甘草6g。每日1剂，水煎，分两次口服，连服14剂。经14天治疗，患者早泄症状消失，无其他不适。

【按语】早泄因为性生活的不和谐，给患者带来了极大压力。早泄除了各种治疗措施外，患者自我调理相当重要。首先情绪调节，端正心态，不讳疾忌医，不要存有羞耻心；饮食方面，可以多食一些助疗食物，如韭菜、羊肉等，因为这些食物具有补益肾气的作用，另外可配合相关疏肝、利湿的食物或者药食两用品；避免劳欲，要节制房事，避免过多劳心、劳神、劳形，需量力而行、劳作有度；培养良好的睡眠习惯，充足的睡眠对于气血的生化、肾精的保养起着重要的作用，对体力、脑力的恢复相当重要；多喝水，特别是白开水，可以帮助机体排除多余的毒素，保证肾脏的健康；常锻炼身体，勿让自己过度疲劳、睡眠不足，一方面降低了兴趣，另一方面对机体是不良循环。

第六节　五官科病证

耳鸣耳聋

一、概述

耳鸣、耳聋是两种相似的病症。耳鸣是指听觉器官并未受到外界声响刺激，而自觉耳内鸣响，高低声响不一，有如蝉声，有如潮涌，有如雷鸣等听觉异常，妨碍正常听觉，但不影响听力。耳聋是指不同程度的听力减退，甚至完全丧失听觉，其轻者又称为"重听"，重者则称为"耳聋"。耳鸣、耳聋的症状表现虽有不同，但都是听觉异常、听力下降的表现。临床上，耳鸣、耳聋既可单独出现，先后发生，亦常合并兼见，耳聋往往由耳鸣发展而来。

中医学对耳鸣、耳聋早有认识，《灵枢·口问》曰："耳者，宗脉之所聚也……脉有所竭者，故耳鸣。"《灵枢·决气》曰："精脱者耳聋。"《诸病源候论·耳病诸候》曰："肾为足少阴之经，而藏精、气通于耳。耳，宗脉之所聚也。若精气调和，则肾脏强盛，耳闻五音；若劳伤气血，兼受风邪。损于肾脏耳精脱，精脱者则耳聋。"认识到耳鸣耳聋有外感、内伤之别，并与肾虚密切相关，同时还提到脏腑经络均有络于耳者，五脏六腑、十二经脉病变皆可发生本病。

耳鸣耳聋是西医学中的一种临床症状。西医学的许多疾病，包括耳科疾病、脑血管疾病、高血压病、动脉硬化、贫血、红细胞增多症、糖尿病、感染性疾病、药物中毒及外伤性疾病等均可出现耳鸣、耳聋，可参照本节相关疗法进行治疗。

二、辨证分型

（一）风邪外犯型

主症：起病较急，突发耳聋，伴鼻塞流涕，或有头痛，耳胀闷，或有恶寒发热，身痛。苔薄白，脉浮。

（二）肝火上炎型

主症：暴发耳聋，或耳鸣如潮，面红目赤，头晕胀痛，口苦口干，急躁易怒，大便秘结，小便短黄。舌红，苔黄，脉弦数。

（三）肝炎上亢型

主症：耳聋突发，或有耳鸣，头目胀痛，急躁易怒，失眠多梦，腰膝酸软，头重脚轻。舌红少津，脉弦或弦细数。

（四）气滞血瘀型

主症：耳聋，伴耳中胀闷感，耳鸣不休，或因强大声音震击而成，耳痛拒按。舌暗红，脉涩。

（五）痰浊郁结型

主症：听力不聪，耳胀不适，头晕头重，胸脘痞闷。舌红苔腻，脉滑数。

（六）肾精亏损型

主症：听力逐渐下降而致耳聋，经久不愈，兼有头晕目眩，腰背酸痛，遗精滑泄，肢软腰冷，舌质红或淡，脉细弱。

（七）气血亏虚型

主症：初期耳鸣乍轻乍重，遇劳则甚，久则耳聋不愈，面色少华，头晕神疲，四肢乏力，纳差。舌苔薄白，脉细。

三、诊治思路

（一）分清病因，辨证论治

耳病与脾、肾、肝、胆、脑密切相关，耳为肾之窍，为十二经脉之所灌注，内通于脑，脑为髓海；久病后失血耗精，或恣情纵欲，耗伤肾精，肾精不足，以致耳中轰轰有声。脾胃为后天之本，脾虚则气血生化无源，经脉空虚，气血不能上奉于耳。肝气不调，肝郁化火，蒙蔽清窍，清窍阻塞而致耳鸣、耳聋。嗜食肥甘厚味，烟酒无度，聚热成痰，痰热互结，痰火上升，壅塞清窍而致耳鸣，若气机闭塞不通，则成耳聋。外感风热之邪，邪气循经流窜耳窍，壅塞清窍而致突发耳聋；或热病余热未消，清窍不通；或反复感冒，邪闭清窍，均可致本病发生。

归纳而言，本病有虚有实。实证每因外感风热或内伤情志、饮食，痰湿内生，气郁化火，循经上扰或蒙蔽清窍所致；虚证多由久病体虚、劳倦纵欲，致气血不足或因肾精亏耗，不能上承，耳窍失养所致。

（二）靶向针刺，精准治疗

靶向针刺疗法以耳为靶心，以腧穴为靶点，以经络、神经、血管为靶线，针刺相关腧穴，使针感沿着靶线传递至耳内，称为靶向针刺疗法。"经脉所过，主治所及"，足少阳胆经、手少阳三焦经经脉均循行于耳部，耳门、听宫、听会为耳前三穴；风为百病之长，风邪易夹杂它邪而致病，故必选取祛风息风、开窍的腧穴，如风池、翳风；局部治疗作用是所有腧穴的共性，故选取耳周局部腧穴如率谷、听会、翳风、瘈脉。在手法操作中，强调以耳为中心，注重针刺方向、针感传导朝向耳内。针刺手法、针刺取穴、经络相结合，共同促进耳鸣的恢复。

（三）多种灸法，加强疗效

药物铺灸疗法治疗耳鸣耳聋，铺灸基础药方选取石菖蒲、胆南星、升麻、川芎、郁金、路路通、麝香或者冰片，共研细末，并依据辨证加减方药。铺灸部位以患侧耳前穴区、耳后穴区为基础铺灸穴区，并依据辨证或加外关穴区、太冲穴区、背俞上穴区、背俞中穴区等。此法使药效直达病所，集艾灸、药物、理疗于一体，共起综合治疗作用。

另外还可沿着耳部经脉循行采用艾条悬起灸法，可以促进气血流通、经脉通畅，从而改善耳鸣耳聋。

（四）耳部循经刮痧

刮痧是以中医经络理论为指导，通过一定的刮痧器具和相应的手法，借助介质在体表进行反复刮动、摩擦，使皮肤局部出现红色粟粒状，或暗红色出血点等"出痧"变化的治疗方法，具有活血化瘀、祛邪排毒的效果。"经脉所过，主治所及"，通过对耳部三焦经、小肠经、胆经经脉往返的刺激，以疏通经络、促进气血运行从而达到改善耳部疾患的疗效。

（五）古方化裁，不拘一格

辨证论治是中医基本原则之一，故临证中不可拘泥于某一方。何教授在用药中善用古方加减化裁，然后结合自身经验的特点。如痰湿阻络者，选取半夏白术汤，脾胃虚弱者选用四君子汤加减，肾精虚损者以六味地黄丸为主等。经多年临床经验发现蝉蜕、磁石、石决明、石菖蒲、路路通具有通耳开窍之功效，是何教授治疗耳鸣耳聋常用药，磁石、石决明两药咸寒质重，滋肾水、涵肝木，有水木相生之妙用，共奏滋肾平肝、潜阳安神之功；石菖蒲祛风通络；蝉蜕质轻上浮，甘寒清热；路路通味苦，平，归肝、肾经。以上诸药可在各型证候中应用，以加强疗效。

（六）耳部推拿保健

推拿疗法是术者通过肢体的其他部位或者特制的推拿器械，在人体体表的特定部位进行治疗或预防保健的一种疗法。《厘正按摩要术》"揉以和之……是从摩法生出者，可以和气血，可以活经络，而脏腑无闭塞之虞矣"，通过揉法达到祛风、温经通络、安神之功效。《道枢·太白还丹篇》"以左右掌掩其耳，用其指击顶后，左三右四，是为击天鼓"，又《圣济总录》"天鼓者，耳中声也。举两手心紧掩耳门，以指击其脑户。常欲其声壮盛，相续不散。一日三探，有益下丹田"。通过叩击，振荡耳部经脉，贯通后脑。耳部推拿保健采用对耳部牵、拉、揉、搓、叩天鼓方式，以期达到局部祛风、疏经通络，进而调和全身气血、脏腑功能，促进耳鸣向愈。

（七）心理疏导

身体有疾时，不少人因错误认识会产生不良情绪。肝主疏泄调畅情绪，肝郁疏泄不畅，影响脾胃运化、气机的调畅、气血的运行；心主血藏神，脾胃化生气血，忧思伤心脾，气血化生不及，心神被扰；悲鸣伤肺，惊恐伤肾，水液通调受阻，人体气血津液化生、运行不畅，因情志失和而生百病及加重百病。《素问·汤液醪醴论篇第十四》："嗜欲无穷，而忧患不止，精气弛坏，荣泣卫除，故神去之而病不愈也。"故对疾病正确的认识，健康的心态对疾病的康复具有重要作用。一方面需要向患者讲解疾病基本情况，去除错误、片面认识；另一方面，讲授各种调理情志、保持健康生活态度的方式，帮助患者走出疾病的恶性循环。

四、针法

主穴：风池、翳风、瘈脉、率谷、耳门、听会、中渚、阳陵泉、太冲。

操作：选用直径 0.25mm 长 25mm、直径 0.30mm 长 40mm 毫针，穴位局部常规消毒。风池穴向鼻尖方向斜刺，针入 0.8 寸；翳风直刺 0.8 寸；瘈脉针尖朝向耳内斜刺，针入 0.8 寸；耳门、听会均张口取穴，针尖朝向听宫，斜刺进针，针入 0.8 寸；率谷穴选 1.5 寸毫针，针尖朝向耳内，透过角孙穴后进一步向耳内透刺，平刺进针，针入 1.3 寸；中渚、太冲直刺进针，针入 0.8 寸；阳陵泉直刺进针，针入 1.2 寸。背俞穴取双侧腧穴，其余均为患侧取穴。头面部腧穴均平补平泻；肢体腧穴行泻法。配穴根据腧穴部位定针刺深度、方向；依据证型、穴性而补泻，得气为度。每天 1 次，每次 30 分钟，7 日为一个疗程，间隔 1 日后继续下一疗程。

配穴：外邪侵袭加风门，施以泻法；肝胆火盛加行间、肝俞、胆俞、合谷，施以泻法；痰火郁结加丰隆、肝俞、行间、大椎、曲池，施以泻法；肾精亏损加三阴交、肾俞、太溪，施以补法；脾胃虚弱加气海、中脘、上脘、脾俞、胃俞、三阴交、足三里，施以补法。

五、灸法

（一）药物铺灸

铺灸部位： 耳前穴区、耳后穴区、背俞下穴区。

加减： 风邪外袭型加背俞上穴区、合谷穴区、外关穴区；肝火上炎型、肝阳上亢型加背俞中穴区、胆囊穴区、太冲穴区；气滞血瘀型、痰浊郁结型加内关穴区、背俞中穴区、血海穴区；肾精亏虚型加腰脊穴区、内踝穴区、三阴交穴区；气血亏虚型加背俞中穴区、胃肠穴区、三阴交穴区。

铺灸药方： 耳聋通窍散：石菖蒲、胆南星、升麻各 50g，川芎、郁金、路路通各 100g，麝香（或冰片）2g。

铺灸药方加减： 风邪外袭型加防风、葛根各 100g；肝火上炎型加夏枯草、黄芩、炒栀子各 100g；肝阳上亢型加天麻、钩藤各 100g；气滞血瘀型加丹参、木香各 100g；痰浊郁结型加半夏、胆南星各100g；肾精亏虚型加补骨脂、杜仲各 100g；气血亏虚型加黄芪、当归各 100g。

铺灸方法： 患者选取适宜的体位，可先铺灸耳前、耳后穴区，侧卧位，穴区常规消毒后，蘸姜汁擦拭穴区施灸部位，均匀撒铺耳聋通窍散，再将姜泥制作成饼置于药粉之上，厚约 0.5cm，长度和宽度与药粉同，然后将艾绒制成高、宽各约 5cm，上窄下宽的艾炷，置于姜饼之上，分多点位点燃，令其自然燃烧。待患者有灼热感时，去掉燃烧的艾炷，更换新艾炷，最后保留药粉与姜饼，以纱布及胶布固定。待没有温热感时，去掉所有铺灸材料，灸疗完成。耳部穴区灸疗结束后在俯卧位，同样方法对背部穴区进行施灸。每日 1 次，每穴区 2 壮，留灸 1 小时，治疗 7 天为一个疗程，疗程间休息 2 天。

（二）耳部循经灸

耳前三穴：耳门、听宫、听会。

三焦经：角孙、颅息、瘈脉、翳风。

胆经：率谷、天冲、浮白、头窍阴、完骨。

操作：将艾条的一端点燃，对准应灸的腧穴，距离皮肤 2~3cm，进行熏烤，使患者局部有温热感而无灼痛为宜，一腧穴灸完再进行下一个腧穴。耳部经脉腧穴往返进行，顺经为补，逆经为泻。

六、中药

（一）肝火上炎型

处方：天麻钩藤饮加减。

组成：天麻 10g，钩藤 10g，石决明 10g，焦栀子 10g，黄芩 10g，川牛膝 10g，杜仲 10g，益母草 10g，桑寄生 10g，夜交藤 10g，茯神 10g，路路通 10g，蝉蜕 10g，磁石 20g，甘草 9g。

方义：天麻、钩藤平肝息风为君药；石决明咸寒质重，可平肝潜阳，并可以除热明目，可加强君药天麻、钩藤平肝息风之力；川牛膝引血下行，可以活血；路路通祛风活络；蝉蜕疏风散热、息风；磁石平肝潜阳、聪耳，以上共为臣药。杜仲、桑寄生补益肝肾以治本，栀子、黄芩清肝降火，以制亢阳；益母草与川牛膝活血利水，有利于平肝潜阳；夜交藤、朱茯神宁心安神，均为佐药。

（二）气滞血瘀型

处方：桃红四物汤加减。

组成：桃仁 10g，红花 10g，川芎 10g，熟地 10g，赤芍 10g，当归 10g，石决明 10g，磁石 20g，蝉蜕 10g，路路通 10g，甘草 9g。

方义：熟地黄甘温味厚质润，入肝、肾经，长于滋养阴血，补肾填精，为补血要药，为君药；当归辛甘温，为补血良药，同时为活血作用，为臣药；白芍养血益阴，川芎活血行气，桃仁、红花加强当归活血化瘀功效，路路通、石决明、蝉蜕息风通络，磁石聪耳启闭，以上诸药均为佐药；甘草调和诸药。

（三）肾精亏虚型

处方：六味地黄丸加减。

组成： 山药 10g，熟地 20g，山萸肉 10g，泽泻 10g，茯苓 10g，丹皮 10g，石决明 10g，磁石 20g，蝉蜕 10g，路路通 10g，甘草 9g。

方义： 重用熟地黄以滋阴补肾，填精益髓为君药；山茱萸补养肝肾，"肝肾同源"；山药补益脾胃，并可以固肾，共为臣药；君臣三药为"三补"。泽泻利湿而泻肾浊，并可以减轻熟地黄之滋腻；茯苓淡渗脾湿，以助山药之健运；丹皮清泻虚热；以上三药为"三泻"，共为佐药；石决明、磁石、蝉蜕、路路通祛风通络、聪耳为佐药；甘草调和诸药。

（四）脾胃虚弱型

处方： 四君子汤加减。

组成： 党参 10g，白术 10g，茯苓 10g，炙甘草 10g，黄芪 30g，石决明 10g，磁石 20g，蝉蜕 10g，路路通 10g，山药 10g，熟地 10g。

方义： 党参为君，以补气健运脾胃；白术苦温以健脾燥湿，黄芪甘温益气，二者加强运脾益气之功；山药补益肝脾肾、熟地黄益肾；茯苓甘淡健脾祛湿，以上五药为臣药；石决明、磁石、蝉蜕、路路通祛风通络为佐药；甘草调和诸药。

（五）痰浊郁结型

处方： 半夏白术天麻汤加减。

组成： 半夏 10g，白术 10g，陈皮 10g，茯苓 10g，天麻 10g，石决明 10g，磁石 20g，蝉蜕 10g，路路通 10g，石菖蒲 10g，炙甘草 6g。

方义： 半夏燥湿化痰，天麻平肝息风，以治风痰为君药；白术、茯苓健脾利湿，以治生痰之源为臣药；陈皮理气，气顺则痰消；石菖蒲化痰开窍为佐药；石决明、磁石、蝉蜕、路路通祛风开窍为佐药；甘草调和诸药。

七、典型案例

患者，女，42 岁。初诊日期：2016 年 3 月 6 日。

主诉： 突发左耳耳鸣 2 天。

现病史： 患者 2 天前晨起后无明显诱因出现左耳耳鸣，呈嗡嗡音，听力费劲，安静时耳鸣明显，午后加重，无耳胀、耳内流脓，听力检查未见明显异常，前来门诊。

症见：左耳耳鸣伴头闷、听力下降，无头痛、眩晕，夜寐可，饮食可，二便调。舌淡苔白腻，脉滑。

中医诊断：耳鸣。证型：痰湿闭阻。

西医诊断：神经性耳鸣。

治则：清热祛湿，化痰开窍。

针刺治疗：选取风池、翳风、瘈脉、率谷、角孙透耳内、耳门、听会、中渚、阳陵泉、太冲、丰隆。操作：靶向针刺疗法，穴位局部常规消毒。风池穴向鼻尖方向斜刺，瘈脉针尖朝向耳内斜刺，耳门、听会针尖朝向听宫，斜刺进针；率谷穴针尖朝向耳内，透过角孙穴后进一步向耳内透刺，平刺进针；余腧穴常规针刺。每天1次，每次30分钟，7日为一个疗程，间隔1日后继续下一疗程。

药物铺灸疗法：部位选取耳前穴区、耳后穴区、背俞下穴区、背俞中穴区、胃肠穴区；铺灸药方：耳聋通窍散。经1月治疗，患者未再耳鸣。

【按语】耳鸣的恢复与原发疾病、治疗时机、治疗手段、年龄相关，病程越长疗效越差。除了靶向针刺疗法、药物铺灸疗法，还可以选择耳周循经灸法，循行于耳部的经脉有三焦经、小肠经、胆经，对耳前的耳门、听宫、听会，耳后三焦经的角孙、颅息、瘈脉、翳风，胆经的率谷、天冲、浮白、头窍阴、完骨进行往返灸法，顺经补而逆经泻；同时可对以上耳前、耳部三焦经、胆经腧穴进行刮痧疗法；耳尖、耳垂、中冲、大椎、肝俞、胆俞进行刺络放血疗法。方法较多，可依据患者情况选择应用。

过敏性鼻炎

一、概述

过敏性鼻炎是最常见的变态反应之一，以鼻痒、鼻塞、喷嚏、流清涕等为主要特征，常在清晨加重，是临床常见的鼻病，具有病程长、难治、易于复发等特点。随着气候、环境的变化，发病率越来越高。西医学认为由于机体免疫功能失调，对某些吸入的变应原（过敏原）敏感性增高所致的变态反应，又称此病为"变应性鼻炎"。本病在中医属于"鼻鼽"范畴。

二、辨证分型

（一）肺虚外感型

主症：常因感受冷风异气发病，恶风寒，面色白，气短，咳嗽，咳痰色白。舌苔薄白，脉浮。

（二）脾气虚弱型

主症：鼻痒而喷嚏连作，清涕量多，四肢乏力，大便溏薄，鼻黏膜色淡红。舌淡、苔白，脉细弱。

（三）肾阳亏虚型

主症：鼻痒，鼻塞，喷嚏较多，遇风遇冷则易发作，畏寒肢冷，小便清长，大便溏薄，鼻黏膜淡白，鼻甲水肿。舌淡苔薄，脉沉细。

三、诊治思路

（一）正虚为本

"正气存内，邪不可干；邪之所凑，其气必虚"，正气亏虚是疾病发生的根本原因，外在邪气等是其发病的必要条件。本病的发病原因多由肺、脾、肾三脏功能虚衰，外因风寒邪气侵袭。肺气虚，卫表不固，风寒乘虚而入，肺气不得通调，津液停聚，鼻窍壅塞，遂致喷嚏频作，清涕长流。肺气的充实有赖于脾气的输布，肾气的温养。脾肾阳虚，摄纳无权，气不归原，耗散于上，则喷嚏频发，清涕涟涟，症状更加严重。正所谓"五脏化液……肺为涕""肾者，水脏，主津液"及"诸病水液，澄澈清冷，皆属于寒"。又《医学发明》谓："皮毛之元阳本虚弱，更以冬月助其令，故病者善嚏、鼻流清涕。"所以过敏性鼻炎症状往往遇寒则发，得温则解，故正气虚衰是过敏性鼻炎的关键病机。

（二）与肺相关，风邪为患

肺开窍于鼻。肺主宣发肃降，可使气血津液等精微物质向外、向上布散，亦可使体内浊气、糟粕向下排出于体内；肺宣降功能失常，肺气不能向外宣散，鼻作为气体出入的通道，故可见鼻窍不利；鼻为肺窍，又是外邪侵犯肺脏的通路，若外邪由口鼻而入，临床常见外邪袭肺，肺气不宣而导致鼻塞流涕、嗅觉不灵等症状。肺其华在毛，皮肤、毫毛的色泽与肺相关。皮肤、毫毛易受风邪侵袭，风性轻扬开泄，肺虚之人常见皮肤瘙痒。

风为阳邪，易袭阳位；鼻窍在头面部，位于人体上部；皮肤、毫毛、腠理位于人体外部，风邪首先攻之。风性轻扬开泄，易致腠理开泄，故可见出汗；风邪入表，营卫之气受损，营卫失和，可见瘙痒。风邪侵袭脏腑之外窍，可见相应症状，如迎风流泪、鼻塞等。

（三）扶助正气，调养肺气

肺开窍于鼻，肺脏虚实可从鼻窍得以反应，鼻窍也是病邪出入的门户。肺主一身之气以通调水道；肺朝百脉，全身气血津液运行至肺进行清浊之气的交换；肺为娇脏，肺气与秋气相应。调养鼻病需调养肺气。肺喜润恶燥，秋季气候干燥，燥气易伤肺，秋天最易肺燥阴亏，秋天需要润肺，首先在饮食上，可进食滋阴润肺之品，如沙参、麦冬、天冬、百合、秋梨等；而在治疗上，从针刺来说，可选取肺经、大肠经腧穴，肺俞以调理脏腑，三阴交调补肝脾肾；本病为慢性病，灸疗最适用于慢性病。调养肺气，同时需要健脾。肺主气，脾生气，肺脾之气形成后天之气；肺为水上之源，脾主运化水湿，肺脾功能正常，则水谷不能聚湿生痰。调养肺气，需要益肾。肺居于上，主行气，司呼吸，主宣发肃降，为"水上之源"，肾位于下，肾主纳气，主水液，为"水下之源"，二者之间，"肺为气之主，肾为气之根"。保养肾气，则需要保护肾精，避免房劳、脑力过度、体力过度以及过服寒凉药物。

（四）注重配穴，远近结合

何教授针刺治疗本病，认为只有在辨证基础上进行穴位组方，发挥各穴的协同治疗作用，方可取得事半功倍的效果。选取印堂、四白、迎香、列缺、合谷、风池等穴。印堂位于额部两眉正中，是治疗慢性鼻炎的经验用穴。迎香属于手阳明大肠经止穴，为手足阳明之会。取迎香一是因为手阳明之脉上夹鼻孔之故，而且《甲乙经》云"鼻鼽不利，窒洞气塞……迎香主之"；二是因为迎香穴本身分布在鼻旁，属于局部取穴法范畴。四白是足阳明胃经的腧穴，取四白一是因为足阳明胃经"起于鼻之交中……下循鼻外"，二是因为四白本身分布在鼻周围，也属于局部取穴法范围。风池为全身祛风的要穴，故取风池以疏散外风，使肺不受邪，宣降正常，则鼻窍自通。列缺为肺经络穴，通任脉，为八脉交会穴之一，迎香配列缺，有疏通经络、调和气血、宣肺通窍、调畅气机之效；合谷为手阳明大肠经的原穴，大肠与肺相表里，故合谷配列缺既是原络配穴法，又具有祛风、散寒、通窍、固表之功效，可使正气康复，邪无所依。诸穴合用可以很好地达到祛风散寒、宣通鼻窍、调和气血、调畅气机、振奋清阳的作用。

（五）靶向通窍针法

该方法以病变局部取穴为主，强调针刺方法，取穴以印堂、四白、迎香为主，针刺时，以上腧穴均要求透刺刺向鼻根，要求鼻根部及鼻腔内产生强烈的酸困重胀感或流眼泪为宜。

从现代解剖学分析，迎香穴部有面动、静脉及眶下动、静脉分支，分布有面神经与眶下神经的吻合丛；四白穴局部有面动、静脉分支，眶下动、静脉，布有面神经分支；印堂穴局部浅层有滑车上神经分布，深层有面神经颞支和内眦动脉分布。因此，现代研究表明，第一，从神经调节机制分析，透穴的神经分布都属于"蝶腭神经节"，不管是迎香、四白、印堂还是鼻根，不仅集中了来源于三叉神经的感觉支，还有来自翼神经的交感和副交感支。因而透刺此三组穴位，可通过刺激鼻腔内自主神经，从而刺激过敏性鼻炎鼻黏膜自主神经功能失衡的恢复进而达到治疗目的。第二，从血管调节机制分析，透穴都有大量面部动、静脉分支，透刺以上腧穴，可在一定程度上抑制和降低鼻腔内毛细血管的通透性，减少炎性渗出，抑制组胺的形成和释放，从而解除诸如鼻塞、喷嚏、流涕等症状。

四、针法

主穴：印堂透鼻根、四白透鼻根、迎香透鼻根，列缺、合谷、风池。

操作：毫针针刺 3 组透穴，针尖朝向鼻根，要求鼻根部及鼻腔内产生强烈的酸困重胀感或流眼泪为准；合谷直刺，列缺斜刺，要求局部有酸麻重胀感；风池斜向对侧眼球方向直刺，使针感传向同侧眼球及鼻根；所有配穴均提插捻转使局部产生麻胀感为度。实证用泻法，虚证用补法。

配穴：肺虚外感型加肺俞、风府；脾气虚弱型加脾俞、足三里、三阴交；肾阳亏虚型加肾俞、命门、关元、气海。

五、灸法

铺灸部位：双侧鼻部穴区、前额穴区、合谷穴区。

加减：肺虚外感型加背俞上穴区；脾气虚弱型加背俞中穴区、胃肠穴区、三阴交穴区；肾阳亏虚型加背俞下穴区、关元穴区、三阴交穴区。

铺灸药方：鼻炎散（苍耳子、白芷、黄芩各 100g，鱼腥草 150g，细辛、辛夷各 50g 等）。

铺灸药方加减：肺虚外感型加黄芪、白术各 100g；脾气虚弱型加白术、陈皮、党参、黄芪各 100g；肾阳亏虚型加肉桂、白附子各 100g。

铺灸方法：常规消毒后，蘸姜汁擦拭穴区施灸部位，并均匀撒铺灸药粉覆盖在姜汁擦拭过的皮肤上。再将姜泥拍成饼置于药粉之上，厚约 0.5cm，长度和宽度与药粉同。然后将艾绒制成高、宽各约 5cm，上窄下宽的艾炷，置于姜饼之上，分多点位点燃，令其自然燃烧。待患者有灼热感或不能忍受时，去掉燃烧的艾炷，更换新艾炷。最后去净艾炷，保留药粉与姜饼，以纱布及胶布固定。待没有温热感时，去掉所有铺灸材料，灸疗完成。每位患者行仰卧位或俯卧位铺灸。前后穴区交替使用，每日 1 次，每次 3 壮，留灸 1 小时，治疗 10 天为一个疗程，疗程间休息 2 天。

六、中药

处方： 麻杏石甘汤加减。

组成： 炙麻黄 10g，杏仁 10g，石膏 30g，白芷 10g，细辛 3g，苍耳子 10g，辛夷 10g，黄芩 10g，鱼腥草 10g，黄芪 30g，白术 10g，防风 10g，桔梗 10g，浙贝母 10g，甘草 6g。

加减： 肺虚外感型加黄芪、白术；脾气虚弱型加陈皮、党参；肾阳亏虚型加制附子、肉桂。

方义： 炙麻黄宣肺止咳；石膏清泻肺热以生津，辛散解肌以透邪；杏仁宣肺降气。白芷、苍耳子、细辛、辛夷为治疗鼻炎的经验用药，白芷走手阳明大肠经，可祛风散邪，升阳明清气以通鼻窍而止前额疼痛；苍耳子散风除湿通鼻窍，辛夷辛散温通，上行头面，善通鼻窍；细辛入肺肾经，芳香透达，温肺散寒，除痰涤饮。桔梗辛散苦泄，宣肺化痰；浙贝母、黄芩、鱼腥草清热化痰，苦降肺气；黄芪、白术、防风为玉屏风散的组成用药，防风祛风散邪，黄芪补气固表，白术健脾益气，助黄芪固表；炙甘草调和诸药。

七、典型案例

患者，男，17 岁。初诊日期：2016 年 4 月 13 日。

主诉： 反复发作性鼻痒、喷嚏 3 年。

现病史： 患者 3 年前外出游玩受凉后出现鼻痒、喷嚏、流涕，之后每遇冷空气易发作，尤以春季、清晨明显，发作时打喷嚏，流水样清鼻涕，多方求治无效，现来我科门诊求治。

症见： 阵发性鼻塞、鼻痒，伴嗅觉减退，头晕脑胀，夜寐差，饮食一般，二便调。舌淡、苔薄白，脉细弱。

辅助检查： 鼻黏膜苍白水肿，黏膜光滑，鼻腔内有大量清晰分泌物。

中医诊断：鼻鼽。证型：肺虚外感。

西医诊断：过敏性鼻炎。

治则：祛风散邪通窍。

方药：以麻杏石甘汤加减：炙麻黄 10g，杏仁 10g，白芷 10g，细辛 3g，苍耳子 10g，辛夷 10g，黄芪 30g，白术 10g，防风 10g，桔梗 10g，甘草 6g。共 7 剂，每日 1 剂，水煎，分两次口服。

针刺治疗：选取印堂透鼻根、四白透鼻根、迎香透鼻根、列缺、合谷、风池、肺俞、足三里。针刺操作如前所述。治疗 1 个疗程后，患者自诉症状明显减轻，继续原方案进行，直至患者症状消失。

【按语】过敏性鼻炎为变态反应性疾病，因此首先要避免接触变应原，减少室内的尘螨数量，维持居住空间相对湿度，定期清扫地毯、清洗床上用品、窗帘，水洗纺织品可清除其中的大部分变应原；使用有滤网的空气净化机、吸尘器等。如此虽不能完全避免，但是能减轻过敏性鼻炎的过敏源存在。

口腔溃疡

一、概述

口腔溃疡是指发生在口腔黏膜上的浅表性溃疡，是临床常见病、多发病。溃疡面如米粒至黄豆大小、成圆形或卵圆形，溃疡面中央凹陷、周围潮红，可因刺激性食物引发疼痛，一般 1~2 周可以自愈。可一年发病数次，也可以一个月发病几次，甚至新旧病变交替出现。民间一般称之为上火，但是西医认为绝大多数口腔溃疡是由于感染病毒所致。本病属中医学"口疮"范畴。

二、辨证分型

（一）心火上炎

发病急骤，溃疡数目较多，大小不等，呈烧灼样剧烈疼痛，溃疡表面呈黄白色，周围鲜红，肿胀明显，伴口渴、口苦，心中烦热，尿黄、大便干。舌苔黄而少津，脉数有力。

（二）阴虚火旺

溃疡数目少而散在，表面灰黄色，周围有红晕，肿胀不显，灼热样疼痛，易于反复发作或此愈彼起，绵延不断，口干舌燥，五心烦热，失眠盗汗，耳鸣眩晕。舌质红少津，苔少，脉细数。

（三）脾胃湿热

溃疡表浅，表面灰黄色，渗出物明显，周围水肿甚，轻度充血，食欲不佳，身乏少力，胃脘不适，食后作胀，大便溏而恶臭，小便赤涩。舌质稍红，苔厚腻或黄厚，脉滑数。

（四）气血两虚

溃疡散在性分布，数目少，表面灰白色，周围黏膜水肿色淡，疼痛轻微，面色无华，全身乏力，少气懒言，动则汗出，或心慌失眠，纳食不香，便秘。舌质淡，苔白，脉沉细无力。

三、诊治思路

（一）经络理论辨证

何教授认为本病发于口舌，当与心脾关系最为密切，脾开窍于口，心开窍于舌，《诸病源候论·口舌候》："足太阴脾经也，脾气通于口，脏腑热盛，热乘脾气冲于口舌，故口舌生疮也。"《太平圣惠方》："脾胃有热，气发于唇，则唇生疮而肿也。"《圣济总录》记载："口疮者，由心脾有热，气冲上焦，熏发口舌。"指出了口疮与心脾积热有关系。从经络理论来看，"胃足阳明之脉……入上齿中，还出挟口环唇，下交承浆……""脾足太阴之脉……上膈、挟咽，连舌本，散舌下……""肾足少阴之脉……其直者……循喉咙，挟舌本……"、足厥阴肝经"下颊里还唇内"、任督二脉均上络口腔唇舌，故病位不仅涉及心脾，还与肝、胃、肾等有关。因此口腔溃疡是脏腑及经络功能失调的表现。

正如沈金鳌指出："凡口疮者，皆病之标也，治者当求其本焉。"故宜谨守病机，详辨虚实。当观察所发或多发部位，循经选穴，可提高疗效。治疗法则在于治"火"，实者清之、泻之，虚者滋阴、益之；发于舌者清其心，泻其小肠；发于口唇、颊、齿龈者清泻脾胃；发于口腔后部及久病不愈者益其肾。舌部溃疡，灼热疼痛，口渴口臭，心烦失眠，多为实火，发于舌部。舌为心之苗，"诸痛疡疮，皆属于心"。心火炽盛，循经上犯，热蒸肉腐，可致舌生口疮，宜清心经之火；发于唇颊内侧、舌底、上腭部位，多为实火，上下齿龈为手足阳明经所主，口为脾胃之门户，脾胃积热上熏，致发口疮，宜泄脾胃经之热；发于口腔后部、舌根部，或散发在口腔各部，多为肾经虚火，素体阴虚，或热病伤阴，或劳倦过度、暗耗真阴，均导致肾阴不足，虚热内生，虚火上熏口腔发为口疮；益肾经之水。心火、脾胃实热之口疮久发不愈亦伤肾阴，由实转虚，或虚实夹杂。

临证时有一经火盛，溃疡单发于该经循行部位者，亦常见于二经或三经同病，虚实夹杂、溃疡发无定位者，需全面灵活辨证，分清孰重，标本兼治。

（二）病在三焦，宜清理三焦

何教授认为，口腔溃疡虽以"火热"为基本病理，但涉及上、中、下三焦，有虚实之分，应注意辨治选穴及用药之别。如《齐氏医案·口疮》认为"口疮上焦实热，中焦虚寒，下焦阴火，各经传遍所致，当分辨阴阳虚实寒热而治之"，即是说口腔溃疡发病虽均有"火热"这一病理，但脏腑有虚实之分：上焦实火循经上灼；下焦阴虚火旺循经上炎；中焦虚寒，阴火上浮，须辨病求因而治。具体而言，若患者表现为口腔溃疡部位灼热疼痛，并伴有发热、口渴，或头身疼痛，或口苦，舌红苔薄黄，脉浮数等症状，说明热在上焦，治宜清热透达，选穴以手阳明大肠经合谷、曲池，配合背俞穴肺俞、心俞为主。若患者表现为口腔溃疡部位隐痛，稍觉有热，伴有神疲倦怠，纳食减少，畏寒肢冷，大便稀溏，舌质淡红，苔白滑，脉沉弱等症状，说明患者中焦虚寒，运化失健，湿浊蕴结，清阳下陷，阴火上浮，宜理中气、升清阳、泻阴火，选穴以足阳明胃经足三里、足太阴脾经阴陵泉、三阴交为主，配合背俞穴脾俞、胃俞。若患者口腔溃疡部位隐痛，伴有低热、两颧潮红，或盗汗，舌质红绛等症状，说明患者热在下焦，宜滋阴降火，选穴以足少阴肾经太溪为主，配合肾俞、命门。

另外，口疮虽以实热证及阴虚火旺证多见，但阳虚浮火证也不少见，临床应辨清虚实，尤须辨明阴虚火旺及阳虚浮火，否则将犯虚虚实实之戒而难以取效，甚或加重病情。口疮的治疗应在分清标本虚实的基础上采取相应的治法。实火当清热泻火，虚火当补虚降火，本虚标实则当先清后补或清补兼施。

（三）正虚邪实，反复发作，宜扶正祛邪为主

本病日久易于损伤气阴，正气亏虚不能托毒外出，邪毒稽留，深伏于体内，瘀热化腐，成为病情缠绵反复发作之宿根。常常是一处刚愈一处又起，溃疡面往往是色淡不红、不热。同时患者经常伴有畏寒怕冷，乏力多汗，易感冒，舌胖大，苔厚，脉细弱等气虚的表现，为正虚邪实、虚实夹杂之证，治疗宜扶正祛邪为主。

何教授结合西医学观点，认为反复发作的口腔溃疡与自身免疫功能一时降低或长期低下有直接关系；同时内分泌功能失调、消化系统疾病、微量元素（如铁、叶酸、维生素）缺乏、精神因素、感染等均与其发病有关。选用药物铺灸疗法，全面调节机体免疫系统，促进创面愈合，达到根治的目的。

（四）通利二便，引热下行

本病临床一般多兼有大便秘结、小便黄为邪热蕴结之象，多属实热互结，引热下行法可折其上炎之热势而标本兼治，旨在给火热之邪以出路，下窍得通则上窍清宁。故选支沟、天枢、关元、水道等穴，以引热下行，给邪热以通路，支沟为治疗便秘的要穴，天枢属足阳明胃经，局部取穴，关元可补益气机，水道引热下行，使热随便解。因此保持二便通畅，是治疗不可忽视的因素。

（五）引火归元法治疗上热下寒型口疮

何教授认为，顽固性口疮多因肾精不足则浮火上炎，形成上热下寒之证。临床治疗多一味投以清热解毒之品，热邪未除反伤及脾肾阳气，水寒之气上乘，迫心火外炎，反复发作为口疮，形成上热下寒、寒热错杂证候，而迁延难愈。治宜引火归元，热因热用，艾灸肾俞、脾俞，药物选用附子、肉桂，温补元阳，引虚火归元，从而达到阴阳平衡目的。中医学认为，阴阳之道贵得平衡，肾为水火之宅，肾水充足则火之藏于水中者韬光匿彩，龙雷不升。若水虚则阴不恋阳，火不归元，虚阳上浮。金元李东垣《脾胃论》云："脾胃气虚则下流于肾，阴火得以乘其土位……或因劳役动作，肾间阴火沸腾。"根据历代医家所云虚火，乃肾虚或脾胃气虚，虚火上越皆能导致本病。对于治疗，王太仆云："虚火只能温养或以阳潜，故曰以火逐之。"绮石《理虚三本》云："凡遇虚火虚热阴虚阳亢之症，仍以黄柏知母二味为治，未能生肾家真水，反息肾家真火。"又云："虚火可补。"汪昂云："惟附子肉桂能入肾命之间而补之，故加入六味丸中为补火之剂，有肾虚火不归经，大热烦渴，目赤唇裂，舌上生刺，喉如烟火，足心如烙，脉洪大无伦按之微弱者，引无根之火而归元。"因此虚火乃是人体正气之虚，特别是肾精之亏，属于机体免疫机制低下引起本病。

四、针法

主穴：颊车、曲池、合谷、支沟、中脘、天枢、关元、水道。

操作：嘱患者仰卧位，取直径 0.30mm、长 25~50mm 毫针，局部常规消毒后，颊车、曲池、合谷、支沟应用捻转泻法，以泄热止痛，中脘、天枢、关元、水道平补平泻。

配穴：心火上炎加神门、少海；阴虚火旺加太溪、照海；脾胃湿热加阴陵泉、内庭；气血两虚加血海、足三里。

五、灸法

铺灸部位：神阙穴区、足三里穴区、脾俞穴区。

加减：心火上炎加背俞上穴区；阴虚火旺加背俞下穴区；脾胃湿热加背俞中穴区；气血两虚加关元穴区。

铺灸药方：口疮散（栀子、黄芩、黄连、黄柏、细辛、吴茱萸各100g，炙甘草60g）。

铺灸药方加减：心火上炎加淡竹叶、玄参各100g；阴虚火旺加麦冬、生地各100g；脾胃湿热加薏苡仁、苍术各100g；气血两虚加黄芪、当归各100g。

铺灸方法：常规消毒后，蘸姜汁擦拭穴区施灸部位，并均匀撒铺灸药粉覆盖在姜汁擦拭过的皮肤上。再将姜泥拍成饼置于药粉之上，厚约0.5cm，长度和宽度与药粉同。然后将艾绒制成高、宽各约5cm，上窄下宽的艾炷，置于姜饼之上，分多点位点燃，令其自然燃烧。待患者有灼热感或不能忍受时，去掉燃烧的艾炷，更换新艾炷。最后去净艾炷，保留药粉与姜饼，以纱布及胶布固定。待患者没有温热感时，去掉所有铺灸材料，灸疗完成。每位患者行仰卧位或俯卧位铺灸。前后穴区交替使用，每日1次，每次3壮，留灸1小时，治疗10天为一个疗程，疗程间休息2天。

六、中药

处方：口腔溃疡方。

组成：天花粉10g，玉竹10g，黄精10g，石斛10g，黄芪30g，黄连10g，旱莲草20g，女贞子10g，栀子10g，麦冬10g，淡竹叶3g，赤芍10g，升麻10g，甘草6g。

加减：心火上炎加木通、寒水石；阴虚火旺加银柴胡、地骨皮；脾胃湿热加半夏、茯苓、竹茹；气血两虚加党参、白术。

方义：天花粉、玉竹、黄精、石斛、麦冬养肺胃之阴并兼清热；旱莲草、女贞子以滋养肾阴，肾阴为一身阴之根本，肾阴充足则上制心火；黄芪重在益气养阴；黄连苦寒，寒可清热，苦能润燥，合淡竹叶以清心除烦；栀子可清三焦火邪；赤芍凉血活血；升麻升脾胃清阳之气上承于口，又可引药上行；甘草清热解毒，调和诸药。

七、典型案例

患者，女，50 岁。初诊日期：2018 年 4 月 20 日。

主诉：反复口腔溃疡疼痛 1 年余伴加重 1 周。

现病史：1 年来反复口腔溃疡疼痛，多处求医治疗，疗效不佳。近 1 周症状加重，进食痛甚，影响生活、睡眠。

症见：口腔溃疡疼痛，伴失眠梦多，五心烦热，口苦口干。大便每日 1 次、偏干，小便黄。舌红，苔薄黄，脉细数。

辅助检查：口腔黏膜多处点状白色溃疡，中心稍凹，周围黏膜红。

中医诊断：口疮。证型：阴虚火旺。

西医诊断：复发性口腔溃疡。

治则：滋阴泻火，消肿止痛。

针刺治疗：穴位选择地仓、颊车、曲池、合谷、支沟、中脘、太溪、照海。操作方法：地仓、颊车、曲池、合谷、支沟、中脘捻转泻法；太溪、照海行捻转补法。留针 30 分钟，期间行针一次，10 天为一个疗程。

方药：以口腔溃疡散加减：天花粉 10g，玉竹 10g，黄精 10g，石斛 10g，黄芪 30g，栀子 10g，麦冬 10g，淡竹叶 3g，赤芍 10g，银柴胡 10g，地骨皮 10g，甘草 6g。10 剂，水煎服，取汁 300ml，一日 1 剂，一日 2 次早晚温服。

连续治疗 5 天后，患者症状明显改善，现有溃疡面变小，疼痛减轻，继续坚持至 1 疗程，患者现有溃疡基本愈合，无新发溃疡，嘱其平日注意口腔卫生，勿食辛辣刺激、油腻肥厚之物。

【按语】口腔溃疡临床反复发作，使患者失去信心而放任自流，致使迁延难愈，所以一定要对患者交代清楚，坚持治疗才能取得好的疗效，此外口腔溃疡虽然多由热邪而致，普遍运用清热泻火法，然本病反复发作，清热之剂不宜久用或用药过于苦寒，要顾护正气，辨清脏腑虚实，审证求因。除了药物治疗外，平时要注意保持口腔卫生，纠正不良生活习惯，保持心情愉快，这样才有利于口疮早日痊愈并能减少或防止复发。

慢性咽炎

一、概述

慢性咽炎是咽部黏膜、黏膜下及淋巴组织的弥漫性炎症，为耳鼻喉科常见慢性疾病，临床以咽部干燥、发痒、有微痛灼热、异物感等不适为主，常反复发作，与呼吸道感染、个人职业、饮食情志、不良嗜好等多种因素相关。本病中医属于"慢喉痹""梅核气"范畴。

二、辨证分型

（一）阴虚肺燥

主症：咽喉干燥、灼热，多言之后症状加重，呛咳无痰，频频求饮，而饮量不多，午后及黄昏后症状加重；咽部充血呈暗红色，黏膜干燥，或有萎缩，或有淋巴滤泡增生。舌红，苔薄，脉细数。

（二）肺脾气虚

主症：咽喉干燥，但不欲饮，咳嗽，有痰易咳，平时畏寒，易感冒，神疲乏力，语声低微，大便溏薄，咽部充血较轻、舌苔白润，脉细弱。

（三）痰热蕴结

主症：咽喉不适，因受凉、疲劳、多言之后症状加重。咳嗽、咳痰黏稠，口渴喜饮。咽部黏膜充血呈深红色，肥厚，有黄白色分泌物附着。舌红，苔黄腻，脉滑数。

三、诊治思路

（一）阴虚为本，痰、热、瘀为标

咽喉与五脏关系密切。咽喉下接气道，与肺相通，为肺系所属。肺司呼吸，喉为气道，相互配合，共同完成呼吸运动。肺与秋气相应，肺恶燥，燥邪易伤肺，燥邪易伤阴。肾之经脉循喉咙，夹舌本，肾主藏精，寓元阴元阳，为水火之宅，肾经充沛，水升火降，则咽喉清利。手少阴心经起于心中，分支向上夹咽喉上行；足厥阴肝经循喉咙之后；足太阴脾经夹咽喉两旁，分散于舌下。肺系疾病主要以痰为病理因素。"脾为生痰之源，肺为贮痰之器"。素体肺肾或肺胃阴虚，虚火上炎，灼津成痰，停滞于咽喉为患；肺脾气虚，咽喉失养；命门火衰，虚阳客于上；痰热久滞，津液不能正常敷布，气血郁结，咽喉失养。

（二）滋阴利咽为治则

本病以阴虚为本，故滋阴利咽为主要原则。针刺治疗中，肾经腧穴太溪可滋阴；廉泉为任脉在咽喉部的穴位，任脉为阴脉之海，与阴维脉、手足三阴经脉多次交会，可启一身阴液上济于咽喉，具有滋阴降火、疏利咽喉的作用。中药选择中，主要以增液汤为主组成清咽饮；食疗中，可选择秋梨、桑葚、樱桃、枇杷等。

（三）注重颈夹脊

夹脊穴具有调节脏腑、平衡阴阳、疏通经络、扶正祛邪等作用。夹脊穴与督脉相连，与膀胱经相邻，为经络系统的重要组成部分。夹脊穴位处分布有脊神经、血管，针刺相应穴位可治疗脊椎邻近部位及神经、血管分布部位的相应病症。现代研究表明，刺激某一节段，可在同一或相邻脊髓神经节段产生抑制效应；针刺相应穴区可通过神经纤维的联系，作用于中枢神经系统的相应部位和核团。C2~4夹脊穴位于颈脊髓节段的分布区，针刺穴位产生的神经冲动可由中枢系统整合对咽部炎性症状产生抑制效应。

（四）活用经验腧穴，靶向针刺疗法

"咽三穴"为何教授独创的治疗咽炎的主要穴位，廉泉穴位于喉结上方舌骨上缘的凹陷中，利咽 1 穴和利咽 2 穴分别位于咽部舌状软骨左右侧缘，针刺咽三穴时需保持针尖循舌状软骨指向咽后壁，通过捻转手法使经气直接传至咽喉部，从而起到理气活血、疏经通络的治疗作用。

（五）中药代茶饮

慢性咽炎是一种慢性病，需要长期调理。中药代茶饮是中医治病调理、强身益寿的特殊中药剂型，其药用组成平和，可长期饮用、缓慢调理。治疗慢性咽炎，何教授以增液汤为基础方，加以木蝴蝶、桔梗、甘草，以滋阴、化痰、清肺利咽。

四、针法

主穴：咽三穴（廉泉、利咽 1 穴、利咽 2 穴），天突、C2~4 夹脊、列缺、太溪、照海。

操作：局部皮肤常规消毒，依据不同的针刺部位选用适宜毫针，快速进针，得气后采用捻转提插手法，以促使针感向咽部方向传导。仰卧位取咽三穴，快速透皮，针尖朝向舌骨部方向刺入，双向 45°角捻转，行针 2 分钟，促使针感扩散至口咽部；天突穴快速透皮，与颈部皮肤约呈 15°角，沿胸骨柄后缘、气管前缘缓慢向下刺入，行捻转手法，手法要轻。列缺采用提捏进针，沿桡骨茎突向上斜刺，行平补平泻法，使针感向肘部放射；俯卧位针夹脊，以倾斜 75°角刺向同节段棘突，行双向小幅 45°角捻转手法促使气至；太溪针刺进针，不宜进针过深；照海斜刺，进针不宜过深；颈部针刺结束后，行"接经走气手法"即同一经脉穴位针刺得气后，循着经脉循行方向，依次行平补平泻手法，促使经气循经感传，使经脉内外相通，上下相接的方法，促使颈部两侧形成气血通畅的红线。

配穴：阴虚肺燥型加鱼际、三阴交；肺脾气虚型加肺俞、脾俞、足三里；痰热蕴结型加丰隆、曲池。

五、灸法

该方法主要用于肺脾气虚型。

铺灸部位：C2~4夹脊穴区、合谷穴区、外关穴区、背俞上穴区、背俞中穴区、胃肠穴区。

铺灸药方：利咽散（生地100g、麦冬100g、玄参100g、桔梗100g、甘草100g、瓜蒌100g、半夏10g、陈皮10g、白术50g、党参50g、黄芪50g、冰片3g，等）。

铺灸方法：常规消毒后，蘸姜汁擦拭穴区施灸部位，并均匀撒铺灸药粉覆盖在姜汁擦拭过的皮肤上。再将姜泥拍成饼置于药粉之上，厚约0.5cm，长度和宽度与药粉同。然后将艾绒制成高、宽各约5cm，上窄下宽的艾炷，置于姜饼之上，分多点位点燃，令其自然燃烧。待患者有灼热感或不能忍受时，去掉燃烧的艾炷，更换新艾炷。最后去净艾炷，保留药粉与姜饼，以纱布及胶布固定。待没有温热感时，去掉所有铺灸材料，灸疗完成。每位患者行仰卧位或俯卧位铺灸。前后穴区交替使用，每日1次，每次3壮，留灸1小时，治疗10天为一个疗程，疗程间休息2天。

六、中药

处方：清咽方。

组成：生地10g，麦冬10g，玄参10g，桔梗10g，甘草6g，牛蒡子10g，蝉蜕10g，射干10g，山豆根10g，瓜蒌10g，贝母10g，半夏10g，陈皮10g，茯苓10g，前胡10g，枇杷叶10g。

加减：阴虚肺燥明显者加天花粉、玉竹；肺脾气虚明显者加白术、党参、黄芪；痰热蕴结证加黄芩。

方义：生地、麦冬、玄参为增液汤，有养阴生津之功效；甘草性甘平，可清热解毒、止咳平喘、补脾益气，调和诸药；桔梗辛散苦泄，药性平和，专走肺经，具有开宣肺气、祛痰、排脓、利咽功效。牛蒡子辛、苦、寒，升浮之中又有清降之性，可外散风热、内解热毒；蝉蜕质轻上浮，善于疏散肺经风热；射干、山豆根为苦寒之品，利咽消肿，射干还可消痰；半夏、陈皮、茯苓为二陈汤变化而来，以燥湿化痰、行气和中；瓜蒌、贝母宽胸散结；前胡、枇杷降气散结。

七、典型案例

患者，男，34 岁。初诊日期：2017 年 9 月 10 日。

主诉：咽干、咽痛 2 天。

现病史：患者平素自觉咽部不舒，干痒、恶心，晨起刷牙更为明显，经五官科喉镜检查确诊为慢性咽炎。2 天前因受凉后出现咽部疼痛，饮水则加重。

症见：咽干、咽痛，伴有轻微头痛、疲倦、乏力。舌红少苔，脉弦。

辅助检查：咽部黏膜充血，扁桃体无红肿。

中医诊断：喉痹。证型：肺脾气虚。

西医诊断：慢性咽炎。

治则：补益肺脾，利咽开嗓。

方药：利咽方加减：生地 10g，麦冬 10g，玄参 10g，桔梗 10g，甘草 6g，牛蒡子 10g，蝉蜕 10g，贝母 10g，半夏 10g，陈皮 10g，茯苓 10g，党参 10g，白术 10g，黄芪 30g。共 5 剂，一日 1 剂，水煎，分 2 次口服。

针刺穴位：咽三穴（廉泉、利咽 1 穴、利咽 2 穴），天突、C2~4 夹脊、列缺、太溪、照海、肺俞、脾俞、足三里、三阴交、气海。

治疗 3 次后患者自觉咽干疼痛症状缓解明显，嘱其继服汤药，避风寒、适饮食，共治疗 5 次后，患者上述症状消失。

【按语】未病先防，既病防变。慢性咽炎日常生活需要主要以下几项：一是戒烟酒，积极治疗引起慢性咽炎的原发病；二是进行适当体育锻炼、正常作息、清淡饮食、保持良好的心理状态，以通过增强自身整体免疫功能状态来提高咽部黏膜局部功能状态。

第七节 其他病证

单纯性肥胖

一、概述

肥胖症是指体内脂肪堆积过多或分布异常，导致体重增加，包括遗传和环境因素在内的多种因素相互作用从而引起的慢性代谢性疾病。具体地说，当饮食热量多于人体消耗量而以脂肪形式储存在体内，使体重超过标准体重的20%或是体质指数（BMI）大于24者称肥胖症。

《黄帝内经》中已有对肥胖病的认识，《灵枢·卫气失常》原文曰："人有脂，有膏，有肉。黄帝曰：别此奈何？伯高曰：腘肉坚，皮满者，脂；腘肉不坚，皮缓者，膏；皮肉不相离者，肉……膏者，多气而皮纵缓，故能纵腹垂腴，肉者，身体容大，脂者，其身收小。"即把肥胖病者分为脂人、膏人、肉人等3种类型，其作为中医肥胖病学的最早分型，至今对临床有指导意义。《内经》并对肥胖可能导致其他疾病的危害性进行论述，如《素问·通评虚实论》曰"肥贵人，则高粱之疾也"；《素问·奇病论》有"此肥美之所发，此人必数食甘而多肥也，肥者令人内热，甘者令人中满，故其气上溢，转为消渴"等。

二、辨证分型

（一）脾虚湿阻型

主症：浮肿，疲乏无力，肢体沉重，尿少，食欲不振，腹胀满，大便不爽。脉沉细，舌体胖大，边有齿痕，舌苔白腻，舌质淡。

（二）胃热湿阻型

主症：头胀眩晕，消谷善饥，肢重怠惰，怕热，汗出，口渴喜饮，口臭，便秘。脉滑数，舌苔黄腻，舌质红。

（三）肝郁气滞型

主症：多见于青、中年或更年期女性，胸胁苦满，胃脘痞满，月经不调，闭经，乳房胀痛，失眠，多梦。脉细弦，舌苔白或薄腻，舌质暗红。

（四）脾肾阳虚型

主症：虚肿肥胖，面色㿠白，疲乏无力，嗜睡，畏寒，自汗，腰腿冷痛，性欲降低。脉沉细无力，舌苔薄，舌质淡。

（五）阴虚内热型

主症：肥胖，头昏眼花，头胀头痛，腰痛酸软，五心烦热，低热。脉细数微弦，苔薄，舌尖红。

三、诊治思路

（一）内外相合，脏腑气化失常

饮食不节是肥胖的重要病因。《黄帝内经》最早认识到肥胖与饮食习惯密切相关。过食肥甘之物，或者饮食过量，"饮食自倍，肠胃乃伤"，导致脾运化功能不及，多余的膏脂蓄积体内，从而导致肥胖的发生。体质差异是肥胖的生理基础。《灵枢·阴阳二十五人》将人分为金、木、水、火、土五大类型，其中土型人、水型人容易患肥胖，土型人属太阴湿土，阳气容易受损；水型人属少阴肾水，易伤肾阳。脾、肾是水湿运化的主要脏腑，脾肾阳气虚弱，脾不能运化水湿，肾不能蒸腾津液，导致痰湿积聚而发为肥胖。年老体弱有发生肥胖的趋向。人体在四十岁以后，脏腑功能日益衰弱，尤其是脾气虚弱，肾阳衰惫，导致水液输布失常，浸淫肌肤分肉而成肥胖。肥胖具有心理基础，《灵枢·逆顺肥瘦》言："肥人也，其为人也贪于取与，贪于取与者，不得中和之道。"现在很多体重超重的肥胖患者，缺乏坚强的自制力，暴饮暴食，逐渐导致能量过盛，引起肥胖。故肥胖因体质、饮食、心理等因素，导致脏腑功能失调、气血失常、痰瘀互阻而发病。

（二）减肥从平衡营养开始

肥胖症主要是营养平衡失调，脂肪代谢紊乱，从而使脂肪堆积与分布不均，故减肥要从调整营养平衡开始。早在《黄帝内经》就提出"五谷为养，五果为助，五畜为益，五菜为充，气味合而服之，以补益精气"的理论，提出了只有合理的膳食，均衡的营养，才能够维持身体的健康，防止肥胖的发生。

何教授以《黄帝内经》作为指导，从五谷、五果、五畜、五菜中提取了数十种人体需要的营养成分，从营养治疗着手，合理分配肥胖者所需的营养元素，按比例计算分量，同时加入药食两用的中药与食材，共同混合磨成细粉，按产品的工艺制成一块饼干样的营养套餐，具有低糖、低脂肪、高能量、富营养的特点，又有降内脂，平衡营养的作用。

（三）降脂才能减肥，降脂减肥并重

何教授在研究与临床中发现，肥胖者大多数都存在血脂、甘油三酯高的问题，所以减肥必须降脂，降脂与减肥并重，才是有效的减肥方法。1991 年何教授在《陕西中医》发表了《达原饮降脂减肥 38 例临床观察》，结合自己的临床经验，总结创出了降脂减肥瘦身汤与胶囊，疗效又有了新的提高。为了解决患者服用汤剂与胶囊不能坚持的情况，又制成了降脂减肥瘦身菜，在减肥中配合食用，有相辅相成的功用。

（四）中医减肥新理念，降内脂疗法

肥胖乃体内脂肪堆积，分布不均而致，脂肪的堆积其表现在腹部、大腿等部位，而脂肪的分布还存在于脏腑、血管、肠道与肠系膜等部位，有人做过统计，一位肥胖者的脂肪比重在这些部位占肥胖脂肪量的 70% 以上，如果不把这些内脂消除，很难达到从根本上彻底解决肥胖的问题。现在流行的减肥方法，大多都以减腹与大腿、减体重为目标，而忽视了内脂的消除。事实证明，局部减肥的方法，只是腹围、体重的变化，效果是短暂，还会反弹。所以要做到真正的减肥而不会反弹，一定要结合消除内脂，整体与局部相结合，内部与外部相结合。

（五）辨证随症取穴

肥胖与脾胃、肾经、大肠经、任脉密切相关，但是因肥胖特点不同，所选取腧穴亦有差异。中脘、水分、气海、关元、中极、梁门、滑肉门、天枢、水道、大横、腹结、章门、期门、带脉、足三里、上下巨虚、三阴交、阴陵泉、支沟、曲池为减肥常用腧穴，但是并非每位肥胖者一概选取以上腧穴。例如痰湿较重者多选取水分、水道、阴陵泉、丰隆；湿热较显者选用曲池、丰隆；气血明显虚者选用气海、关元、脾俞等。所有腧穴选用均需辨病辨证随症而定。

（六）综合疗法

脂轻松营养套餐减肥时服用，可替代主食，一可补充人体所需要的营养物质，达到平衡营养的目的；二可纠正造成肥胖的不良饮食习惯，重新建立防止肥胖的饮食结构，起到"换食"疗法的作用；三在减肥的不同阶段服用，有不同的作用。降脂期可降脂，减肥期可减肥，减肥巩固期可巩固减肥疗效。

同时配合穴位贴敷疗法，选用神阙穴。神阙属于任脉，任脉为阴脉之海，有调节全身阴脉经气的作用，具有回阳救逆、培本固元、益气固脱之功，又有滋肾阴、调冲任、益精血之功。神阙又位居脐中，脐为大腹中央，是"五脏六腑之本，冲脉循行之地，元气归藏之根"，介于中下二焦之间，脐下肾间动气处，故有温肾阳、调冲任之功。对神阙穴，常用治疗手段有灸法、拔罐、穴位贴敷等。通过多种方法对穴位的刺激，发挥调理冲任、补益先后天的作用。神阙穴穴位贴敷药物是将药物直接作用于人体腧穴或者表面的病灶，将经络、穴位、药物的治疗作用有机结合起来。采用本方法减肥，将相关药物配伍，使药物通过腧穴，通过表皮由表入里，经过经络的贯通运行，与体内脏腑联络，起到沟通表里的作用，发挥较强的药物疗效。

四、针法

主穴：中脘、水分、气海、关元、天枢（双）、大横（双）、水道（双）、丰隆（双）、三阴交（双）。

操作：中脘、气海、天枢、三阴交补法，丰隆泻法，余穴平补平泻，留针 30 分钟。

配穴：脾虚湿阻型加足三里、阴陵泉、脾俞；胃热湿阻型加曲池、阴陵泉、内庭；肝郁气滞型加肝俞、期门、日月、胆俞、太冲；脾肾阳虚型加脾俞、肾俞、命门、腰阳关；阴虚内热型加曲池、大椎、阴陵泉。

五、中药

处方：达原饮加减。

组成：槟榔 12g，厚朴 9g，草果 9g，知母 10g，黄芩 10g，白芍 15g，甘草 6g。

加减：脾虚湿阻型加炒薏米、炒白术；胃热湿阻型加黄连、生薏米；肝郁气滞型加玫瑰花、柴胡；脾肾阳虚型加枸杞子、干姜；阴虚内热型加生地、牡丹皮。

方义：方中槟榔降气破滞；厚朴除湿化痰，行气散满；草果辛香辟秽，燥湿止呕，宣透伏邪，直达募原，使邪气溃散、速离膜原，痰湿等病邪得以祛除。痰湿内郁则可弥留三焦，故用黄芩清上焦，芍药清中焦，知母清下焦，又可和营护津，驱邪外出。共药合用之，可祛除伏于血内痰湿、体内浊湿，从而起到降脂减肥的作用。

五、典型案例

患者，女，37 岁。初诊日期：2016 年 7 月 26 日。

主诉：产后体重增加身形肥胖 7 年。

现病史：患者自分娩后因日常生活失于调摄，食欲一般，活动减少，体重渐增加，以下腹部和臀部、双下肢为主，曾节食，但未坚持，服用减肥药因副反应较大而停止，无足够时间运动。经他人介绍来我科就诊。

症见：身形肥胖，伴疲乏无力，精神差，嗜睡，饮食可，二便调。舌红，苔白腻，脉滑。

中医诊断：肥满。证型：脾虚湿盛。

西医诊断：单纯性肥胖症。

治则：健脾运湿、降脂祛浊。

方药：以达原饮加减：槟榔 10g，草果 10g，厚朴 10g，黄芩 10g，知母 10g，赤芍 10g，炒薏米 30g，炒白术 10g，山楂 10g，焦麦芽 10g。10 剂，每日 1 剂，每日 2 次，早晚温服。嘱其加强锻炼、饮食清淡、均衡营养、少食多餐。

针刺治疗：穴位选择中脘、天枢、水道、滑肉门、大横、足三里、丰隆、三阴交。每次留针 30 分钟，期间行针一次，每日 1 次，10 天为一个疗程。

脂轻松营养套餐疗法（低速）：前三日为减脂期，早中晚服营养套餐，替代主食，期间饥饿时加用水果，如苹果、人参果、西红柿 1 个，晚餐可食清水煮青菜；第 4 天开始为减肥期，时间为 10 天，早中按食谱进餐（早餐如小米木耳粥、牛奶燕麦粥、玉米南瓜粥等；中餐如米饭 / 杂粮、水煮葫芦豆芽甘蓝、瘦肉、凉拌苜蓿等），晚餐服营养套餐替代主食，可清水煮青菜；第 15 天为减肥巩固期，时间为 16 天，坚持配套的中医减肥方法，选择推拿疗法以及脂轻松神阙贴，每日 1 贴，睡前贴敷于神阙穴，次日清晨取下。服用脂轻松方法：先喝温开水 500 毫升，每小袋装有两块营养套餐，将每块营养套餐分为五小块，一块一块地吃，一定要细嚼慢咽，充分与水混合后再缓慢吞咽，每吃完一小块喝一口温开水，再吃下一块。一块饼干吃完需 15 分钟，吃完后再慢饮温开水 300 毫升。同时要求其多饮水，禁止暴饮暴食、饮料等。

1 月后测量体重 68kg，BMI 为 24.1，期间未出现头晕、心慌、乏力等症状，患者较满意。通过生活、饮食调理，患者体重未再增加。

【按语】肥胖是常见病，引起肥胖的疾病较多且复杂，本疗法主要针对单纯性肥胖，但是针对肥胖必须明确肥胖原因，积极治疗原发病，否则延误疾病的治疗、导致疾病恶化、治疗无效。该患者采用何教授创立的脂轻松营养餐减肥方法，同时还可结合八卦推拿减肥方法、脂轻松减肥茶、脂轻松神阙贴、针刺、穴位埋线、拔罐、中药汤剂，依据患者具体情况选择，不必选择单一方案，也无须俱有。脂轻松减肥方法有低速、中速、高速减肥方法，依据患者的职业、体重、体质状况、要求选择，同时在减肥过程中要求患者严格执行减肥方案，杜绝不健康生活方式，持之以恒，树立信心。蔬菜、水果具有低热量的特点，一般适合于肥胖患者，但是水果具有寒热温凉之性，脾胃虚弱、寒凉、气虚的患者不建议进食水果，宜健运脾胃、温中补虚为前提；其他患者宜根据体质的差异选择不同的治疗方案。

黄褐斑

一、概述

黄褐斑是指颜面部出现黄褐色或淡黄色的斑块，抚摸不碍手，多呈对称性分布，面积大小不等，形状不规则，一般无自觉症状。本病多发于妇女或经血不调者，部分男性或未婚妇女亦可罹患，往往日晒后加重，有的可伴其他慢性疾病。中医学对本病有较早的记载，称为"鼾黯""面黑""黧黑斑"等。后世根据其颜色、形状等特点以及病因病机命名为"褐黄斑""蝴蝶斑""妊娠斑""肝斑"等。

二、辨证分型

（一）气滞血瘀型

主症：颜面部出现黄褐色斑片，腰膝酸软，或急躁易怒，胸胁胀痛。舌质暗，苔薄白，脉沉细。

（二）肝肾阴虚型

主症：黄斑褐黑，伴腰膝酸软，怠倦无力，身体羸瘦。舌红，苔少，脉沉细。

三、诊治思路

（一）内外相因

风、寒、暑、湿、燥、火太过或不及则称为"六淫"，侵袭颜面部，使其气血运行受阻而造成容颜衰老或面部色斑。情志失调或则会损伤脏腑，《内经》指出"怒伤肝""喜伤心""思伤脾""忧伤肺""恐伤肾"，致使脏腑功能失调，进而影响面容。而人体是一个有机的整体，脏腑通过经络与面部相联系，并把脏腑气血源源不断输送至面部，起滋养作用，如心主血，其华在面，肺主气，主皮毛；而经络的通畅，则保证了面部气血和各种营养的供给，则面容红润、光泽、细腻、富有弹性；故脏腑经络功能的正常与否，直接影响面容。女子以血为用，月经正常与否与女性身体状况息息相关。冲脉亦称太冲脉，五脏六腑之血都汇于冲脉，"冲为血海"。任脉出于胞宫，总任全身之阴脉，冲、任脉关乎妇女的月经与妊娠孕育，冲任之脉充盈，则月经正常，孕育健康，面色红润；冲任不足，则月经不调，孕育失常，容颜衰老，易生色斑；精、气、血、津液是人体生命活动的物质基础，精（津）亏、血少、气虚等，气血运行异常，颜面部失于濡荣，则容颜早衰，变生色斑；生活因素如饮食失调、劳逸过度等，久之也会出现容颜苍白而早衰或面生色斑；其他因素如外伤、水火烫伤、长期日晒、风吹雨淋、过敏、寄生虫、滥用化妆品、过量用药、内分泌失调等，都可能损伤面容，促使皮肤老化，还会面生色斑。

黄褐斑的产生乃由以上多种病因，相互作用，最终导致脏腑、经络功能失调，精、气、血、津液失常，冲任失调等，最终出现颜面部色斑的产生。

（二）祛邪为先

首先祛除面部病邪。面容的衰老与色斑的产生，首先是外邪六淫侵袭面部，损伤面容，造成容颜衰老或面部色斑，故祛除外邪是中医美容祛斑的第一要素。清洗颜面部、避免风寒暑湿燥火等因素，是养颜美容的关键。

（三）调理脏腑为本，疏通面部经络

经络功能失调，则气血不能上荣于面部，可导致容颜早衰与面部色斑，邪气侵袭面部而致经络不通或影响气血运行亦可造成面容衰老与色斑，故需要疏通面部经络。何教授独创了"面部雀啄灸法""面部循经灸法"。而经络作为腧穴与脏腑相联系的桥梁，脏腑功能失调，则气血不能滋养面部，引起容颜早衰，故治疗颜面部疾患需以调整脏腑为本，体现"要想挽回面子，必先打好里子"的理念，从根本上解决美容祛斑问题。

（四）调理冲任为基础

女子以血为本，冲脉为阴脉之海、血海，任脉与月经相关，而月经的正常与否与女性健康密切相关。在临床上常见月经不调与妊娠期间和产后出现面色的病理变化，如容颜早衰、妊娠斑、黄褐斑等，调理冲任可美容祛斑。何教授从调理冲任入手，将自制脐贴外敷于任脉之脐部，并结合冲任灸法，以调理冲任，对冲任失调而致的面容衰老、面部色斑有很好的疗效。

（五）补充津液可润肤防衰、美容祛斑

补充津液可润肤防衰、美容祛斑，津液是人体正常的水液，含有丰富的营养物质，对人体与面部有滋养作用，故经常补充津液，对面部补水，可延缓皮肤衰老与色斑。何教授以中医"肺主皮毛"的理论为依据，选用润肺生津的百合等，自制中药面膜，对美容祛斑亦能发挥一定的作用。

（六）美容祛斑不可忽视的多种因素

何教授认为面容的衰老、色斑的产生，还与饮食失调、情志不遂、劳逸过度、长期日晒、风吹雨淋、过敏、滥用化妆品，过量用药，内分泌失调等因素有关，所以要想有好的面容，防治色斑，还应调整饮食，均衡营养，调节情志与内分泌，适当进行体育锻炼，不过度劳累，防风吹日晒与过敏，不滥用化妆品等。

（七）治以灸法为主

何教授治疗黄褐斑等损容性疾患主要以灸法为主。颜面部经脉主要为手足阳明经，其经脉气血充盛，灸法可以祛风除湿，推动经脉气血运行。在进行灸法前，先使用温清水清洗颜面部，以祛除外邪，灸法依次采用雀啄灸、回旋灸、循经灸，往返进行，以达扶正祛邪、美容祛斑之功。另外，在循经施灸过程中，可在本经重点腧穴或对美容祛斑有重要作用的腧穴上多停留一会儿，以增强灸疗效果，并依据患者证型做相关加减。有冲任失调者，可进行冲任灸法，冲任灸法具有调节冲任经脉的功能，可防治妇女冲任二脉失调而致面容衰老。另外，施灸所采用的艾条亦加入了祛风美容祛斑的中草药，以进一步加强疗效。而针刺治疗黄褐斑主要以颜面部局部腧穴和肢体远端腧穴为主，颜面部腧穴针对病变部位，以手足阳明经腧穴为主，肢体远端取穴以心、肺、脾、肾经为主，以达到整体调节之目的。

四、针法

主穴：风池、太阳、阳白、颧髎、黄褐斑处、合谷、血海、三阴交。

操作：黄褐斑处可围刺，余穴常规针刺。

配穴：气滞血瘀型加太冲、期门、日月；肝肾亏虚型加肝俞、肾俞、太溪。

五、灸法

施灸部位：手足阳明经、黄褐斑处。

施灸方法：在施灸前先使用温清水清洗颜面部。患者取仰卧位，对面部先进行雀啄灸，将艾条一端点燃，距皮肤 2~3cm，对准面部腧穴、面容衰老部位或面部色斑部位，并以此为中心，一上一下如鸟雀啄食一般上下来回悬灸，一个部位 1~2 分钟。之后进行回旋灸，将艾条一端点燃，距皮肤 2~3cm，对准面部腧穴、面容衰老部位或面部色斑部位，并以此为中心，由内向外地往复回旋施灸，一个部位1~2分钟。最后在面部进行循经灸，施术者手持艾条，将艾条一端点燃，距皮肤1~2cm，从施灸经络的起点开始进行灸疗，待患者有温热感而无灼痛时，手持艾条顺着经络的走行路线，慢慢向前移动，循经灸完整条经络为止。一般先顺经循经施灸一次，再逆经循经施灸一次，顺经灸可补益，对本经有补益作用，逆经灸可泻实，对本经有祛邪作用。另外，在循经施灸过程中，可在本经重点腧穴或对美容祛斑有重要作用的腧穴上多停留一会儿，以增强灸疗效果。尚需要对阳明经四肢部位的腧穴进行灸疗，取穴足三里、上巨虚、下巨虚、三阴交、血海等；冲任失调者，可进行冲任灸法，冲任灸法具有调节冲任经脉的功能，可防治妇女冲任二脉失调而致面容衰老，取穴以膻中、中脘、关元、中极、曲骨、子宫穴为主。灸至腧穴潮红、发热为宜，每日1次。

六、中药

（一）气滞血瘀型

处方：丹栀逍遥丸加减。

组成：丹皮10g，栀子10g，柴胡10g，白芍10g，茯苓10g，白术10g，当归10g，丹参10g，防风10g，白芷10g，刺蒺藜10g，甘草6g。

方义：柴胡疏肝解郁，使肝气得以调畅为君；丹参辛甘苦温，养血和血；白芍酸苦微寒，养血敛阴，柔肝缓急，当归、白芍与柴胡同用，补肝体而助肝用而为臣；木郁不达致使脾虚不运，以白术、茯苓、甘草健脾益气，培土以御木侮，使气血化生有源；丹皮、栀子、丹参清热、化瘀；防风、刺蒺藜祛风通络；白芷为引经药。

（二）肝肾阴虚型

处方：知柏地黄丸加味。

组成：山药10g，熟地黄10g，山茱萸10g，茯苓10g，丹皮10g，泽泻10g，知母10g，黄柏10g，防风10g，白芷10g，刺蒺藜10g。

方义：熟地黄滋阴补肾、填精益髓为君药；山茱萸补养肝肾、涩精，山药补益脾阴，亦能固肾，共为臣药；泽泻利湿而泄肾浊；茯苓淡渗利湿，尚可助山药健运；丹皮、黄柏、知母清泻虚热；防风、刺蒺藜祛风通络；白芷为颜面部引经药。

七、典型案例

患者，女，33 岁。初诊日期：2017 年 5 月 13 日。

主诉：颜面部黄褐斑 3 年。

现病史：患者自述在怀孕期间，面部出现黄褐斑，生产之后，黄褐斑仍未消散，多次去美容院做美容祛斑护理，效果一般，患者平素月经紊乱，月经经期延后、量少，月经来潮前双侧乳房胀痛。为求中医治疗，前来我科门诊。

症见：颜面部黄褐斑，主要分布在颧骨部位，大小不等，夜寐差，梦多，饮食可，二便调。舌质暗，苔白，脉弦。

中医诊断：褐黄斑。证型：气滞血瘀证。

西医诊断：黄褐斑。

治则：疏肝理气，调理冲任。

灸法：对颜面部先进行雀啄灸，将艾条一端点燃，距离皮肤 1~2cm，对准面部色斑和相应腧穴，像鸟雀啄食一样上下活动。每个部位和腧穴 2 分钟左右，有温热感即可。之后进行回旋灸，由内向外回旋施灸，每个部位和腧穴 2 分钟左右，有温热感即可。然后进行循经灸，先进行面部经络循经灸，施术者手持艾条，将一端点燃，距皮肤 2~3cm，从足阳明胃经的承泣穴开始，待有温热感时，艾条慢慢向前移动，经四白、巨髎、地仓、颊车、下关至头维穴，再从头维向前移动至承泣穴上，往返施灸 2~3 次，每次 3~5 分钟。最后选择中脘、关元、中极、曲骨、子宫、三阴交施灸。

施灸结束后，进行面部按摩，并配合红外线照射 30 分钟。每天 1 次，连续 6 天为一个疗程，期间休息 1 天。经连续治疗 2 个疗程，颜面部黄褐斑变淡、数量、面积减少，经 4 个疗程治疗，患者黄褐斑明显减少、变淡。

【按语】黄褐斑的发生受多种因素的影响，要积极治疗原发病。

不论何种治疗方法，在治疗期间均应避免日光照射，以免影响疗效。同时女性颜面部的疾患与月经密切相关，应注意询问月经正常与否并积极调经。治疗期间，应调摄患者的情绪，调理饮食，多饮水，不宜食辛辣刺激、肥甘厚腻，注意休息，避免风吹日晒，不宜过多使用多种化妆品、护肤品，以减少对皮肤的刺激。

第四章　传承创新

第一节　针、灸、中药是中医药三大主流疗法

一针二灸三中药是中医的三大主流疗法，灸法源自人们对火的应用，针刺出自对石器的使用，而汤药则产生于对食物的寻找过程，这些在初始阶段都是不自觉的偶然发现，后来则逐渐发展为一种确定的知识，形成了中医发展的源头。

一、针、灸、药发展源流

艾灸疗法的历史悠久，源远流长，"灸法"的历史和发展要早于"针法"，最早记载于战国时期《孟子》一书，里面载有"七年之病求三年之艾"，战国时期就已开始采用艾灸治疗疾病。1973年长沙马王堆出土的《五十二病方》，有较多关于灸法的记载，其中包括了"灸、砭、熨、熏"等外治法，如"病足小趾废，踹痛……数癫证，诸病此物者皆灸泰阳（太阳）"。但此时"针灸学"尚处于简单朴素的原始阶段，无论灸法还是石砭刺激范围均较大，刺激腧穴定位不精确，在一定程度上制约着针灸学的进一步发展和提高。《中国针灸学》云："推想灸法之起源，当在针术之前，发明取火之后，与砭石之应用或在同时。盖石器时代，民皆穴居野外，病多创伤，风雨侵袭，病多筋挛痹痛，治宜灸焫，以得温则舒，得热则和，故当时发明砭石针焫之法，殆可谓出于自然……传数千百年而至于今，遂为中国最古之疗法。"说明灸法是通过这些零星、点滴的多次重复经验，日积月累，逐渐发展而来，这便是灸法之起源。

传统的针刺疗法起源于砭石，砭石是一种锐利的石块，主要被用

来切割痈肿、排脓放血和用它刺激人体的穴位从而达到治病的目的，可以说是最早的医疗工具。随着砭石的广泛应用与实践，人们又发明了骨针、竹针、陶针。随着冶金技术的发明，人们创造了铜针、铁针、银针、金针，丰富了针的种类，扩大了针刺治疗的范围。这些金属针具被称之为"微针"，微针刺激部位精确而细小；被刺激的部位被统称为"腧穴"，至此中医针灸进入了一个"微针调气"的时代。《灵枢·九针十二原》记载："余欲勿使被毒药，无用砭石，欲以微针通其经脉，调其气血，营其逆顺出入之气，令可传于后世。"针刺"调气"概念的形成及"气针"的出现，形成真正意义的针灸学。

汤药是中医药发展历程中应用最早、最广的剂型，同时，它也最能体现出中医辨证论治的特色。《淮南子·修务训》中云："神农乃教民播种五谷……百草之滋味……当此之时，一日而遇七十毒。"《史记·补三皇本纪》有："神农氏以赭鞭鞭草木，始尝百草，始有医药。"生动形象地反映了人们认识药物的艰难过程。汤药是经历上千年历史积淀流传下来的民族宝藏，它作为医生与患者共同战胜疾病的工具，完美地融合了中医药整体观念、辨证施治的特色，并与西医学的个体化治疗相呼应。对于新时代所突显出来的慢性复杂性疾病、代谢性疾病、肿瘤、老年病、亚健康状态等问题，汤药具有多途径、多靶点的综合疗效优势；对于医源性、药源性疾病具有十分显著的安全性优势。

二、提倡针、灸、药并用

古时行医者善用方药、针灸、按摩、热熨、敷药等治疗疾病，针灸、方药，都是中医临床医学的重要组成部分。虽然针、药两者治病的方式和方法不同，也各有所长和适应病症，然而针药同源、针药治同其基本原理、理论基础、辨证论治等都是一脉相承，别无二致。作为现代中医人都应掌握这三项技能，优势互补。

中医针、灸、方药并用，始于古代，其历史源远流长，代有传承。历代医家根据针药同源、针药治同的道理，积累了丰富的经验，总结了宝贵的资料。针药并用的学术理论、临床意义、治疗规律等虽无专门著述，但可见诸于各家论著。追溯历史，纵观文献，针灸方药并用始终是历代医家临证治病的主流，他们创立和总结的学术经验，为卫生事业做出了重大贡献。

古往今来，擅长针药并用的中医大家代有人出，早期医家如医缓、扁鹊、仓公等都曾以针药结合作为治疗手段，如先秦扁鹊治虢太子尸厥，先针"三阳五会（百会穴）"，继予药物温熨腋下，再服中药汤剂，用针药结合方式达到了"起死回生"的效果。汉代张仲景在《伤寒杂病论》中记载"太阳病，初服桂枝汤，反烦不解者，先刺风池、风府，却与桂枝汤则愈"，提出如太阳病初服桂枝汤反烦不解者，宜先刺风池、风府，宣泄太阳经之邪热，使病势减轻，再给予桂枝汤，便可望"漐漐汗出"而愈，针药并用，效专力宏。这里兼取砭针治其外，汤药攻其内，体现了汤药与针刺合用的优越性。唐代孙思邈则明确提出了良医的必备条件，即"若针而不灸，灸而不针，皆非良医也；针灸不药，药不针灸，亦非良医也……知针知药，固是良医"。宋代王执中在《针灸资生经》中亦明确告诫，"今人或但知针而不灸，灸而不针，或惟用药而不知针灸者，皆犯孙真人所戒也"。

三、针、灸、中药并用治疗疾病的重要性

针、灸、中药三者历来被视为中医临床辨证施治的重要手段，虽方法各异，然治病之理却相同。针所不为，灸之所宜，针灸虽常相提并论，然其中亦有异，针刺偏于泻实，艾灸偏于温补。《灵枢·九针十二原》中的九针已发展为如今诸多各有所长的特种针法，中药的临床应用亦千变万化，然无论是中药处方还是针灸处方，均是在整体观、辨证观指导下应用，虽治疗方式不一，但理、法、方、药、穴自是一体，应遵循有是证用是药、有是证用是穴之理。虽针药各有所主，然其理一也。临证施治，针药齐发，收效尤显。许多疾病需靠长期服用西药以稳定病情，如癫痫、重症肌无力、抑郁症、高血压等，而患者长期服用西药尤其是激素、精神类药物等可出现内分泌失调、失眠、情志异常等不良反应，此时配合针灸、中药等综合施治，常可逐渐减少甚至停用西药，从而避免相应不良反应，进而提高患者的生

存质量。

目前针灸研究已证实，穴位间除了存在协同关系外尚存在拮抗关系，针灸处方的取穴数量不可能无限增加，过多的穴位刺激势必降低单个穴位的效应。提高针灸的刺激强度对疗效的贡献是有限的，当刺激强度超过一定的阈值后，其刺激的性质将由原来的具有治疗作用的良性刺激，变成伤害性刺激而减弱、甚至失去其疗效。而随着刺激时间的增加，穴位的感受性会相应降低，出现"穴位疲劳"和"针刺耐受"等现象而影响整体疗效。

既然单独的药物治疗或针灸治疗有着各自的局限性，将其两者有效结合，可最大限度地发挥二者各自的优势，从而起到提高临床疗效的作用。一般认为，针灸和药物的相互作用体现在三个方面：针药之间的协同作用；针灸可以减弱药物对机体的不良反应；药物对针灸的疗效具有辅助作用。由此可见，通过针灸与药物的相互结合，可达到作用互补，减轻药物的不良反应，增强疗效的目的。临床实践亦表明，针药并用较单纯的针灸或单独的药物治疗具有更好的疗效，同时针药并用也是现代提倡的临床治疗方式。

综上所述，针、灸、药均能扶助正气，抵御病邪，平衡阴阳，从而达到防病治病的目的。其中针灸长于疏通经脉而直达病所，条达气机而祛病于无形，以激发人体固有的生理功能；中药则长于补充人体所必需的物质基础，协调机体之阴阳寒热虚实，如桂附扶阳、地冬益阴、参芪补气等功用，则为针灸所莫及。而针灸疏经通络以后，更利于药物的吸收，针后用药则可以巩固与提高针灸的疗效，且当人体极度虚衰时，药物的补充与支撑可为针灸发挥持续疗效提供有力保证。故针、灸、药并用是保证临床疗效的重要法宝。

第二节　掌握针灸药三项技能，
培养中医药高级人才

传统中医药是中华民族的瑰宝，能历经几千年而不衰，其最重要的原因就是有众多的优秀中医人才，正是由于这些中医人才，才使传

统中医药得以传承和发展。故只有不断地培养出优秀的中医药高级人才，才能使中医药学源远流长，生生不息。

在国际化大背景下，随着社会政治、经济、文化的不断发展，以及中医药学地位的不断提升，国家对中医药人才的需求和期望也不断地提高。发展中医药事业，教育是保障，人才是基石。中医药学有其独特的发展规律和医学模式，中医药学人才培养也应该遵从这种规律和模式，培养当代高等中医药人才必须结合中医药的特殊性及中医药人才的成长特点，坚持传承与发展并重，更好地适应新时代中医药事业的新要求。

一、培养中医药高级人才存在的现状

目前，我国中医药高级人才的培养模式主要是高等院校教育，且随着社会的不断发展，我国中医药高等教育水平不断提升，体系不断完善，初步建立并形成了具有自身特色的课程体系和学科群。但任何事物都是一把双刃剑，太过于西化的现代教育模式，在培养中医药人才之路中存在着一定的缺陷。

如今中医学科分科日益精细化，中医学与针灸学专业在高等院校分属不同的学院，于是学生在学习的课程中就有了专业上的侧重。在临床治疗中，中医专业侧重于药物治疗；针灸专业则以针灸作为治疗疾病的主要方法。两者配合应用治疗疾病的情况并不多见。这就导致习中医者不善用针灸，而习针灸者不能很好地遣方用药的现状。但是疾病的发展形势又变化莫测，多种多样。应用单一的汤药或针灸疗法常不能取得较好的治疗效果；针、灸与药物在疾病的治疗中又各有优势，三者结合应用常可以提高临床疗效，减轻患者病痛，能够取得良好的治疗效果。

随着"中医热"的出现，越来越多的中医爱好者投入到了传统中医药"继承人"的大军。其中不乏有人凭借自身的努力与坚持成为一代名医，且作为传统中医药优秀人才的重要组成部分，他们极大地促进了中医药事业的弘扬与发展。但由于各种条件的限制，他们只能通过传统的师承教育或者自学成才，缺乏专业的教育，故其渐渐不能适应当今社会对于高等中医药人才的需求，这些问题都值得我们去思考与完善。

二、中医药高级人才培养过程中存在的问题

（一）严重西化的教育模式对于传统中医思维的影响

由于西方文化对我国的强烈冲击，导致我国中医药教育严重西化，传统中医药技能与文化被轻视遗忘，过多的应用西方医学教育模式，使当代中医人缺乏传统的中医思维，临床与实践不能有机结合，使得中医药的传承与发展存在严重的脱节现象，而且为了适应当代医学市场的需求，学生更注重西医与英语知识的掌握，这造成了学生中医基础薄弱，对中医药理论理解不深，中医技能掌握不牢固，在临证中不能运用中医思维，无法实施中医操作等现象。

（二）传统文化氛围的缺失是中医药人才培养的障碍

良好的中医药文化氛围，是中医药优秀人才成长的沃土。中医药文化发展至今，历经千年历史的洗涤，是我国乃至世界文化遗产的重要组成部分。传统中医药文化对中医人的成长起着潜移默化的作用，一代又一代优秀的中医药人才，都是在传统中医药文化的熏陶下成长起来的。现代科学技术和知识模式对传统中医药发展的冲击，造成了中医药传统文化氛围的缺失。而文化信念与医学理论的结合体是传统中医药思想的根基，其两者缺一不可。但现代中医药人才培养，忽视了传统文化的重要性，缺少中医药文化底蕴，致使当下中医药人才欠缺独特完备的中医药思维模式。

（三）中医药人才的素质培养不能满足当代社会的需求

"以德为先，行医唯德"，一个优秀的高级中医药人才，其必然具有高尚的品德。当代中医药人才培养为了符合中医药市场的需求，其侧重点大多在知识和能力的培养上，忽视了中医人的素质道德培养。近年来"医闹"事件层出不穷，究其根本，大多数是因为病人和医生的交流不够抑或是医生的自身综合素质不高。一名优秀的中医人才必须具备良好的行医素质。我国传统中医药文化一直强调德育为先，只

有我们先成为一名"好人"才能成为一名"好医生"。

（四）中医学科分化与专科分工的偏倚阻碍中医人才综合治疗观的形成

中医学科分化，医疗分工，一方面促进了中医药的发展，使得各专科医家对某些疾病以及治疗方法更加精益求精。但同时它也造成了部分医家片面强调或过于夸大本专科的治疗作用，疏忽甚至轻视其他专科的治疗作用，出现重方药、轻针灸或重针灸、轻方药，针、药分家的倾向，这些都不利于中医药优秀人才培养与发展。

三、中医药高级人才培养的改进与思考

（一）传承与发展并重的中医药人才培养方式

"古之学者必有师"，师承教育一直是我国中医药人才培养的主要途径，中医药教育体系的不断完善与发展为我国中医药人才的培养打下了坚实的基础。故在中医药人才培育中应重传承、重"师承"。通过跟师临证、随师应诊，在耳濡目染中掌握中医药理论知识与诊疗手段、诊疗经验，提高整体辨证思维能力。随着时代的进步，教育形式的发展，中医药人才的培养需在实践中不断创新与发展，师承也应该不再拘泥于单一的传统民间师承方式，应该以高等院校教育为主并有机融合传统师承模式等，逐步实现我国中医药人才培养的规范化、标准化。

（二）分层次分类型建立相应的人才培养模式

在高等中医药人才的培养过程中，我们应该严格按照其自身的发展水平和实际情况出发。针对中医药人的不同阶段对其进行科学定位，实行相应的培养方案。比如对于民间中医爱好或家传者，可以建立相应的教学体系，以提高其专业知识储备和综合素质。在校学习的专科、本科、研究生或博士生可以分别根据其知识或临床方面的水平，设置不同的教育模式，从整体上提高其综合水平，培养高级优秀的中医药人才。

（三）以培养中医药人才综合素质为重点

一位优秀的中医药人才必然应具备优秀的道德品质，中医药人才是临床服务的主体，其应有较高的综合素质。提升中医药人的综合素质需要在教学内容上，强化中国传统文化的早期基础教育，在传统文化的熏陶下，着重培养和训练学生的传统中医思维能力和品德；将实践环节贯穿于人才培养的全过程，使理论学习和临床实践保持同步接轨，在增强学生对理论知识理解的同时，逐步提高学生的临床交流能力和责任意识。导师也应注重培养学生的素质教育，在潜移默化中提高学生的综合素质，培养一代又一代的优秀中医药人才。

（四）针灸药并重，培养中医药高级人才

综合治疗是中医药治疗学的大方向之一，"一针二灸三中药"体现了中医综合治疗的治疗观，是中医治疗疾病的主要特色之一，对指导临床选择适宜的方法治疗有重要意义。在提高中医临床疗效的反思中，需要关注和重视针、灸、药结合的临床模式。

针、灸、中药是我国中医药的三大主流疗法，在临床治疗和学习过程中应该处于同等地位，不可偏废。正如唐代医家孙思邈言"针灸而不药，药不针灸，尤非良医"。杨继洲《针灸大成》曰："人之一身，犹之天地……其致病也既有不同，而其治之，亦不容一律，故药与针灸不可缺一者也。"这种针、灸、药综合的临床治疗方式，可以充分发挥针、灸和中药各自的优势而达到提高临床疗效的目的。有文献分析表明，由于不同病情与治疗的需要，有时会增大药物剂量或针灸治疗的刺激量，可能会产生一定的不良反应，针、灸、药三者并用时，由于其各有不同的作用方式与机制，三者在治疗中相辅相成，有助于提高针灸或药物的疗效，还可弥补单用针灸或药物治疗的不足。

临床疗效是中医治疗的核心所在，这更体现了掌握针灸药三项技能在培养中医药人才中的重要性。在培养中医药高级人才的过程中，我们需要加强学生和临床医生的针、灸、药结合应用的基本功训练，不同分科或专业的临床医生与学生要互相学习、相互促进，不断地增加针灸药结合的临床实践，增强理论知识和临床技能的结合，在临床

中灵活配合应用针、灸、药来治疗疾病。使针、灸、药三者相互补充，从而在临床治疗与学术上共同提高。

四、展望

中医药文化源远流长，其高级人才的培养是一个长期的、复杂的过程。中医药人才是我国中医药事业发展的根基，也是中医药传承与发展的第一资源。我国已经进入了新时代，中医药发展也迎来了历史上的春天。中医药人才培养也应适应新时代的新需求。积极探索符合中医药事业的中医药人才培养方式，将师承教育贯穿整个中医药教育的始终，严格落实"立德树人"的根本任务。培养德育为先，能力为重的全方位中医药人才。着力加强中医药思维培养与实践能力、传承创新能力和人文精神的同步进行。培养实用型中医药高级人才，推动中医药走向世界，努力实现我们的中医梦。

第三节　怎样看中医

一、中医是什么

中医是什么？对于这个问题的认识需要从中医的发生、发展以及它的文化背景、人文历史来讨论。

"中医"一词最早见于史书典籍《汉书·艺文志》："有病不治，常得中医。"但彼中医非此中医。其含义有两种说法：其一为中等水平的医生，古代把医生根据水平高低分为三等，即上医、中医和下医。并有"上医治国，中医治人，下医治病"的深蕴；其二为符合医理，即"中医"指符合医理的一些论述和做法。这里说的是有病不治疗，有时也能自愈，常常也符合医理的意思。现在所说"中医"的称谓，始于清末民初。因为西方医学的传入，为了区分中西医学，将外来的医学称为西医，将自己的传统医学称为国医，亦称中医。《现代汉语词典》对"中医"的解释是：中国固有的医学。

中医学作为中国传统医学，包含了中华民族传统的文化和思想，体现了儒家思想的"中庸之道",《中庸》首章曰:"天命之谓性,率性之谓道,修道之谓教。……喜怒哀乐之未发,谓之中;发而皆中节,谓之和。中也者,天下之大本也;和也者,天下之达道也。致中和,天地位焉,万物育焉。"这是就中医的中和本质而言的。中医重视人体的整体性、与自然的和谐统一性,注重协调人体的阴阳平衡,"不偏为中,不变为庸""庸,常也,中和可常行之道"。故中医通过医师的辨证论治,药物的补偏救弊,使用简便易行的方法和自然界万物的偏性来纠正人体偏性,使之重新恢复到"无太过、无不及"的中和状态。而西方医学是对抗医学,需借用药物消灭细菌病毒,或借用手术等手段摘除或替换某些组织器官。中医学所追求的养生与治病的终极目标便是阴阳平衡,避免太过或不及。《素问·生气通天论》曰:"阴平阳秘,精神乃治,阴阳离决,精气乃绝。"

中国医学,萌于上古。《礼记·曲礼》有"三世医学"之说,即"医不三世,不服其药",唐代孔颖达《礼记正义》认为"三世"是指《黄帝针灸》《神农本草》和《素女脉诀》三个不同流派的医书。《黄帝针灸》源于伏羲制九针的传说;《神农本草》源于神农氏尝百草的传说;而《素女脉诀》则源于黄帝岐伯讨论经脉的传说。上述三书,现均佚失。

春秋战国时期,形成了《足臂十一脉灸经》《阴阳十一脉灸经》和《五十二病方》等医药学著作。春秋战国末期,是"诸子蜂起,百家争鸣"的历史时期,在这种历史文化背景下,许多杰出的医学家全面地总结了春秋战国时期和当时以前的医学成就,著成了《黄帝内经》,这是我国医学宝库中现存成书最早的一部医学典籍。是研究人的生理学、病理学、诊断学、治疗原则和药物学的医学巨著。其学术思想的建立受诸子百家的影响甚广、甚深。《内经》所说的"阴阳者,天地之道也,万物之纲纪,变化之父母,生杀之本始,神明之府也,治病必求于本",就是源于阴阳学说的思想,并将其与古代医学科学成就相结合,用阴阳五行构建人体复杂系统,最终使阴阳五行学说成为了中医理论的指导思想。中医的生命观、养生观又多源于老庄学说。老子《道德经》教导人如何从整体上把握事物的本质,从全方位证悟"道"的本体,他所提出的"抱朴归真""至虚极,守静笃"的证悟方式，直接衍生出中医学的养生方法。另外，墨家思想对中医的逻辑思维、辩证思维产生了深远的影响。中医辨证论治、四诊合参、治法治则等提法和形式体现了法家的思想特点。中医的方剂构成、治疗时机的把握，即所谓"用药如用兵"，又深受兵家学说的影响。总之，中医的产生与先秦文化氛围有着重要的关系，可以说诸子百家文化深刻影响着中医学理论体系的形成与建立，奠定了中医学的理论基础，指导着整个学术思想的发展，历经 2000 余年，一脉相承，不断演绎，不断补充，构成了今天这样丰富多彩的中医学。

二、如何看中医

（一）如何看待中医

中医的理论核心是整体观和辨证论治。"整体观"是西医学的特点之一，也就是无论对生理、病理、诊断、治疗各个方面，都是从全局、从整体来分析和认知的，将人体视为一个与自然界相统一的、进行着有序的生理活动的整体功能系统。

中医的整体观体现在治疗上，使它与西医有所不同。中国民间对西医有"头痛医头，脚痛医脚"的描述，而中医不仅可以头痛医头、脚痛医脚，同时还可以依据经络相连的理论做到"头痛医肝（如平肝潜阳治疗肝阳上亢头痛）""脚痛医肾（如补阳壮骨治疗腰酸腿疼）"，从整体出发还提出了"上病下治""左病右治""外病内治"等治疗方法。《黄帝内经·素问》曰："从阴引阳，从阳引阴；以右治左，以左治右。"《黄帝内经·灵枢》也云："病在上者下取之，病在下者高取之。"如面瘫患者，左侧有病可针其右侧，反之亦然；对于气虚下陷导致的脱肛和久泻，可选择头部百会穴，百会乃"诸阳之会"，针刺或艾灸均可提升阳气，从而达到治疗的目的。对于体表上的诸如皮癣、斑疹、疮疡之类的疾病，通过内服汤药，利用清热解毒、活血化瘀、祛湿化邪诸法，恢复患者脏腑的阴阳平衡，起到外病内治的作用。

中医的整体观还包括"天人相应"的内容，即人是自然的一部分，在分析患者病情的时候，要把自然天气环境的因素考虑进去。如

《黄帝内经》中指出，一年四季中，春天容易导致鼻塞和鼻出血，仲夏季节可能会导致胸胁疼痛，长夏季节容易导致腹泻，秋季更容易得疟疾，而冬天容易产生腰腿关节痛的毛病。《素问·四时刺逆从论》中说："春气在经脉，夏气在孙络，长夏气在肌肉，秋气在皮肤，冬气在骨髓中。"这是在讲，一年中季节的变化对人体的影响。除了四季以外，一天中的昼夜变化也会对疾病的轻重产生影响，《素问·生气通天论》中说："阳气者，一日而主外，平旦人气生，日中而阳气隆，日西而阳气已虚，气门乃闭。"

总之，整体观作为一种思维方式，它是中医的基本原则和特点，在临床各方面广泛指导医学实践和科学探索，同时也是今天我们继承和发扬中医学所必须恪守的准则。

辨证论治，是中医认识疾病和治疗疾病的基本原则，是中医祖先如何认识和治疗疾病的一大发明。包括辨证和论治两个过程。中医临床辨证就是认识疾病，未能查清病源、辨明病机就立法施治，治疗必然是盲目的，要取得疗效更无可能。故临床诊疗的第一要务是准确辨证，病证既明，而后才能据证立法，按法施治。

中医识证，没有任何仪器可凭，依据的是疾病证候，通过四诊（望、闻、问、切）来进行。完全由医者个人独立完成。对临床医生的观察和思维能力要求甚高，有相当的难度，故清·杨旭东在《杨氏提纲》中所言："医之难，不难于治病，而难于知病。欲知病者，则在于望、闻、问、切，若不明于望、闻、问、切，自不能神、圣、工、巧，是不知病矣。"

辨证即是认证识证的过程。证是对机体在疾病发展过程中某一阶段病理反映的概括，包括病变的部位、原因、性质以及邪正关系，反映这一阶段病理变化的本质。因而，证比症状更全面、更深刻、更正确地揭示疾病的本质。所谓辨证，就是根据四诊所收集的资料，通过分析、综合，辨清疾病的病因、性质、部位，以及邪正之间的关系，概括、判断为某种性质的证。临床常用的辨证方法大概有以下几种：八纲辨证、气血津液辨证、脏腑辨证、六经辨证、卫气营血辨证、三焦辨证、经络辨证。

　　辨证论治在临床上，主要表现为"同病异治"和"异病同治"。所谓"同病异治"是指同一种疾病，由于发病的时间、地区及患者机体的反应情况不同，或处于不同的发展阶段，其表现的证候不同，因而治疗方法亦各有不同。如麻疹初期，宜发表透疹；中期肺热明显，常须清肺；后期多为余热不尽，肺胃阴伤，则又须以养阴清热为治。也有几种不同的疾病，但其在发展过程中，均出现同一性质的证候，可使用同一方法治疗，这就是"异病同治"，如久痢、脱肛、阴挺等，虽疾病不同，但病变中的表现为中气下陷证，就都可以采用益气升提的方法治疗。"证同治亦同，证异治亦异"这种针对疾病过程中不同性质的矛盾，用不同的方法去解决的法则，也正是辨证论治的精神实质。

　　中医要发展，必须跟上时代的步伐。中医的辨证论治要与西医的辨病相结合。这是因为，由于人的体质不同，发病时的脏腑功能状态不同，无疑整体的外在反应也会不同。因此，中医的"证"从某种意义上说是反映了疾病的"个体"；而西医"病"的确立，是以客观的临床病因病理学为基础的，所以，它反映了疾病的某些"共性"。辨"证"和辨"病"的结合，实际上是"个性"和"共性"的结合，主观和客观的统一。衷中参西，扩展了中医的传统内涵，使中医更具生命力。

（二）中医如何临证

　　中医临证，包括诊断和治疗两个步骤。首先通过检查，询问病情，获取各种病理信息。具体的方法包括望、闻、问、切四种，称之为四诊，四诊在中医临床应用时各自具有独特的作用，在临床运用时，必须有机地结合起来，进行"四诊合参"。只有这样才能全面而系统地了解病情，做出正确的判断。《素问·阴阳应象大论》说："善诊者，察色按脉，先辨阴阳，审清浊而知部分，视喘息，听声音而知所苦，观权衡规矩而知病所主，按尺寸，观浮沉滑涩而知病所生，以治无过，以诊则不失。"明确指出了四诊并用的必要性和重要性。

　　望诊是中医医生用自己的视觉对病人的神、色、形、态以及舌、舌苔进行有目的的观察，还通过对分泌物、排泄物的色质异常变化进行仔细观察，以测知内脏的病变，小儿加上望指纹。一般以神色和舌诊为重点。闻诊包括听声音和嗅气味两个方面。听声音主要是通过病人语言、呼吸、咳嗽等来听其声音的高低强弱。嗅气味是医生凭嗅觉诊察病人呼吸及排泄物的气味，以辨别疾病的寒、热、虚、实等方面的情况。问诊是中医医生在病人主诉病情的同时，对病人或其陪诊者有目的地询问发病时间、起病过程、治病经过、生活起居、病痛所在、病因、病史以及其他有关情况，是全面了解病情和病史的重要方法。

望、闻、问、切乃中医诊病的基本手段，临证中要将望、闻、问、切所收集的资料，如症状、体征等，通过分析，综合判断后，归纳为某种证型，再确立相应治法。以八纲辨证为依据确定治法，《内经》认为"病在皮者，汗而发之""其高者因而越之，其下者因而消之，中满者泻之于内"，又说"寒者热之，热者寒之""衰者补之，强者泻之"等，明确提出了表证宜汗，里证宜下，寒证当温，热证当清，虚证当补，实证宜泻的治疗原则。以病因辨证来说，由于病因不同，在体内引起的病变也不同，要求的治疗方法也就不同。如祛风、散寒、化湿、润燥、清热、泻火等不同治法，就是针对不同的病因而设的。根据热性病在发展过程中深浅、轻重的情况，汉朝张仲景总结出六经辨证，并提出各种治法。清代叶天士总结了温病的治法，提出了"在卫汗之可也，入气方可清气，入营犹可透热转气，入血犹恐耗血动血，直须凉血散血"的治疗原则。脏腑经络病变的各种治法，是以脏腑生理功能、病理变化为依据，针对脏腑特点拟定的，如肝喜条达疏泄，这是它的生理特点，一旦发生病变，出现肝气郁结，就应针对这一病机，拟定调气疏肝法治疗。又如脾胃有运化水谷的功能，如果暴饮暴食，损伤脾胃，出现中焦运化水谷功能失调的病变，就可拟定消食导滞法治疗。另外，经络理论对拟定治法也有重要指导意义。如根据肝的经脉循少腹、绕阴器的理论，少腹和阴部的病变可以肝经论治，如少腹痛或妇女经行腹痛，常可诊断为肝气郁结，用疏肝理气法来治疗。

辨证明晰之后，进入施治环节。中医治疗理论的核心为"治病必求于本"，治病求本就是针对病因、辨证、正气强弱选择适当的治疗方法。确定治法后，要在治法原则指导下，制定出具体的治疗措施，遣方用药。有现成的经方、古方、验方适合者，可优先选用，如无合适成方，可按君臣佐使的组方法重新立方，同时要因人因时因地制宜，加减药味，厘定药量。处方之后，还要标明煎服方法，饮食宜忌。

中医还主张治未病，即未病防病，有病早治，以防疾病传变，还要在疾病恢复期通过导引、饮食调补、针灸和药物调理等以扶正气，巩固疗效，防止疾病复发。施治的最终目的是以平为期，也就是通过治疗使身体恢复阴平阳秘的生理状态，对虚证要补其不足，对实证要损其有余，阴虚阳亢者要"壮水之主，以制阳光"，阳虚阴盛者要"益火之源，以消阴翳"，以期达到阴阳平衡，气血通畅。以平为期还指攻邪补虚都要适可而止，不能矫枉过正，引出新的病证。因此中医经典有"大毒治病，十去其六；常毒治病，十去其七；小毒治病，十去其八；无毒治病，十去其九"之诫。

第四节　如何做好针灸临床

一、以中医理论为基础，掌握针灸学基本理论

针灸是中医学的重要组成部分，它是以中医理论为指导，研究经络、腧穴及刺灸方法，探讨运用针灸防治疾病规律的一门学科，其内容包括经络、腧穴、针灸技术及临床治疗等部分。因此学好中医理论，是做好针灸临床的根基。针灸学的基本理论，涉及解剖、生理、病因病理、诊法、治则、预防及养生等各方面的内容，涵盖了针灸学的基本理论和传统的治疗法则。掌握中医及针灸经典理论和传统治则是打好这项根基的重要途径。中医基础理论的阴阳学说、精气学说、脏腑学说、气血津液等对于构建中医整体思维都至关重要，针灸的思维正是基于这些理论才能得以传承与发展。例如针灸如何在阴阳学说

的指导下应用于临床，调整机体的偏盛偏衰，在《内经》中就有颇多记述。如《素问·阴阳应象大论》说"善用针者，从阴引阳，从阳引阴""阳病治阴，阴病治阳"；《灵枢·终始》说"阴盛而阳虚，先补其阳，后泻其阴而和之。阴虚而阳盛，先补其阴，后泻其阳而和之"；《灵枢·寿夭刚柔》说"病在阴之阴者，刺阴之荥输；病在阳之阳者，刺阳之合；病在阳之阴者，刺阴之经；病在阴之阳者，刺络脉"。又如《灵枢》提出的守神守机、迎随补泻等基本思想，《难经》论述的子母补泻、泻南补北等传统治则，均为临床运用奠定了理论基础。此外，通过了解针灸学的源流和各家学术思想的学习，可以更多了解针灸学渊源和不同医家的观点，溯源可以穷流，从而加深对传统针灸学的认识。

二、重视辨证论治

辨证论治永远是指导中医临床的最根本原则，汤药方剂如此，针灸也如此。把中医基础理论学习好，明确望闻问切四诊，通过四诊以判断患者之阴阳表里寒热虚实，从而确定理法方术的选择。从整体而言，针灸临床辨证论治的思路是归属于中医学理论整体指导下进行的。针灸临床辨证论治重在突出经络理论的重要性（阴阳经、表里经、脏腑属络、经络走向、分布特点、连接规律、气血流注等的整体性及联络性）及应用方法（穴位组合配伍强调局部、邻近、对症、循经远道、辨证选穴；强调腧穴的主治功效及补泻手法的操作运用等）。这些辨证方法与中药疗法强调四气五味，配伍着重君、臣、佐、使理论相类似，但是又有各自特点。针灸临床应用中还要在传统的八纲、脏腑、经络、气血、三焦辨证的基础上，结合西医学定性、定位的诊断技术，分期辨证，依据病证需要，合理选用针灸治疗法则。

三、正确建立合理针灸处方

从开始的辨病、辨证分型及辨明病位、病性到最后的临床立法、论治，均存在一个对患者全方位进行综合考虑、加减调整变化的论治过程，即确定合理的针灸处方，以取得一个对患者病情、符合临床实际、措施完善的最佳治疗方案。制定一个针灸处方需要考虑的因素主要有：在正确辨证、明晰治疗法则的基础上，选取针灸治疗所用的腧穴、疗法、操作及时间。这些因素的恰当选取是针灸疗效取得的关键所在，而腧穴选取在针灸处方中又首当其冲。因此需要考虑到选穴、配穴、组方、功效、操作、禁忌等多方面因素，其中最为重要的就是选穴原则和组方规律。一般遵循的选穴原则是近部选穴、远部选穴和辨证选穴，还有按穴名选穴和根据解剖学选穴。组方规律是要在确定相应的治疗原则后，先将选好的腧穴按主要、辅助作用合理地搭配，再选择恰当的补泻手法和操作顺序。总体来看，"针灸处方"是针对某一病证提出相应的一组穴位及操作方法，但是若要全面掌握针灸处方的合理性、实用性以及针灸处方组成的内在规律性的东西则并不简单。目前的针灸处方一部分是《针灸甲乙经》《针灸大成》等前人流传下来的；也有一些是现代针灸名医研究制定的；更多的则是临床针灸医生自己随证制定的。在充分学习借鉴古代及当代针灸名师经验的同时，熟练掌握针灸处方的制定原则和规律，对当代临床针灸医生尤为重要。

四、遵循一定的针刺手法

针刺手法指针刺（包括进针、行针和出针）时所使用的各种操作方法。如明代《针灸大成》曰："此言补泻之法，非但呼吸，而在乎手之指法也。法分十四者，循扪、提、按、弹、捻、搓、盘、推、内动摇、爪切、进、退、出、摄者是也。"提出了"十四法"，同时指出补泻的关键在于指法。针灸学的针刺手法十分丰富，如九阳六阴的数术理论用于指导呼吸和捻转等针刺手法的补泻，"天、地、人"三才理论用于指导针刺的进退浅深，还有运气学说指导的子午流注针法等等。有些研究显示，针刺"穴位"与"非穴位"所产生的效应不存在显著差异，进而质疑穴位的存在，认为凡是将针刺入机体，即可得到临床疗效。当然这种结论与针灸理论完全违背，但运用他们当前的研究方法，得出这样的论断，也可以用针灸理论来解释。在某些研究中，虽然也强调了真针刺要获得"气感"，假针刺不行针，不获得气感，或不刺入皮肤，但其对得气感的评价多是依据受试者的主观感受。而患者对"气感"的判断受到很多因素影响，如果操作的针灸师不能通过指下感觉来判断，很难确定患者是否真正得气。而且另有一种被称为"隐性针感"的现象，即针刺治疗时患者无任何酸、麻、胀、重等针感，而医者却有手下感觉，用经络测定仪也可探出导电量的明显变化，为得气的一种表现形式。因此，针刺得气，气至病所是针刺起效的关键；针刺手法可激发和获得经气感传现象，达到气至病所的目的，从而显著提高临床疗效。而不同的针刺手法则对于经络气血的调节作用不同，由此对疾病的治疗产生的影响也不同。

五、针药结合、灵活运用

针灸和药物是中医临床两大治疗手段，古代医者即提出了"针药相须为用"的观点。明代杨继洲客观分析了针、灸、药各自的治病特点，指出"针、灸、药者，医家之不可缺一者也"（《针灸大成校释·诸家得失策》）。之后逐渐形成的针药结合模式，促进了中医药学各分支学科之间的相互交叉和渗透，对提高临床疗效、开展临床研究及提升中医学术方案，提供了新的思路和视角。针药结合的临床实践直接提示：针对局部的治疗和针对整体的治疗，需要组合；祛邪和扶正，也需要组合。此外，针灸与中药并不是简单相加模式，而是要"有机组合"，针药结合存在先后与时机问题，以及针灸和药物各自存在多种影响因素间的组合。合理、灵活地处理各因素、把握时机，是增效、减毒的关键，这样才能做到"有机组合"。

六、重视针灸"治神"

神是人体生命活动的特征之一，包括人体的精神意识、思维活动及一切生命活动，人体脏腑组织的功能活动以及气血运行，必须受神的主宰。《黄帝内经·灵枢》开篇第一卷就指出"小针之要，易陈而难入，粗守形，上守神"，还详细解释道"持针之道，坚者为宝，正指直刺，无针左右，神在秋毫，属意病者，审视血脉者，刺之无殆"。《素问·宝命全形论》说："经气已至，慎守勿失，浅深在志，远近若一，如临深渊，手如握虎，神无营于众物。"对于医者来说，无论病患多少，应每一针都全神贯注，即"如临深渊，手如握虎"。"治神"贯穿于针灸治疗的全过程，是医者和患者共同完成的一个过程。医生要以饱满的精神状态、高度集中的精力、战胜疾病的信心，通过调节自身的精神意志，熟练施行各种手法，在针刺过程中影响病人的精神、气血状态。得气时医生持针指下感觉有重涩紧的感觉，病人在穴位处有酸胀重麻感，有时还出现不同程度的传导现象。这些感觉都在"治神"的状态下，即医患双方注意力高度集中，精神专一的情况下体察到的。"凡刺之真，必先治神。"针刺治疗的效果不仅仅体现在治疗时的手法、得气等，治疗结束出针后，针灸效应仍然继续发挥着作用，出针后的后遗针感有强有弱，有的患者后遗针感可持续几天。因此，病人也要注意针后的精神调摄，保持稳定平和的情绪，以免因情绪波动等各方面的因素而耗散真气。如《素问·刺法论篇》所说"慎勿大怒，勿大醉歌乐""勿大悲伤""静神七日"，以发挥针刺的远期效应，提高和巩固疗效。所以在临床上，出针后，病人应该宁心静神，待气血平和时回去。若过于急躁匆忙，反而影响了气血之运行，影响疗效。综上所述"治神"是针灸学中特有理论，是针灸学中的精华部分。针灸临床工作中，针灸的疗效取决于针灸诊疗的各个环节的有序统一。

七、借鉴西医学理论，拓宽针灸治疗

（一）取穴方面

传统的中医学定位取穴法，因患者体位差异影响，存在取穴位置模糊、精确度欠佳的不足，经常会出现治疗效果不稳定、不明显的情况。而按解剖部位取穴是通过分析病变部位的局部解剖结构、肌肉软组织及神经分布情况，对病变组织进行解剖定位，通过针刺病变部位，可以直接疏通局部经脉，舒缓病变部位筋肉的痉挛状况，从而达到治疗疾病的目的。按解剖部位取穴法相比较于传统中医学骨度分寸等定位取穴法，方法简单且具有更准确、可重复等特点。

（二）神经节段

现代研究发现，在躯干部位各经穴的排列与神经的分布、走势相吻合，神经网络分布匀称、距离均等，经络穴位也排列匀称、距离均等，神经外向延长伸展，经络穴位排列也随着转移；神经分布密集的部位经络穴位也密集。在躯干部位，各穴位的功能主治与穴位所处的经络和神经节段有关，即同一条经络的穴位，由于所处神经节段不同，其主治功效不同，即所谓的"同经异治"；属不同经络的穴位，如其位于同一神经节段上，则其主治病症大体相同，从而表现出"异经同治"的调整效果。例如：左右耳区、面部及前额头部是三叉神经感觉支支配区，枕部和后头部为颈 2 脊神经支配区，这些部位的经穴均分布于神经附近的区域，虽然各经穴位分布在多条经络上，但主治相类似，皆是以治疗眼、耳、鼻口五官科局部病症为主。内脏疾病的症状、体征通常也具有节段性的特点，如慢性胆囊炎的查体，在第 8~10 胸椎右旁侧压痛点及右侧膈神经压痛点的位置，与第 10 椎旁的胆俞穴位置完全吻合。西医学的解剖、生理等基础理论，为针灸临床中的辨证论治、合理取穴提供了有益的借鉴。

以上要点应当努力学习，临证体会，并掌握其实质，对提高针灸疗效具有极其重要的意义。